# 피부는 인생이다

피부의 놀라운 생애

피부는 인생이다
—
2020년 4월 15일 초판 1쇄 발행
2024년 11월 25일 초판 5쇄 발행
—
지은이 몬티 라이먼
옮긴이 제효영
감수자 오가나
펴낸이 김관영
—
편집 장민정
마케팅지원 송보람, 송지유
—
펴낸곳 (주)로크미디어
출판등록 2003년 3월 24일
주소 서울특별시 마포구 마포대로 45 일진빌딩 6층
전화 02-3273-5135
팩스 02-3273-5134
편집 02-6356-5188
홈페이지 http://www.rokmedia.com
이메일 book@rokmedia.com
—
ISBN 979-11-354-6214-6 (03510)
책값은 표지 뒷면에 있습니다.
—
• 브론스테인(Bronstein)은 로크미디어의 과학, 건강 도서 브랜드입니다.
• 잘못 만들어진 책은 구입하신 서점에서 교환해 드립니다.

THE

# 피부는 인생이다

### 피부의 놀라운 생애

REMARKABLE

LIFE OF

THE

몬티 라이먼 지음

제효영 옮김
오가나 감수

SKIN

BRONSTEIN

**일러두기**
**재량으로 처리한 내용, 용어 정의**

히포크라테스 선서에는 다음과 같은 구절이 있다.

> 환자의 생명과 관련한 치료 과정에서 혹은 치료 외적인 상황에서 내가 보거나 들은 것은 무
> 슨 일이 있어도 외부로 누설하지 않을 것이며 비밀로 지키겠노라.[1]

모든 의사는 환자의 비밀을 보장해야 할 의무가 있다. 따라서 이 책에서 피부질환과 함께 소개
되는 사람들의 이름은 모두 가명임을 밝혀 둔다. 일부 경우, 특히 굉장히 희귀해서 알아보기 쉬
운 피부질환에 관한 부분에서는 익명성을 지키기 위해 '이중 잠금장치'를 사용했다. 즉, 환자의
이름과 함께 내가 방문하거나 치료 행위를 한 여러 장소 내에서 해당 환자와 만난 장소도 변경
해 썼다.
사람을 그가 앓고 있는 병명으로 지칭하는 것은 부적절한 일이나 피부 문제로 고통받는 사람들
이 매일 경험하는 실상을 독자가 생생하게 느낄 수 있도록 '나환자' '알비노' 같은 표현을 간간이
사용했다는 점도 함께 밝혀 둔다.

이 책을 피부 때문에 고통받는
전 세계 수백만 명의 사람들에게 바칩니다.

# 저자 몬티 라이먼

몬티 라이먼 박사는 옥스퍼드 대학교, 버밍엄 대학교와 임페리얼 칼리지 런던에서 공부했으며 학부생 시절 학생 대표를 지내고 영국에서 피부과 수련의 과정을 마쳤다. 공부를 마치고 세계적인 피부과학 연구소에서 연구했다. 현재 옥스퍼드 대학교 병원에서 근무하고 있다. 라이먼 박사는 의학 분야 저술 활동으로 전국 규모의 상을 여러 차례 수상하고 여러 컨퍼런스에서 강연과 발표도 다수 실시했다. 탄자니아에서 실시한 피부과학 연구 결과를 밝힌 보고서로 2017년에 왕립 문학학회 회장인 콜린 서브론Colin Thubron이 시상한 '윌프레드 세이저 여행 저술 상'을 수상했다. 라이먼 박사가 피부에 매력을 느낀 것은 열여덟 살 때부터다. 의대 입학 후 첫 시험을 앞둔 일주일 전, 원인을 알 수 없는 피부에 가려움과 습진이 찾아왔다. 이 사건을 겪은 이후 라이먼 박사는 피부에 엄청난 관심을 쏟기 시작했고 인간에게 가장 중요한 기관 중 하나인 피부에 매료됐다. 오랜 관심과 연구 끝에 나온 라이먼 박사의 첫 저서 《피부는 인생이다》는 2019년 영국에서 출간되어 BBC 라디오 4, 선데이 타임스를 비롯한 주요 영국 언론에서 꼭 읽어야 할 책으로 다루어졌고, 2019년 영국왕립학회 선정 올해의 책 결선 후보까지 올랐다. 라이먼 박사는 아프리카와 남아시아, 오세아니아 등 전 세계를 직접 방문하여 《피부는 인생이다》를 집필하기 위해 필요한 조사를 실시했다. 전 세계를 돌아다니며 진행한 피부에 관한 조사는 단순한 피부 건강과 미용에 관한 유익한 정보 제공을 넘어 피부로 인해 발생한 수많은 인간 역사의 변화까지 이어졌다. 라이언 박사의 《피부는 인생이다》는 피부와 인간에 관한 모든 것을 담아내고자 연구한 그의 연구 기록이자 독자의 시야와 생각을 넓혀주는 등대와 같은 책이라 할 수 있다.

### 감수자 오가나

피부과 전문의. 현 오가나 피부과 대표원장. 고려대학교 의과대학을 졸업하고 동 대학에서 의학 석사를 취득했다. 고려대학교 의료원에서 인턴을 수료했으며 고려대학교 안암병원 의료원 피부과에서 전공의를 수료했다. KBS, SBS, JTBC 등 각종 미디어 매체와 자신의 유튜브 채널 오프라이드<sup>oh-pride</sup>을 통해 대중에게 피부 미용과 건강에 관한 유익한 내용을 전달하고 있다.


### 역자 제효영

성균관대학교 유전공학과를 졸업하였으며, 성균관대학교 번역대학원을 졸업하였다. 현재 번역 에이전시 엔터스코리아에서 출판기획 및 전문 번역가로 활동하고 있다. 옮긴 책으로는『메스를 잡다: 세상을 바꾼 수술, 그 매혹의 역사』,『괴짜 과학자들의 별난 실험 100: 과학이라는 이름으로 실행된 100가지 별난 이론과 실험』,『설탕 디톡스 21일』,『몸은 기억한다: 트라우마가 남긴 흔적들』,『G폭탄 식사법: 세기 맛있게 먹고 운동 없이 살 빼는』,『세뇌: 무모한 신경과학의 매력적인 유혹』,『브레인 바이블: 평생 생생하게, 생산적으로, 행복하게 살 수 있는 다섯 가지 전략』,『콜레스테롤 수치에 속지 마라: 의사가 말하지 않는 콜레스테롤의 숨겨진 진실』,『독성프리: 우리를 병들게 하는 독성화학물질로부터 가정과 건강을 지키는 법』,『신종 플루의 진실: H1N1 바이러스로부터 우리 아이들을 보호하라!』,『아웃사이더: 창의적이고 혁신적인 아웃도어 라이프』,『멘사 수학 퍼즐 프리미어: IQ 148을 위한』,『잡동사니 정리의 기술: 효과적인 정리 전략을 위한 테크닉』,『도시에 살기 위해 진화 중입니다: 도시 생활자가 된 동식물의 진화 이야기』등 다수가 있다.

골동품 애호가이고 직업이 의사인 사람에게 볼로냐 대학교의 장
엄한 공개 해부실은 천국이나 다름없다. 무더위가 기승을 부리는
이탈리아의 여름에 그곳을 방문하면 온통 나무 판으로 둘러싸인
실내가 꼭 사우나처럼 느껴지긴 하지만 말이다. 세계에서 가장 오
래된 대학교의, 가문비나무를 일일이 깎아서 만든 400년 된 강당에
들어서니 화려하게 장식된 골동품 보석함 안에서 주위를 둘러보
는 난쟁이가 된 기분이었다. 강당 한가운데에는 대리석으로 된 해
부용 테이블이 놓여 있다. 수백 년 동안 의학도들이 이 학문의 장을
가득 채운 목재 의자에 앉아 테이블 위에서 벌어지는 일들을 모두
지켜보았으리라. 강당 벽은 의학사의 고대 영웅들 모습이 담긴 정
교한 목재 조각상들로 장식되어 있다. 히포크라테스와 갈레노스가
엄격한 시선으로 학생들 쪽을 내려다본다. 실제 의학 수업에서도
분명 수많은 교수들이 똑같은 시선을 던졌으리라. 그러나 이 모든
놀라운 볼거리 속에서도 단연 방문객의 눈을 사로잡는 것은 따로
있다. 바로 강당 정면 중앙에 있는 장식이다. 그곳에는 강당 전체를
볼 수 있는 교수석이 마련되어 있고, 섬세한 목재 장식이 작은 지붕
처럼 교수석 위를 덮고 있다. 이 덮개를 양쪽에서 들고 있는 두 개
의 멋진 조각상은 '스펠라티Spellati'라 불린다. '피부가 없는 자들'이

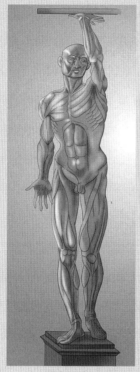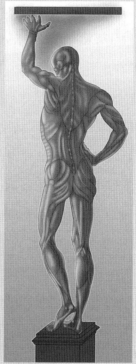

라는 뜻의 두 조각상은 의학의 전당인 이곳의 제단과도 같은, 가장 눈에 잘 띄는 곳에서 근육과 혈관, 뼈를 모두 드러낸 모습으로 시선을 모은다.

에코르셰écorché(프랑스어로 '피부가 벗겨진'을 뜻하는 표현)로도 알려진 이와 같은 종류의 조각상은 인체를 구성하는 근육과 뼈 그리고 이 두 가지가 어떻게 상호작용하는지를 피부가 없는 상태로 나타낸다. 15세기 레오나르도 다빈치가 혁신적인 해부도를 발표한 이후,

피부 없이 근육이 도드라지는 이런 인체 모습은 거의 모든 의학 교과서 표지를 장식하며 의학을 대표하는 이미지로 여겨졌다. 볼로냐 대학교의 나무로 된 에코르셰를 가만히 살펴보면 우리 몸에서 가장 크고 눈에 가장 잘 띄는 기관이자 우리가 매일 매 순간 보고 만지고 그 속에서 살아가는 피부가 의학계에서는 가장 간과된 기관임을 알 수 있다. 인체에서 9킬로그램의 무게, 2제곱미터의 면적을 차지하는 피부는 18세기까지 인체 기관으로 여겨지지도 않았다. 실제로 우리는 기관이나 몸을 떠올릴 때 피부는 거의 생각하지 않는다. 뻔히 보이는데 마치 보이지 않는 것처럼 여긴다.

나와 처음 알게 된 사람이 내게 어떤 분야를 치료하고 연구하는지 물을 때면 나는 무슨 변명이라도 하는 투로 피부과학에 아주 관심이 많다고 설명한다. 대답을 들은 상대는 보통 혼란스러워하거나 안쓰러워하거나 그 두 가지 감정이 뒤섞인 반응을 보인다. 외과의사인 친한 친구도 "피부는 안에 있는 선물을 감싼 포장지잖아"라며 놀려 댄다. 하지만 내가 피부에 마음이 끌리는 이유 중 하나는, 우리 몸에서 피부만큼 눈에 잘 띄는 기관은 없고 거기에는 눈으로 볼 수 있는 것보다 훨씬 더 많은 이야기들이 담겨 있다는 점이다.

내가 피부에 매력을 느낀 건 열여덟 살 때부터다. 크리스마스가 이틀 지난 어느 느긋한 오후의 일이었다. 식구들과 남은 파티 음식을 마지막으로 해치우고 소파에 대자로 드러누워서 담요를 덮고 노트를 펼쳤다. 의대 입학 후 첫 시험이 1주일 앞으로 다가온 만큼 슬슬 시험 준비를 해 볼 작정이었다. 그런데 몸이 살짝 안 좋아지면서 팔꿈치 안쪽과 얼굴이 이상하게 가려운 느낌이 들었다. 나중에 거울을 보니 볼이 칙칙한 붉은색으로 물들어 있었다. 그렇게 이틀이 지나는 동안 얼굴과 목이 점점 빨개졌고 전체적으로 건조하고 가려웠다. 친구들과 가족들은 시험 스트레스다, 집에 알레르기 유발 물질이 있었나 보다, 너무 뜨거운 물로 샤워를 해서 그렇다, 피부에 균이 생겼나 보다, 단것을 과하게 먹어서 그렇다 등 다양한 해석을 내놓았다. 원인이 무엇인지는 몰라도 18년 동안 아무 이상이 없었던 피부가 갑자기 무너지기 시작했고, 그때부터 습진은 계속해서 나를 따라다녔다.

우리 피부는 감정과 의견, 의문의 망토에 둘러싸인 멋진 수수께끼다. 이 미지의 영역에 관한 과학적인 사실들이 발견될 때마다 인체에서 가장 간과된 기관이 사실 가장 매혹적인 기관이었음을 깨닫는다. 피부는 생존부터 사회적 소통 기능에 이르기까지 다른 어떤 기관에서도 볼 수 없는 다양한 기능을 갖추고 있어 흡사 스위스 아미 나이프 같다는 인상을 준다. 피부는 외부 세계의 위협에서 인체를 지키는 방어막인 동시에 피부에 자리한 수백만 개의 신경 말단이 삶의 모든 과정을 느끼게 한다는 점에서 우리가 세상에 존재한다는 사실을 인지하게 하는 가교 역할을 한다. 피부는 물리적으로 우리를 감싸고 있을 뿐만 아니라 우리의 심리적, 사회적인 부분에도 정교하게 영향을 미친다. 따라서 벽과 창문의 기능을 모두 수행한다고 볼 수 있다. 놀라운 물질로 이루어진 피부는 세상과 우리 자신을 들여다볼 수 있는 렌즈다. 인체의 일부분으로서 피부는 인체의 복잡함과 과학의 경이로움에 감탄할 줄 알아야 한다는 사실을 깨닫게 한다. 우리와 삶의 여정을 함께하는 수백만 마리의 미생물을 존중하고 먹고 마시는 음식에 과하지 않은 선에서 적당히 신경 써야 하며 태양을 경외하되 두려워하지 말아야 한다는 사실도 가르쳐 준다. 피부에 노화가 시작되면 우리는 죽음을 피할 수 없다는 사실과 곧바로 직면한다. 점점 고립되고 기계화되는 사회에서 사람의 손길로 이루어지는, 상상을 초월한 정교하고도 놀라운 일들은 신체 접촉의 기능에 다시 주목하도록 이끈다. 심리적 피부만큼 우리의 몸과 마음 그리고 신체 건강과 정신 건강이 서로 끊을 수 없는 고리로 연결되어 있다는 사실을 잘 보여 주는 것도 없다. 옷차림, 화장, 문신 그리고 피부색을 둘러싼 사회의 열띤 대화, 병이 들었거나 지저분하다고 여겨지는 피부 문제 때문에 고통받는 수백만 명을 향한 평가의 잣대를 보면 피부가 인체에서 가장 사회적인 기관임을 알 수 있다. 궁극적으로 피부는 물리적인 영역을 초월하여 우리의 믿음과 언어, 사고에도 영향을 준다.

이 책 『피부는 인생이다』는 피부를 아름답게 가꾸거나 건강하게 만드는 방법을 단계별로 소개하는 그런 가이드가 아니다. 몸의 표면을 관리하는 방법에 관한 정보도 담겨 있긴 하지만 그보다 더욱 중요한 내용을 다룬다. 이 책은 피부라는 가장 눈부신 기관을 두루두루 구석구석 둘러보면서 쓴 일종의 러브레터라고 할 수 있다. 피부를 프리즘으로 삼아 시간과 공간을 모두 뛰어넘어 고대 역사부터 과학의 미래까지를 내다보고 악어를 숭배하는 파푸아뉴기니인들의 우아한 문신부터 마이애미 해변에서 태양을 숭배하는 사람들의 피부에 일어난 변화를 살펴본다.

가장 먼저 살펴볼 주제는 물리적인 피부가 차지하는 영역이다. 먹는 음식이 과연 피부에 영향을 주는지, 피부 노화를 일으키는 요소는 무엇인지, 햇볕에 얼마나 노출되어야 과하다고 할 수 있는지와 같은 의문을 풀어 가면서 사실이 아닌 이야기들 속에서 진짜 사실을 구분한다. 이런 의문은 피부와 우리 마음의 놀라운 관계에 관한 탐구로 이어지고, 피부 접촉이 일으키는 통증과 즐거움, 스트레스가 피부에 끼치는 영향을 살펴본다. 피부와 마음은 친한 친구 같은 관계이며 피부는 우리의 심리적인 무게를 그 어떤 기관보다도 많이 짊어지고 있다. 다른 사람이 우리의 피부를 어떻게 인식하는지와 함께 그 인식을 우리가 어떻게 생각하는지도 정신 건강에 영향을 줄 수 있다. 흉터와 주름, 문신이 우리 이야기를 다른 사람에게 들려주고 그들이 그 이야기를 읽을 수 있게 한다는 점에서 피부는 책과도 닮은 구석이 있다. 뿐만 아니라 얼굴을 미세하게 씰룩이거나 얼굴을 조금 붉히는 것으로, 또는 신체나 심리 상태가 원치 않게 겉으로 폭발해 버리는 방식으로 내면의 감정을 시각적으로 다양하게 나타낸다는 점에서 피부는 일종의 화면과도 같다.

이 책의 여정은 사회적 맥락에서 피부를 살펴보며 마무리된다. 피부는 인간을 하나로 뭉치게 한다. 다른 사람들과 소통하기 위해 피부에 영구적인 표시를 하거나 문신을 하는 유일한 생물이 바로 인간이다. 동시에 피부는 인간을 분열시킨다. 피부색, '불결하다'고 여겨지는 피부병은 사회를 분열시키고 인류 역사에 변화를 가져왔다. 인간의 피부는 철학과 종교, 언어에까지 영향을 발휘하여 물리적인 형태를 크게 넘어서는 결과를 낳았다.

과학적인 호기심, 피부 관리 비법을 얻고 싶은 열망 등 어떤 이유로 이 책을 펼쳤든 당신이 얻고자 하는 것이 충족되기를 바란다. 그리고 당신 자신과 다른 사람을 더욱 넓은 시각으로 볼 수 있게 되기를 소망한다. 이 책의 여정은 사실 지금까지 내가 걸어온 길이다. 환자의 피부나 페트리접시에 담긴 피부조직을 들여다보는 데서 시작해 세상을 이전과는 완전히 다른 눈으로 보게 된 아주 멋진 모험이었다. 피부는 생존과 일상적인 필수 기능을 위해 없어서는 안 되는 기관이며 더 나아가 우리가 인간으로서 어떤 존재인지에 관해 아주 많은 것을 알려 준다. 볼로냐 대학교의 목재 에코르셰는 명확하게 인간의 형태지만 표면을 둘러싼 피부가 없어서 인간성이 있다고는 볼 수 없다. 피부를 알 때, 우리 자신을 알게 된다.

# 차례

# 1

# 만능 기관

## 수많은 층만큼 다양한 피부의 기능

─────────────

○　○　○　○　○
　·　　·　　·　　·

누구도 보지 못한 것을 보는 건
그리 중요한 일이 아니다.
다들 보고 있지만 누구도 생각지 못한 것을
생각하는 하는 것이 중요하다.

물리학자 에르빈 슈뢰딩거Erwin Schrödinger

# The Remarkable
# Life of the Skin

An intimate journey
across our surface

우리는 항상 피부를 본다. 자신의 피부든 남의 피부든 늘 보고 있다. 하지만 최근에 피부를 제대로 본 적이 있는가? 매일 씻고 화장품을 바르면서 거울로 자주 쳐다보기야 하겠지만 제대로 '들여다본' 적이 있는지 그리고 '감탄'한 적이 있는지 묻는 것이다. 손가락 끝에 새겨진 정교하고 독특한 소용돌이무늬며 논밭의 고랑과 이랑을 옮겨다가 축소해 놓은 듯한 손등의 형태에 감탄해 본 적이 있는가? 어떻게 이토록 얇디얇은 벽이 체내 환경을 위험천만한 바깥 환경과 분리할 수 있는지, 하루에도 수천 번씩 긁히고 짓눌리고 쭉 늘어나는데도 어째서 쉽게 망가지거나 닳지 않는지 생각하면 감탄이 절로 나온다. 태양에서 발산된 고에너지 방사선에 두들겨 맞다시피 노출되지만 그 방사선이 피부 경계를 넘어 내부 기관까지 닿지 않도록 차단하는 것, 세균 중에서도 명예의 전당에 오를 만큼 극도로 치명적인 균이 피부 표면에 찾아오더라도 피부 너머로 뚫고 들어오는 경우는 드물다는 것 역시 놀라운 일이다. 우리는 당연한 일로 여기지만 피부라는 벽은 실로 엄청난 기관이며 잠시도 쉬지 않고 우리의 생존을 지킨다.

피부가 제 기능을 못할 때 무슨 일이 벌어지는지 보여 주는 사례를 보면 그런 일이 아주 드물다 하더라도 피부의 중요성을 가장 확실하게 알 수 있다. 1750년 4월 5일 목요일 조용한 봄날 아침, 사우스캐롤라이나주 찰스타운(현재의 찰스턴)에 얼마 전 목사로 부임한 올리버 하트Oliver Hart는 급한 용무가 생겨 어딘가로 바삐 향했다. 필라델피아의 교회 지도자들은 제대로 공부를 한 적도 없고 펜실베이니아주에서 목수로 살던 이 스물여섯 청년에게 찰스타운 최초로 설립된 침례교회의 목사직을 맡겼다. (이곳을 발판으로 삼아 그는 미국에서 영향력 있는 성직자로 성장한다.) 하트가 남긴 일기에는 마치 타임캡슐처럼 당시 들끓었던 질병과 허리케인, 영국과의 소규모 충돌 등 18세기 미국인들의 삶이 어떠했는지 보여 주는 내용들이 담겨 있다. 목사로 부임하고 몇 개월 후에 쓴 한 일기에는 그 봄날 아침, 자신의 교구 신도 가정에서 태어난 신생아를 다급히 찾아갔던 일이 상세히 기록되어 있다. 그날 하트는 생전 듣도 보도 못한 이상한 일을 겪었다.

그것을 본 사람들은 하나같이 깜짝 놀랐다. 도대체 어디서부터 어떻게 설명해야 할지도 모르겠다. 피부는 바싹 말라 딱딱했고, 여기저기 곳곳이 꼭 생선 비늘처럼 갈라져 있었다. 입은 큼직하고 둥그렇게 열려 있었다. 코는 외형이 없고, 코가 있어야 할 자리에는 구멍 두 개만 있었다. 눈은 응고된 핏덩어리가 밖으로 튀어나온 형상이었는데, 그 크기가 자두만 해서 너무 섬뜩해 차마 쳐다보기도 힘들었다. 귀도 외형이 없고 귀가 있어야 할 자리에 구멍만 있었다… 그리고 도저히 형용할 수 없는, 이상한 소리를 냈다. 그것은 48시간을 살다 갔고 내가 보았을 때는 살아

있었다.[1]

하트의 일기는 목숨에 끔찍한 결과를 초래하는 희귀 유전성 피부질환인 뱀비늘증harlequin ichthyosis(할리퀸 어린선이라고도 불린다)에 관한 최초 기록이다. 뱀비늘증은 ABCA12라는 유전자에 돌연변이가 생겨 피부 가장 바깥층인 '각질층stratum corneum'을 만드는 데 필요한 일종의 벽돌과 시멘트(단백질과 지질) 생산량이 줄면서 발생하는 질환이다.[2]

그로 인해 피부는 비정상적으로 발달하여 두꺼워지고 생선 비늘 같은 부분이 생기며('ichthys'는 고대 그리스어로 생선을 의미한다) 틈새가 무방비로 노출된 균열이 발생한다. 역사 사례들을 보면 뱀비늘증을 갖고 태어난 아기는 출생 후 수일 내에 사망한다. 인체 보호막이 망가지면서 몸의 이로운 것들이 빠져나가 극심한 수분 손실과 탈수를 겪고 동시에 감염성 물질 등 몸에 나쁜 것들이 유입되기 때문이다. 또한 피부의 미세한 체온조절 기능이 발휘되지 못하면 생명에 지장을 줄 만큼 심각한 고체온증에 이르거나 그에 못지않게 치명적인 저체온증에 시달릴 위험성이 계속 따라다닌다(한마디로 과도한 열에 시달리거나 지나친 추위에 시달린다는 뜻이다).[3] 이처럼 뱀비늘증은 생명을 무참히 산산조각 내는 질병이지만 아직까지 치료법이 없다. 다만 현대에 들어서는 집중 치료를 통해 인체 보호막 기능을 회복시킬 수 있게 되어 일부 경우 성인기까지 생존하지만 계속해서 치료를 받아야 한다.

우리는 피부의 보호막 기능을 시시하다고 생각할 뿐만 아니라 인체 모든 기관을 통틀어 가장 다양하고 무수한 피부의 기능을 너무 당연시하는 경향이 있다. 그러나 피부가 정상적으로 형성되지 않는 것은 사형선고를 받는 것이나 마찬가지다. 우리 몸에서 가장 거대한 기관인 피부의 빼어난 장점과 복잡한 특성을 살펴보기 위해, 우선 현미경으로나 겨우 볼 수 있을 만큼 작은 수레에 올라탔다고 상상해 보자. 그리고 땅속 깊은 탄광에 들어가듯 각각 다르지만 똑같이 중요한 피부의 두 층, 표피와 진피 속으로 들어가 보자.

표피는 인체의 가장 바깥층, 우리 몸의 경계를 형성한다(영어로는 'epidermis'이며 '진피dermis 위에 있는 부분'이라는 뜻이다). 표피의 두께는 평균 1밀리미터도 되지 않아서 지금 당신이 읽고 있는 이 책의 종이한 장과 큰 차이가 없지만 피부의 방어 기능 대부분을 수행한다. 또한 각종 해로운 요소들에 인체 어떤 조직보다도 훨씬 더 많이 노출되면서도 모두 이겨 낸다. 표피에서 발휘되는 이런 놀라운 기능의 비밀은 살아 숨 쉬는 벽돌처럼 층층이 쌓여 여러 겹을 이루는 각질 형성 세포keratinocyte cell에 숨어 있다. 표피는 50~100겹으로 쌓인 각질형성 세포로 구성된다. 각질형성 세포라는 명칭은 세포의 구조단백질인 각질keratin에서 비롯됐다. 각질은 굉장히 튼튼해서 우리 몸의 머리카락과 손톱은 물론 동물계에서 볼 수 있는 절대 부러지지 않는 단단한 발톱이나 뿔도 모두 각질로 이루어진다. 영어에서 뿔을 의미하는 'horn'이라는 단어는 고대 그리스어 'keras'에서 기원한다

## ❙ 피부의 층별 구조 ❙

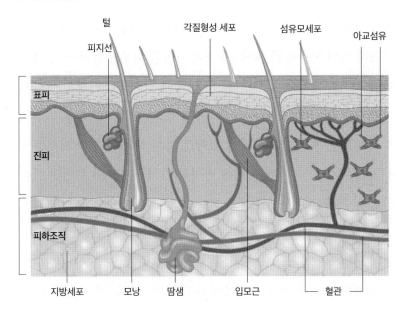

## ❙ 표피의 층별 구조 ❙

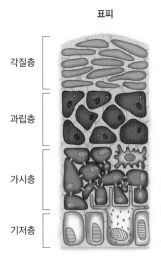

(코뿔소를 뜻하는 'rhinoceros'도 마찬가지로 이 단어에서 나왔다). 손등을 200배로 확대해서 보면 각질이 비늘처럼 촘촘하게 맞물려 단단히 자리한 모습이 마치 아르마딜로라는 동물의 딱딱한 피부와 흡사하다. 생물학적 쇠사슬 갑옷과 같은 이런 구조 속에 각질형성 세포의 놀라운 이야기가 축적되어 있다.

각질형성 세포는 표피 가장 깊숙한 곳의 맨 아래층인 '기저층'에서 만들어진다. 진피 바로 위에 자리한 기저층은 거의 보이지 않을 만큼 얇은 층으로 두께가 세포 하나 정도에 그치는 경우도 있다. 기저층을 구성하는 줄기세포는 계속해서 분열하며 새로운 세포를 만들어 낸다. 우리 몸의 표면을 이루는 모든 피부 세포는 이처럼 새로운 생명이 불쑥 생겨나는 신기한 과정을 거쳐 만들어진 것이다. 새로 생겨난 각질형성 세포는 바로 위층인 '가시층' 또는 '유극층' 쪽으로 천천히 이동한다. 가시층에서는 갓 생겨난 성체 세포들이 데스모솜desmosome이라고 하는 결합소체를 통해 인접한 다른 각질형성 세포들과 연결되어 탄탄한 단백질 구조를 형성하기 시작한다. 동시에 세포체 내부에서는 피부 외벽이 구축될 때 모르타르처럼 활용될 핵심 재료인 여러 종류의 지방이 합성된다. 각질형성 세포는 여기서 다시 한 층 더 올라간 다음 숭고하게 희생된다. '과립층'이라 불리는 층에 다다른 각질형성 세포는 평평하게 퍼지면서 지방을 방출하고 유전자가 포함된, 세포의 뇌와도 같은 핵도 흘려보낸다. 적혈구와 혈소판을 제외하고 우리 인체를 구성하는 모든 세포는 핵이 있어야 기능하고 생존할 수 있으므로 피부의 최상층인 '각질층'에

도달한 각질형성 세포는 사실상 죽은 세포에 해당된다. 그럼에도 이 층을 구성하는 세포들은 해야 할 역할을 잘 알고 있다. 바로 극히 얇은 층을 형성하여 인체를 보호하는 방어벽이 되는 것이다. 살아 있는 세포였던 각질형성 세포는 서로 단단히 맞물린 딱딱한 각질판을 이루고 지방 성분이 모르타르처럼 그 주변을 결합하여 피부 겉면에는 마치 왁스 입힌 재킷을 걸친 것처럼 방수 기능이 부여된다. 한 달여의 생을 다한 각질은 외부에서 긁히는 힘이 가해지면 대기 중으로 떨어져 나간다. 하지만 새로 생겨난 젊은 세포들이 세상과 맞설 기회를 얻기 위해 아래쪽에서 쉼 없이 위로 이동하므로 이렇게 각질이 떨어져 나가도 표피의 방어벽 기능에는 차질이 생기지 않는다. 각질형성 세포로 구축된 섬세하면서도 엄청나게 탄탄한 외부 방어막은 우리 몸 안쪽을 구성하는 수조 개의 세포를 보호한다. 이처럼 방대한 규모가 이 정도로 극소수인 존재에게 크게 의존하는 경우는 없다.

피부 두께가 다른 곳보다 두꺼운 곳에는 다섯 번째 층이 추가로 존재한다. 주로 손바닥과 발바닥에서 발견되는 이 투명층은 세포 4~5개 정도의 두께로 각질층 바로 아래 자리한다. 엘레이딘$^{eleidin}$이라는 투명한 단백질이 포함된, 죽은 각질형성 세포들로 구성된 이 여분의 층은 팔다리 말단 부위 피부가 무언가와 마찰하고 길게 늘어나는 상황이 끊임없이 발생해도 원만하게 기능할 수 있도록 돕는다.

외부 방어막인 표피는 항균 분자와 산으로 덮여 있어서 곤충부터 피부를 자극하는 물질에 이르기까지 원치 않는 방문객에게서 인체를 물리적, 화학적인 방식으로 방어하고 수분을 보존한다.[4] 이 방수 기능은 생명 유지를 위해 반드시 필요하다. 살아 있는 사람의 피부를 산 채로 벗기는 섬뜩한 일이 벌어지는 경우(다행히 이제는 대부분 역사에서나 찾아볼 수 있는 일이 됐지만) 희생자가 느끼는 고통은 탈수에서 비롯된다. 화상으로 피부가 대부분 소실된 환자는 엄청난 양의 체액을 공급해야 목숨을 유지할 수 있다(하루에 20리터 이상 공급해야 하는 경우도 있다). 몸을 둘러싼 피부라는 겉면이 없다면 우리는 수분을 잃고 만다.

표피는 일종의 벽이지만 계속해서 움직인다. 줄기세포가 기저층에서 새로운 피부 세포를 계속 만들어 내기 때문이다. 한 사람의 몸에서 매일 떨어져 나가는 피부 세포는 100만 개 이상이고 이는 보통 집에 쌓인 먼지의 절반가량을 차지할 정도의 규모인데[5] 표피 전체가 매월 완전히 새로운 세포들로 교체되며 심지어 이런 흐름이 멈추지 않고 이루어지면서도 피부 장벽에 샐 틈도 생기지 않는다는 사실이 놀라울 따름이다. 피부의 근간이 되는 이 신기한 기능의 비밀은 다소 특이한 가정을 통해 처음 발견됐다.

1887년 스코틀랜드 수학자이자 물리학자 켈빈 경Lord Kelvin은 절대영도가 몇 도인지 밝혀낸 것을 비롯해 수많은 과학적 발견으로 이미 이름이 널리 알려져 있었다. 그럼에도 말년에는 거품의 완벽한 구조를 찾기 위한 연구에 매진했다. 켈빈 경의 이 희한한 연구 주제는 수학계에서 답을 찾지 못한 문제 중 하나를 해결하기 위한

피부는 인생이다

노력의 일환이었다. 즉, '한 공간을 동일한 부피로 채우면서도 표면적이 가장 작은 완벽한 형태는 무엇인가' 하는 의문을 푸는 것이었다. 당대 사람들은 '시간 낭비일 뿐'이라는 둥 '아무 실속 없는 일'이라고 일축했지만, 켈빈 경은 강도 높은 계산을 거듭하며 연구한 끝에 서로 결합하면 벌집과 닮은 멋진 구조를 형성하는 14개의 면으로 둘러싸인 다면체 형태를 3차원으로 제시했다.[6]

영어로는 발음하기도 힘든 가상의 '14면체tetradecahedron'는 한 세기가 넘도록 재료과학적 측면에서도 자연계와도 별로 관련성이 없는 연구 결과로 여겨졌다. 그러다 2016년 일본과 런던의 과학자들은 성능이 더 좋아진 현미경의 도움으로 인간의 표피 조직을 자세히 들여다볼 수 있게 됐는데[7] 각질형성 세포가 맨 바깥 표면까지

┃ 14면체 ┃

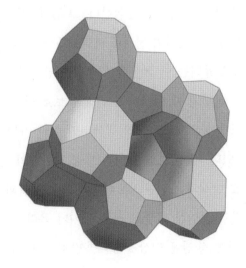

올라오기 전 과립층을 형성할 때 이 독특한 14면체 형태가 된다는 사실을 발견했다. 우리 피부 세포는 먼지처럼 떨어져 내리는 단계가 되기 전까지 계속해서 움직이면서도 세포와 세포의 표면 접촉이 매우 탄탄해서 물이 흘러 들어올 틈이 없다는 것이다. 즉, 인간의 피부는 가장 이상적인 거품 형태라고 밝혀졌다. 중세 이슬람 건축물에서 볼 수 있는 복잡한 기하학무늬 타일처럼 우리 피부는 기능 면에서나 형태 면에서 모두 훌륭한 방어막이라 할 수 있다.

인체 외벽을 때리고 치는 힘이 반복적으로 가해지면 표피에 과잉 활성 반응이 나타난다. 공사 현장에서 일하는 인부들, 노 젓는 사공들처럼 피부에 계속해서 마찰이 발생하면 굳은살이 생긴다. 내 친구 중 하나는 실내에 있을 때는 항상 기타를 치고 밖으로 나가면 보기만 해도 아찔한 암벽을 기어오른다. 이런 활동을 하느라 발생한 피부 손상은 각질형성 세포의 활성을 자극하여 표피가 평균적인 수준보다 훨씬 더 빠른 속도로 증식한다. 그 결과 친구의 손을 보면 엄지손가락을 비롯한 손가락 전체에 딱딱한 굳은살이 가득하다.

과각화증으로 불리는 이 굳은살 형성 반응은 피부가 장벽을 강화해야 한다고 판단할 때 나타나는 건강한 보호 반응이다. 그러나 각질형성 세포가 불필요하게 과잉생산되면 여러 가지 피부질환으로 이어질 수 있다. '닭살'로도 알려진 모공 각화증의 경우 대략 세 명당 한 명꼴로 발생하는 질환으로 대부분 팔 윗부분과 허벅지, 등, 엉덩이에 살갗과 동일한 색깔로 작은 돌기가 올라와서 마치 계속 닭살이 돋아 있는 것 같은 인상을 준다.[8] 만져 보면 거친 사포 같은

피부는 인생이다

촉감이 느껴지는 이 유전성 질환은 과도하게 만들어진 각질형성 세포가 모낭을 막아 털줄기가 꽉 막힌 무덤 같은 내부를 뚫고 억지로 자라면서 발생한다.

과각화증은 건강에 해를 끼치지 않고 대체로 삶의 질에도 거의 영향을 주지 않지만 각질이 과도하게 형성될 때 발생할 수 있는 문제가 모두 이 정도 수준에서 그치는 것은 아니다. 1731년 런던왕립학회 회원들 앞에 에드워드 램버트<sup>Edward Lambert</sup>라는 이름의 한 남자가 소개됐다. 극심한 과각화증으로 이 남성의 (얼굴과 손바닥, 발바닥을 제외한) 피부 전체는 까만색의 딱딱한 가시 같은 짧은 털로 뒤덮여 있었다. '호저(포유류의 일종으로 뻣뻣한 가시털이 부드러운 털과 함께 온몸에 빽빽하게 난 동물—옮긴이) 인간'이라는 별명이 붙은 램버트와 같은 모습은 기존에 어디에서도 볼 수 없었다. 그가 일자리를 얻을 수 있었던 곳은 영국과 유럽 전역을 떠도는 유랑 서커스단밖에 없었다. 독일에서는 호저 인간 못지않게 수치스러운 '껍질 인간<sup>Krustenmann</sup>'으로 불렸다. 현대 들어 이 극히 드문 질병에 붙은 명칭에도 당시 램버트에게 붙었던 별명이 고스란히 남아 있다. 호저피상 비늘증<sup>ichthyosis hystrix</sup>으로 'hystrix'는 호저를 의미하는 고대 그리스어다.

희귀 유전질환과 별개로 표피가 수행하는 중요한 방어막 기능이 발휘되지 못하면서 발생하는 피부 문제를 주변에서 흔히 접할 수 있다. 유럽과 미국에서는 어린이 다섯 명 중 한 명, 성인 열 명 중 한 명이 아토피피부염(습진을 의미하는 의학 용어)을 앓고 있다.[9] 약간 따갑고 건조한 수준부터 가려운 증상, 정상적 생활을 불가능하게 만드는 증상에 이르기까지 다양한 범위로 나타나는 습진은 오랫동안 '안에서 생긴 문제가 밖으로 드러난' 병으로 여겨졌다. 면역계 불균형으로 피부가 손상됐다고 본 것이다.[10] 그러나 2006년 스코틀랜드 던디 대학교 연구진은 필라그린filagrin이라는 단백질이 암호화된 유전자에 돌연변이가 발생하는 것이 습진과 깊은 연관이 있다는 사실을 발견했다.[11] 필라그린은 각질층이 온전한 방어막을 형성하려면 반드시 필요한 단백질로 서로 맞물려 있는 죽은 각질형성 세포를 밀착시키고 습도가 자연적으로 유지되게 하는 역할을 한다. 필라그린이 없으면 피부가 균열되고 벽이 약화되어 외부 환경의 알레르기 유발 물질과 미생물이 피부 속으로 침투하며 수분은 밖으로 빠져나간다. '외부에서 생긴 문제가 속까지 영향을 준다'고 보는 이 모형에서는 습진(또는 최소한 습진 중 다수에 해당하는 사례)이 체내 면역 기능 조절 이상 때문이 아니라 피부 장벽의 구조적 문제로 발생할 가능성이 있다고 본다. 이는 계절이 바뀌고 그에 따라 피부 상태가 바뀔 때 사람들이 습진을 경험하는 이유가 무엇인지도 설명할 수 있는 모형이다. 2018년 『영국피부과학회지』에 게재된 한 연구에서는 최소한 북반구 지역에서는 겨울철에 필라그린의 양이 감소하고 각질층을 구성하는 세포 수도 줄어서 피부 장벽의 효과가 약화되는 것으로 밝혀졌다.[12] 겨울에 날씨가 추워지면 습진이 악화되는 이유를 설명해 주는 이 같은 결과를 토대로 연구진은 습진이 있는 사람들은 겨울에 피부를 진정하는 물질로 더욱 철저히 피부를 보호해야 한다고 권고했다. 심각한 습진을 앓는 사람 중 대략 절반은 필라그

피부는 인생이다

린 유전자에 돌연변이가 있다. 습진은 워낙 복잡한 질병이라 그 한 가지만 원인이 되는 것은 아니며 환경, 인체 면역 체계 등도 원인 요소에 포함되지만 피부 장벽이 제 기능을 못하는 것이 주된 원인이라는 점은 확인된 셈이다.

표피는 인체에서 가장 접근성이 뛰어난 장기인 피부 중에서도 가장 쉽게 접근할 수 있는 부분이지만 지금도 여전히 새로운 비밀들이 밝혀지고 있다. 특히 최근 몇 년간 표피는 그동안 생각했던 것보다 훨씬 동적인 기관이라는 사실이 명확해졌다. 새롭게 근거가 축적되고 있는 내용 중 하나는 피부 세포에 24시간 단위로 작동하는 복잡한 생체 시계가 존재하며 이 시계는 뇌 시상하부에서 째깍째깍 돌아가고 있는 인체 '기준 시계'의 영향을 받는다는 것이다.[13] 밤이 되면 각질형성 세포는 다가오는 낮 시간에 피부의 외부 장벽을 햇빛과 긁히는 상처에서 보호할 수 있도록 빠른 속도로 증식한다. 그리고 낮이 되면 각질형성 세포에서 태양의 자외선$^{UV}$을 차단하는 것과 관련된 여러 유전자가 선택적으로 발현된다. 2017년 발표된 한 연구에서는 이 과정 중 한 단계를 좀 더 상세히 연구한 결과 한밤중에 야식을 실컷 즐기면 피부가 햇볕에 탈 수 있다는 놀라운 결과를 내놓았다.[14] 밤늦은 시각에 음식을 섭취하면 피부에 있는 시계가 그때가 저녁 식사 시간이라고 인지하여 이로 인해 아침에 자외선에서 피부를 보호하기 위해 활성화되어야 하는 유전자의 발현 시점도 늦춰진다는 것이다. 잠이 부족하면 신체 건강과 정신 건강에 모두 악영향이 발생한다는 연구 결과가 점점 늘어나는 추세인 것처럼 피부도 잠을 충분히 자면 더 건강해진다는 사실을 알 수 있다. 표피는 인체가 외부 세상과 대면할 접점으로 만들어진 곳일 수도 있지만 우리가 음식을 먹는 시점을 비롯한 몸 안쪽 상황에도 영향을 받는다는 근거가 갈수록 확실하게 드러나고 있다.

표피 아래에는 표피와는 크게 다른 또 다른 층, 진피가 있다. 피부 두께의 대부분을 차지하는 층이자 각종 다양한 기능을 담당하는 곳이다. 표피를 공장 지붕에 비유한다면 그곳에서 내려다보이는, 업무가 부산하게 돌아가는 작업 현장이 진피다. 신경섬유 그리고 높다랗게 자리한 단백질 지지체를 혈관과 림프관이 전선과 파이프처럼 구불구불 둘러싸고 있는 이 업무 현장을 전체적으로 둘러보면 진피에서 맡은 기능만큼 다양하게 특화된 세포들이 자리하고 있다.

표피의 주된 세포가 각질형성 세포라면 진피에서 가장 중요한 세포는 단연 섬유모세포다. 건설 현장의 인부에 해당하는 섬유모세포는 피부라는 건설 현장에서 비계로 활용되는 여러 단백질을 만들어 낸다. 피부의 탄탄한 힘과 도톰한 부피를 제공하는 콜라겐, 피부가 길게 늘어나거나 변형되면 다시 원래 형태로 되돌아오게 하는 엘라스틴이 여기에 해당된다. 이렇게 우뚝 솟은 구조물 사이사이는 히알루론산 등 필수 분자에 풍부하게 함유된 겔과 유사한 성분들이 기초를 이루고 피부가 햇볕에 손상될 경우 생체 조직을 복구하는 등 여러 가지 기능을 담당한다. 피부에서 네트워크를 형성하고 있는 혈관은 길이가 총 11마일(약 17.7킬로미터—옮긴이)로 유럽 대륙

피부는 인생이다

과 아프리카 사이에 있는 지브롤터해협 전체를 충분히 두를 수 있는 수준이다. 이 혈관을 통해 진피 위에서 증식하는 표피 세포와 진피 내부에 존재하는 수많은 특수 구조물까지 영양소가 전달된다.

진피에는 인체 장기를 축소해 놓은 것 같은 피부 장기도 자리한다. 땀샘과 피지선, 모낭으로, 인간의 피부에서 나타나는 특징은 이 같은 요소에서 비롯된다. 여러 사람이 모인 곳에서 인간이 어떤 본연의 특징 덕분에 지금까지 생존하고 번성해 궁극적으로 이 지구를 지배할 수 있었다고 생각하는지 질문하면 '정교한 뇌 기능'이나 '손가락의 기민성'과 같은 대답이 돌아오지만, 정작 피부의 독특한 특성, 즉 외부에 그대로 노출되어 있고 땀을 흘리는 지극히 실질적인 특징이 없었다면 인류 역사는 결코 존재하지 못했을 것이다.

바깥 온도가 어떤 상태이건 체온은 팽팽한 줄 위를 아슬아슬하게 걷듯이 섭씨 36도에서 38도 사이로 유지되어야 한다. 어떤 경우든 42도를 넘으면 목숨이 위태로워진다. 인간의 뇌는 굉장한 지능을 발휘하지만 열에 민감해서 더운 날씨에도 뇌를 보존할 수 있는 인체가 없었다면 인류는 결코 지구 전체를 가로질러 곳곳으로 이동하지 못했을 것이다. 이는 모두 근면 성실한 에크린샘 덕분에 가능해진 일이다. 국수 가락처럼 생긴 에크린샘은 진피 깊숙한 곳에서 시작되어 구불구불 피부 표면까지 이어지며 반대쪽 끝이 땀구멍을 이룬다. 우리 피부에는 이런 땀샘이 400만 개 존재하며 매일 말 그대로 양동이 하나 분량의 땀을 밖으로 펴낸다. 사람에 따라 땀을 한 시간에 3리터나 흘리는 경우도 있다. 무더운 날에는 뇌의 민감한 기관인 시상하부가 몸 중심부의 체온 상승을 감지하고 자율신경계를 통해(무의식적 작용이 일어나는 경로) 피부 표면으로 땀을 흘려보내라는 지시가 담긴 신호를 에크린샘에 쏘아 보낸다. 땀은 대부분 수분으로 구성되고 염 성분이 극미량 섞여 있어서 맨살에 도달하여 바깥에 노출되면 금세 증발한다. 이렇게 땀이 증발하는 과정을 통해 열이 포함된 고에너지 분자가 인체에서 빠져나가므로 피부와 진피의 혈관은 땀이 증발하는 즉시 온도가 내려간다. 피부에서 식은 정맥혈은 다시 몸 중심부로 흘러가므로 체온이 위험한 수준까지 오르지 않도록 방지된다.

에크린샘은 피부 전체에 분포되어 있으나 손바닥과 발바닥에 가장 밀집되어 있다. 그러나 체온이 올라가거나 운동을 할 때도 이 두 곳에서 땀이 더 많이 배출되지는 않는 것으로 보인다. 손과 발에 자리한 에크린샘은 그보다 자율신경을 자극하는 또 다른 요소, 스트레스에 주로 반응한다. 면접을 앞두고 차례를 기다릴 때 실제 환경의 온도와 상관없이 손이 온통 땀으로 끈적끈적해지는 이유를 알 수 있는 부분이다. 손바닥과 발바닥에 땀이 나면 피부 표면의 마찰력과 붙드는 힘이 증가하는데, 이는 놀랍게도 우리 몸이 적과 맞붙어 싸우거나 나무 위로 달아나야 하는 상황에 대비하는 것이다. 땀이 방어 기능도 발휘하는 것이다.

땀은 피부에 마련된 온도 조절 장치 중 한 부분에 불과하다. 진피의 혈관도 신경 자극에 따라, 팽창해서 몸의 열을 떨어뜨리거나 수축해서 열이 빠져나가지 않도록 지키는 기능을 한다. 인간은 다른

피부는 인생이다

대부분의 포유동물처럼 몸에 털이 수북이 자라지 않는다. 이는 필요할 때 열을 증발시킬 수 있다는 점에서 매우 중요한 차이점이다. 마찬가지로 몸을 따뜻하게 유지해야 할 때도 몸에 털이 두툼하게 자라지 않는 대신 모공이 몸을 보호하기 위해 일시적으로 힘을 모은다. 즉, 피부에 있는 털줄기는 보통 납작하게 누워 있지만 기온이 떨어지면 진피의 각 모낭과 결합한 입모근이 수축한다. 이로 인해 털이 바짝 서면서 피부 위쪽의 따뜻한 공기를 붙들어 형성된 얇은 층이 일시적으로 피부 덮개 기능을 한다. 이처럼 피부의 온도 조절 장치는 끊임없이 체온을 점검하고 상황에 맞게 반응하면서 적정한 체온 범위를 아슬아슬하게 유지하여 우리의 생명을 지킨다.

아포크린샘은 진피에서 땀을 만들어 내는 또 다른 종류의 땀 공장이다. 물리적으로는 에크린샘과 비슷하지만 이 땀샘에서 만들어지는 기름진 땀은 인류의 번성에서 전혀 다른 목적으로 활용되어 왔다. 아포크린샘의 위치가 겨드랑이와 유두, 서혜부라는 사실에서도 나타나듯이 이 땀샘은 성교와 관련이 있다.

아포크린샘에서 나온 땀 자체는 아무 냄새가 나지 않지만 땀에 포함된 각종 단백질과 스테로이드, 지질 성분으로 인해 피부는 세균이 들끓는 장이 되고 이 성분들이 세균에 의해 분해되면 결코 달콤하다고 할 수 없는 체취가 된다. 오래전부터 이 천연 향수에는 다른 사람의 신체적 반응 또는 사회적 반응을 촉발하는 화학물질인 페로몬이 포함되어 있다고 여겨졌다. 우리가 누군가를 매력적이라고 인식할 때 영향을 주는 정확한 분자가 무엇인지는 아직 과학적으로 밝혀지지 않았지만 인간은 자신의 파트너에게서 풍기는 '특유의 몸 냄새'를 절묘하게 인식한다. 사랑하는 사람의 냄새를 오랫동안 맡으면 행복한 기억이 떠오르고 스트레스가 약화된다.[15]

아포크린샘은 사랑의 묘약이기도 하다. 실제로 땀 냄새는 성적인 관계를 예고하고 준비하게끔 할 가능성이 있는 것으로 밝혀졌다. 2010년 플로리다 주립대학교에서는 여성들이 입었던 티셔츠를 세탁하지 않은 상태로 냄새를 맡아 보는 실험에 참여할 대범한(또는 두둑한 보수에 관심이 있는) 남성들을 모집했다. 실험 결과, 놀랍게도 배란기인 여성이 입었던 셔츠의 냄새를 맡은 경우에만 참가한 남성들의 체내 테스토스테론 수치가 상승한 것으로 나타났다.[16] 이 '땀 냄새 나는 티셔츠' 실험은 1995년 스위스 과학자 클라우스 베데킨트Claus Wedekind가 처음 고안한 것으로 그가 맨 처음 실시했던 실험 결과도 인상적이다. 먼저 44명의 남성 참가자에게 이틀간 티셔츠를 세탁하지 말고 계속 입고 있도록 한 후 수거해서 아무 표식이 없는 상자에 담았다. 그리고 49명의 여성에게 티셔츠가 담긴 각각의 상자에서 나는 냄새를 맡아 보고 냄새의 강도와 맡았을 때 얼마나 기분이 좋은지, 섹시하다고 느끼는지 평가를 요청했다. 그러자 대부분의 여성들이 '주 조직적합성 복합체Major histocompatibility complex, MHC'가 암호화된 유전자가 자신과 다른 남성의 체취에 매력을 느낀다고 답하는 매우 놀라운 결과가 나왔다.[17] MHC 유전자는 외래 분자(그리고 유해한 미생물)에 대한 인식 기능을 조절하므로 사실상 인체 면역계의 범위를 정한다고 할 수 있다. 개개인이 MHC가 암호화된 모든 유전자를 전부 다 갖고 있는 것은 아니며 인류 전체에 무수한 변이 유전자가 존재한다. 현존하는 미생물 또는 앞으로 나타날 수 있는 미생물을 면역계가 인지할 수 있는 사람도 있고 그렇지 않은 사람도 있다는 뜻이다. 새로운 독감이 퍼진다고 가정할 때 인류 전체가 무너지는 일은 절대 없다는 뜻이기도 하다. 그러므로 자신과 다른 유전자를 가진 사람을 파트너로 더 선호한다는 것은 근친상간을 피해야 하는 것과 같은 이유로 이치에 맞는 선택이다. 여러 연구를 통해 MHC 유전자가 덜 비슷한 파트너와의 사이에서 낳은 아이는 해당 유전자가 더 비슷한 파트너와 함께 낳은 아이보다 면역계 기능이 더 다양하고 튼튼한 경우가 많다고 확인됐다.[18] 그러므로 진피의 아포크린샘으로 가능해진, 피부의 냄새로 소통하는 기능이 사실상 인류를 멸종에서 구했다고 할 수 있다.

진피에 있는 마지막 분비샘은 피부 기름의 원천인 피지샘(피부 기름샘)이다. 모낭에 붙어 있는 작은 주머니 모양의 피지샘은 지방 함량이 높은 기름진 피지를 분비한다. 털줄기를 거쳐 피부 표면으로 전달된 피지는 털과 피부 모두에 윤활 작용을 하고 표피에서 나타나는 강력한 방수 기능의 토대가 된다. 피지에는 산성 물질이 포함되어 있어서 피부 표면을 약산성으로 만든다(pH 4.5~6 사이). 이로 인해 해로운 세균은 피부를 침범하지 못하고 환경에 적응한 세균이 가까스로 피부를 뚫고 들어가더라도 알칼리 환경인 혈액에서 크게 번성하지 못한다. 땀샘의 피지 발생을 자극하는 것은 신경이지만 피지샘에 가장 큰 영향을 주는 것은 성호르몬이다. 사춘기에 테스토스테론 분비가 증가하면 피지가 과도하게 생성되어 여드름으로 이어지는 문제가 발생할 수 있다.

진피에는 수많은 도구가 존재하며 지금도 계속해서 발견되고 있다. 2017년 케임브리지 대학교와 스웨덴 카롤린스카 연구소 연구진은 마우스 실험에서 피부가 혈압 조절을 도울 수 있다는 사실을 발견하고 인체 피부에서도 동일한 기능이 발휘될 가능성이 있다고 밝혔다. 피부에는 저산소증 유도 인자Hypoxia-Inducible Factors(줄여서 HIFs)라는 단백질이 있는데 이 단백질은 진피 혈관의 수축과 팽창에 영향을 주므로 혈관 저항성과도 관련이 있을 수 있다. 피부에 산소가 부족하면 저산소증 유도 인자가 10분간 혈압과 심장박동 수를 빠르게 증가시키고 이후 48시간에 걸쳐 다시 정상 상태로 돌아온다.[19] 고혈압이 있는 사람 열 명 중 아홉 명은 뚜렷한 원인이 없는데[20], 어쩌면 그 원인 중 일부분은 피부에 있을지도 모른다.

피부의 진피라는 도시에 거주하는 다양한 세포 일꾼 가운데 가장 인상적인 일을 하는 종류는 면역 세포일 것이다. 피부가 매일 폭격처럼 쏟아지는 셀 수 없이 많은 미생물과 접촉한다는 점을 생각하면 특수화된 여러 면역 세포를 이용한 철저한 무장이 필요한 이유를 충분히 짐작할 수 있다. 피부의 면역 세포는 대부분 진피에 존재하거나, 전투가 벌어졌을 때 진피로 동원된다. 그리고 이 세포가 발휘하는 기능은 대부분 피부 외벽인 표피에서 보초병처럼 적의 침입을 알리는 세포에 의해 좌우된다. 1868년 독일 생물학자 파울 랑게르한스Paul Langerhans가 스물한 살이라는 어린 나이에 발견한 랑게르한스 세포가 바로 이 보초병이다. 해가 될 가능성이 있는 세균이 표피를 뚫고 들어오기 시작하면 랑게르한스 세포가 외래 침입체를 감지하고[21] 세균을 이루는 작은 분자를 꿀꺽 집어삼켜 더 작은 조각으로 분해한다. 이렇게 만들어진 아주 작은 파편을 '항원 결정 인자Epitope, 에피토프'라고 하며 세균 종마다 제각기 다른 특징이 나타난다. 랑게르한스 세포의 표면에는 세균의 일부로 만들어진 이 항원 결정 인자가 바코드처럼 자리한다.

이어 아주 놀라운 일이 벌어진다. 침입이 포착된 세균의 일부로 만들어진 바코드가 표면에 붙은 랑게르한스 세포는 피부를 벗어나

**| 면역 세포 |**

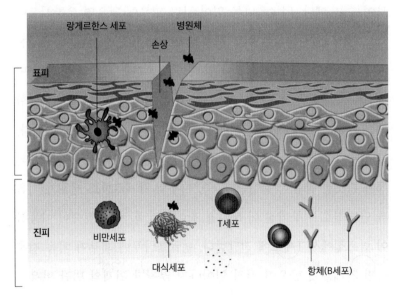

멀리 림프절까지 이동한다. 깜짝 놀랄 만큼 복잡하고 아직까지 많은 부분이 알려지지 않은 상호작용을 거쳐 랑게르한스 세포는 그곳에서 침입 상황에 관한 '스냅샷'을 전달한다. 즉, 'T세포'라 불리는 세포에 피부의 어느 위치에서 전투가 벌어졌고 어떤 적이 침입했는지 알린다. 이 소식을 전달받은 T세포는 다른 세포에게 신호를 보내 모든 침입체에 대항하는 합동 면역반응을 조직한다.[22] 이와 같은 반응 과정에서 더더욱 놀라운 점은, T세포 중 상당수가 항체를 만들어 내는 'B세포'처럼 침입한 세균의 종류를 '기억'으로 저장해 두었다가 향후 문제의 세균이 피부를 또다시 공격하면 훨씬 더 신속하게 대응할 수 있다는 것이다.

덩굴옻나무와 접촉했을 때 피부가 가렵고 따끔거리면서 발진이 생기는 것도 면역계에서 이루어지는 복잡하고 정밀한 합동작전을 보여 주는 예다. 덩굴옻나무 잎이 사람 피부에 닿으면 우루시올이라고 불리는 아주 작은 기름 분자가 피부에 남는데, 이것이 표피를 지나 진피까지 이동하여 그중 일부가 피부 세포 바깥쪽에 있는 단백질과 결합한다. 기름 분자와 단백질로 이루어진 이 특수한 결합체는 거의 모든 인체 면역계에서 위험한 외래 미생물로 인식된다. 그 결과 랑게르한스 세포가 세균의 단백질을 흡수하면 시작되는 과정과 비슷한 반응이 일어난다. 즉, 피부의 랑게르한스 세포가 기름과 단백질로 이루어진 이 분자를 집어삼킨 후 체내 깊숙이 이동하여 림프절에서 T세포에 전달한다. 덩굴옻나무에 피부가 처음 접촉하면 알레르기 반응이 전혀 일어나지 않지만 인체의 민감 반응은 일어나 대응할 태세가 갖추어진다. 그래서 동일한 식물에 또다시 피부가 접촉하면 T세포는 감염성 침입체가 유입된 것으로 착각하고 일제히 공격을 시작한다. 이때 동원된 T세포들은 우루시올 분자를 가진 랑게르한스 세포와 주변의 건강한 피부 세포까지 모두 파괴하고 이 때문에 염증 반응으로 이어지는 반응 경로가 활성화하면서 피부에 실제로 감염이 일어났을 때와 비슷하게 가렵고 붓고 물집이 잡히는 증상이 나타난다.

피부의 면역계는 다른 수많은 무기도 갖추고 있다. 각각의 무기는 저마다 특수한 상황에서 우리를 안전하게 지키기 위한 용도로 사용된다. 진피에는 둥그스름하고 작은 물방울들로 이루어진 것처럼 생긴 비만세포가 다량 존재한다. 비만세포는 지뢰와 비슷한 기능을 발휘하는 강력한 분자들을 잔뜩 보유하고 있다. 그중에서도 가장 주목할 만한 분자는 염증과 알레르기 증상을 유발하는 히스타민이다. 손등을 손톱이나 연필 같은 뾰족한 물건으로 긁는 실험을 해 보면 반드시 세 가지 반응이 나타난다는 사실을 알 수 있다. 첫째 반응은 긁고 난 후 단 몇 초 만에 나타나는 빨간 선이다. 이 현상은 비만세포가 보유한 강력한 물질들이 긁힌 자리에 방출되면서 나타난다. 즉, 히스타민이 진피의 소형 혈관을 팽창시키고 그로 인해 혈류가 늘어나면서 생기는 현상이다. 둘째 반응은 1분 정도가 지나면 불그스름한 선의 경계가 희미해지면서 퍼져 나가는 것처럼 보이는 것이다. 축삭반사로 불리는 이 현상은 히스타민이 신경 말단을 활성화해 척추로 자극이 전달됐다가 다시 피부로 신호가 전달되면서 긁은 부위 주변의 진피 혈관들이 더 많이 팽창해 나타난다. 마지막 셋째 반응은 맨 처음 생긴 붉은 선 자국을 따라 피부가 부어오르는 것이다. 주변 혈관들이 팽창되고 투과성이 높아지면 혈장(혈액에서 혈구가 부유하는 액체)이 혈관을 벗어나 주변 조직으로 흘러 나가 발생하는 결과다. 이것이 부종으로 이어지면 십중팔구 염증 반응을 유발한다. 염증 반응은 상처와 감염이 발생한 경우 중대한 대응 수단이 된다. 문제가 생긴 부위로 접근할 수 있는 모든 경로에 투과성이 생기고 원인과 무관하게 피부 면역계가 재빨리 대응할 수 있다.

의대 재학 시절 수업이 유난히 따분할 때면 친구 녀석이 다소 특이한 놀이를 하자고 나를 쿡쿡 찔렀다. 연필로 그 친구의 팔뚝에 아주 살짝 힘을 가해 선을 긋고 O와 X를 번갈아 써넣는 3목 놀이였다. 연필로 눌러서 부어오른 자국은 한 시간 이상이 지나야 흐려졌다. 그 친구는 비만세포에서 히스타민이 과도하게 분비되는 피부묘기증('피부그림증'의 전 용어)이라는 질환이 있었기 때문이다. 전 세계 인구 중 약 5퍼센트에게서 발견되는 과잉 반응으로 현재까지 원인이 명확하게 밝혀지지 않았다.[23]

인체 면역계는 과학적으로 밝혀진 영역의 경계가 가장 빠르게 변화 중인 분야 중 하나이고 특히 피부는 환상적인 연구실이다. 새로운 상호작용이 계속해서 발견되고 심지어 이전까지 몰랐던 종류의 세포들도 밝혀지고 있다. 나는 옥스퍼드 대학교 피부면역학 연구소에서 '선천성 림프구'라 불리는 피부 면역세포의 기능을 연구해 왔다. 2010년까지는 존재조차 알려지지 않았던 세포다.[24] 수년 전부터는 생물학적 제제, 즉 면역 기능을 담당하는 특정 분자를 표적으로 삼는 치료법으로 인체 면역계를 제어하는 분야에서도 피부과학에 관심을 갖기 시작했다. 예를 들어 건선으로 피부에 플라크가 비늘처럼 생기는 증상은 면역계 기능 이상으로 표피가 과잉 증식하는 것이 원인이다. 증상이 그저 좀 가렵고 성가신 정도로 그치는 사람도 있지만 눈에 띌 만큼 심각한 수준에 이르면 일상생활에 큰 영향을 주기도 한다. 생물학적 제제를 이용한 새로운 치료법은 건선 환자를 75퍼센트까지 감소시킨 것으로 집계된다.[25] 유망한 신약들이 앞으로도 줄줄이 등장하고 개개인의 유전암호에 맞는 치료법이 개발된다면 환자는 더욱 줄고 중증 건선은 과거에나 있었던 질환이 될 가능성이 매우 높다.

표피와 진피는 전혀 다르지만 서로 긴밀하게 연결되어 있다. 두 층 사이에는 '기저막'이라는 얇은 층이 있고 표피와 진피 모두 나사같은 두툼한 단백질을 통해 고정되어 있다. 진피는 표피 쪽을 향해 올록볼록하게 확장된 형태를 띠므로 전체적으로 두 층이 결합된 모습은 파도 모양과 유사하다. 이런 융기가 가장 두드러지게 나타나는 곳은 손가락(그리고 발가락) 끝부분이다. 이렇게 형성된 소용돌이는 사람마다 제각기 다른 지문이 된다. 엄지손가락 끝을 한번 들여다보길 바란다. 구불구불 올라갔다 내려가는 전체적인 형태를 더 자세히 살펴보자. 전 세계에서 단 네 가족이 무지문증(유전적으로 지문이 없는 현상)이 있는 것으로 알려졌는데 당신이 이 가족의 일원이 아

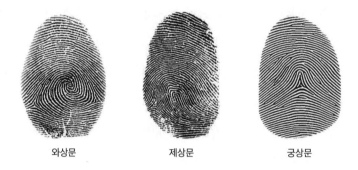

와상문             제상문             궁상문

니라면 일반적으로 세 가지 무늬 중 하나를 볼 수 있다. 둥근 소용돌이 형태를 띠는 와상문과 손가락 한쪽 측면에서 시작되어 위로 곡선을 그리며 이어지다가 시작된 곳과 같은 쪽에서 끝나는 제상문 그리고 한쪽 측면에서 시작되어 위로 솟았다가 반대쪽 끝에서 끝나는 궁상문이다.

지문은 엄마 배 속에 있을 때 형성되며 유전적 요소와 무작위적 요소가 함께 영향을 미친다. 혈연관계가 가까운 가족의 손가락 끝을 살펴보면 유전적 요소의 영향을 볼 수 있다. 즉, 전체적인 무늬가 서로 비슷하게 나타난다. 그러나 지문의 큰 패턴이 가족끼리 어느 정도 비슷하더라도 미세한 부분은 제각기 다르다. 일란성쌍둥이끼리도 지문은 동일하지 않다. 그런데 지문은 특정한 용도가 있어서 생긴 걸까? 오래전부터 지문이 있으면 손가락으로 쥐는 힘이 향상된다고 여겨졌으나 여러 연구를 통해 손끝에 이런 융기가 있으면 손가락이 닿는 표면과의 마찰이 오히려 감소하는 것으로 밝혀졌다.[26] 또 다른 가설 중 하나는 지문이 피부 촉각을 강화한다는 것이다. 융기가 있는 부위는 물집이 생기기 어려우므로 전단력을 줄이는 기능을 한다는 의견도 있다. 그러나 현시점에서 우리 피부에 형성된 이 특징이 하는 일은 개개인마다 다른 지문의 특징과 함께 수수께끼로 남아 있다. 한 가지 분명한 사실은 손가락이 얼마나 자라든 지문은 요람부터 무덤까지 변함없이 그대로 남아 있다는 것이다.

진피와 표피가 말 그대로 밀착 연결되어 있는 것이 중요한 이유는 안타깝게도 두 층이 그렇게 연결되지 않은 사람들을 통해 가장 확실하게 알 수 있다. 피부가 가려워서 긁거나 테이블에 다리가 부딪힐 때마다 쉽게 벗겨진다고 상상해 보라. 발에 작은 동전만 한 물집만 잡혀도 괴로운 마당에 피부 전체의 80퍼센트에 상처가 있다면 어떨까?

시리아에서 독일로 이민을 온 일곱 살 하산은 '수포성 표피박리증'이라는 유전질환을 갖고 태어났다. 표피와 진피를 단단히 결합하는 단백질이 없는 질병으로 방문 손잡이를 잡고 돌리는 정도의 아주 약한 전단력만으로도 손의 표피가 떨어져 나가 극심한 통증이 발생한다. 피부의 가장 중요한 보호 장벽도 무너져 수분은 밖으로 빠져나가고 미생물이 침투한다. 하산의 몸에 남아 있는 멀쩡한 피부라곤 얼굴의 일부와 왼쪽 허벅지, 몸통 군데군데가 전부다. 상태가 이렇다 보니 하산은 그리 오래 생존하지 못하리라고 여겨졌다. 동일한 질병을 갖고 태어난 아이 중 거의 절반은 청소년기까지 살지 못한다.

하산이 찾아간 독일 보훔의 아동 대학병원 의료진은 부친의 피부를 아이에게 이식하는 일반적인 치료를 실시하였으나 하산의 몸은 외래 조직에 거부반응을 보였다. 이후 2015년 의료진은 이탈리아 레조넬에밀리아의 모데나 대학교에서 연구 중이던 미켈레 데 루카 Michele de Luca에게 도움을 받기로 결정한다. 그가 이끄는 연구진은 건강한 피부를 실험실에서 만들어 내는 놀라운 방법을 연구해 왔지만 인체 대상 실험은 진행한 적이 없었다. 몸 전체 피부가 5분의 1만 남은 아이를 대상으로 한 실험은 말할 것도 없었다. 그럼에도 연구진은 하산의 왼쪽 허벅지에 남아 있던 표피에서 세포를 채취하여 실험실에서 배양했다. 수포성 표피박리증은 표피와 진피 사이에 막을 형성하는 LAMB3이라는 유전자에 돌연변이가 생기면서 발생하므로 이탈리아 연구진은 하산의 세포에 건강한 사람의 LAMB3 유전자를 보유한 바이러스를 집어넣어 일부러 감염시키는 방식으로 세포의 유전적 변형을 시도했다. 그리고 새롭게 생성된 피부를 실험실에서 9제곱피트(약 0.8제곱미터—옮긴이) 크기로 제작한 후 두 차례 수술을 거쳐 피부 없이 그대로 드러나 상처투성이가 된 하산의 몸 표면에 이식했다. 이 모든 과정에 8개월 정도가 소요됐다.

하산의 몸은 새로 이식된 피부에 거부반응을 보이지 않았다. 마침내 하산에게 난생처음으로 몸 외부를 감싸는 보호막이 생긴 것이다. 하지만 더 놀라운 결과가 기다리고 있었다. 실험적 수술이 끝나고 연구 결과가 발표된 2년 후까지 하산의 피부는 아무 문제 없이 온전하게 남아 있었다.[27] 이식한 피부에 있던 줄기세포에서 완전히 새로운 기저층이 형성되어 건강한 새 피부 세포가 영구히 만들어지게 된 것이다. 이 획기적인 사례를 계기로 그동안 늘 외면당했던 피부는 의학의 혁명을 몰고 온 두 신생 분야, 줄기세포 치료와 유전자 치료의 실험실이 됐다.

피부에 관한 사실들이 더 상세히 밝혀질수록 어디까지가 피부인지, 인체의 나머지 부분은 어디서부터 시작되는지 명확히 구분하기가 더 어려워졌다. 진피에서 콜라겐과 엘라스틴으로 형성된 부분은 지방세포로 구성된 별 특색 없는 영역으로 이어진다. 피부밑 조직(또는 피하조직)으로 알려진 몸 안쪽 영역이 피부를 이루는 세 번째 층인지 아니면 피부와는 무관한 조직인지는 전적으로 어떻게 해석하느냐에 달려 있다. 그다지 관심을 얻지 못하는 이 피하조직은 거의 아무런 특징도 없는 것처럼 보이지만 사실 에너지를 저장하고 체온을 유지하는 중요한 기능을 수행한다. 또한 혈관이 다량 발달하여 인슐린을 비롯한 약물을 주사하기에 가장 이상적인 곳이라는 점에서도 없어서는 안 되는 영역이라 할 수 있다.

그러나 피하지방은 셀룰라이트라는 코티지 치즈와 유사한 특성이 나타나는 곳으로만 소개되는 경우가 대부분이다. 피하지방의 지방이 위쪽으로 돌출된 셀룰라이트가 생기면 피부 표면이 울퉁불퉁해 꼭 오렌지 껍질처럼 보이지만 질병은 아니며 사춘기가 지난 여성 대다수에게서 나타나는 자연적 현상이다. 여성은 셀룰라이트가 발견되는 비율이 90퍼센트이지만 남성은 10퍼센트에 불과한 이유는 피하지방의 구조에서 찾을 수 있다. 진피에서 시작되는 콜라겐 섬유는 그 아래 섬유조직을 거쳐 그보다 더 아래에 위치한 근육까지 이어지며 피하지방의 지방 성분을 제자리에 붙들어 놓는 역할을 한다. 여성의 경우 이 섬유가 그리스 신전 기둥처럼 평행하게 자리하고, 호르몬과 유전적 요소, 나이, 체중 증가 등 복합적 영향에 의해(단, 셀룰라이트는 운동을 많이 하거나 체형이 날씬한 젊은 여성에서도 흔히 볼 수 있다) 지방세포가 진피를 위쪽으로 밀어 올리는 현상이 발생하면서 셀룰라이트가 형성된다. 남성은 이와 달리 콜라겐 섬유가 고딕 건축물의 아치에서 볼 수 있는 모양처럼 십자형으로 교차되므로 지방이 피하지방 내부에 단단히 고정된다.

피부는 정말 놀라운 기관이다. 인체의 가장 바깥에 자리하면서 우리를 외부 세계로부터 보호하고 동시에 바깥 세상과 연결한다. 친숙하지만 여전히 비밀이 가득한 곳이기도 하다. 과학은 우리가 피부를 더 자세히 들여다볼수록 우리 자신에 관해 더 많은 것을 알 수 있다는 사실을 가르쳐 준다. 피부에는 아직 탐구할 거리가 너무나 많이 남아 있다.

chapter

# 2

# 진드기와 미생물의 천국

## 피부 사파리

_____

○　○　○　○　○
●　●　●　●

위대한 일들은
작은 것들이 여러 개 모여서 이루어진다.

빈센트 반 고흐Vincent Van Gogh

# The Remarkable
# Life of the Skin

An intimate journey
across our surface

우리가 손등을 자세히 들여다보는 것은 비행기를 타고 3만 피트 (약 9,144미터—옮긴이) 상공에서 세상을 내려다보는 것과 같다. 점과 흉터, 힘줄로 이루어진 능선과 협곡 들, 거대한 산맥과 같은 손가락 관절이 전부 축소된 세상처럼 보인다. 혈관이 푸른 강물이라면 몸에 털이 많은 사람의 경우 팔 쪽까지 이어지는 숲도 보일 것이다. 그런데 비행기 창문으로 풍경을 내려다볼 때처럼 손등 이곳저곳을 살펴봐도 생명의 기척은 전혀 느낄 수 없다. 비행기가 하강하면서 비로소 건물과 도로가 보이고 그 길을 따라 달리는 자동차도 하나하나 보인다. 마침내 착륙하고 공항을 빠져나오면 거리를 오가는 인파가 눈에 들어온다. 모두 비행기 창문에서는 볼 수 없었던 풍경이다.

비슷한 방식으로 피부라는 지형을 줌을 당겨서 볼 수 있다면 다양한 미생물들로 이루어진 낯설고 흥미진진한 세상과 만나게 된다. 면적이 2제곱미터에 달하는 우리 피부에는 1,000종이 넘는 미생물이 존재한다. 균류와 바이러스, 진드기도 당연히 포함되어 있다.[1] 이들 중 상당수는 인체에 친화적인 '공생' 세균이라 숙주에 해를 끼치지 않고 뚜렷한 도움도 주지 않으면서 행복하게 살아간다. 일부는 인체에 유익한 '상리공생' 관계를 유지하면서 피부 사회의 건설적인 구성원이 된다. 그러나 적극적으로 해를 끼치는 '병원성' 세균도 있다. '기회병원성 공생미생물'로 분류되는 세균은 경계가 모호하다. 일반적인 상황에서는 피부 표면에 아무런 해를 끼치지 않고 살지만 상황이 바뀌면 병을 유발할 수 있는, 교활한 두 얼굴의 세균이다. 이렇게 좋은 균, 나쁜 균, 이상한 균들이 우리와 함께 살면서 피부 미생물군이라는 복잡하고 매혹적인 세계를 형성한다. 2012년 최초로 발표된 '인체 미생물군 프로젝트' 데이터베이스에는 피부와 위장, 생식기관, 호흡기관을 중심으로 인체 표면에 서식하는 미생물의 정보가 상세히 담겨 있다.[2] 이제는 인체를 구성하는 전체 세포 수만큼 혹은 그보다 더 많은 생물체가 우리 몸 내부와 표면 위에 살고 있다는 사실도 밝혀졌다. 인체의 세포 수는 약 30조 개인 데 반해 피부 미생물군 숫자를 전부 합하면 대략 39~100조에 이르니 흡사 모래사장의 모래알 개수에 비견할 만하다.[3, 4] 향후 공개될 해당 프로젝트 결과에는 우리 몸 안팎에서 인체 건강에 영향을 주는 미생물도 밝혀질 예정이다. 이런 미생물을 조작하고 활용하면 의학에 대대적인 변화가 일어나리라고 전망된다.

지구에 바다와 사막, 열대우림 등 극히 다르고 다양한 생태계와 생물 서식지가 존재하는 것처럼 인체 피부에도 저마다 다른 생물들이 살아갈 수 있는 다양한 서식지가 존재한다. 따뜻하고 늪과 비슷한 발가락 사이사이의 피부와 건조한 사막 같은 종아리 표면은 분명 환경이 완전히 다르다. 그리고 피부 각 부위의 지형적 특성은 무수한 질병과 관련이 있다. 예를 들어 피부와 두피에는 지질이 분비

피부는 인생이다

되는 피지샘이 다량 자리하고 있어서 이 두 곳에 기름이 잔뜩 낀 것 같은 느낌을 받는다. 이런 환경은 지방을 좋아하는 균류 말라세지아Malassezia에게는 완벽한 서식지가 된다. 이 미생물이 과도하게 증식하면 지루피부염이 발생한다고 알려져 있다. 이름부터 요상한 이 질병은 굉장히 흔하게 볼 수 있으며 피부가 가렵고 빨갛게 변하면서 코와 눈 주변 피부가 얇게 벗겨지고 두피에는 비듬이 생기는 변화가 특징적으로 나타난다. 지루피부염은 습진으로 오인되는 경우가 많지만 습진과 달리 항진균제로 말라세지아를 없애는 치료를 받아야 한다.[5] 얼굴의 미끈거리고 기름기 많은 부위에서 생겨나는 또 하나의 질병이 여드름이다. 여드름을 유발하는 요인은 여러 가지가 있지만 주된 요인 중 하나로 큐티박테리움 아크네스Cutibacterium acnes라는 세균의 과잉 증식이 꼽힌다. 노폐물이 쌓인 어두침침하고 지저분한 피부의 구멍과 모공에 머무르는 막대 모양의 이 미생물은 피부 표면에서 떨어져 나와 그곳에 고이는 피지(피부 기름)와 죽은 피부를 먹고 산다. 대부분 무해하지만 사춘기에 성호르몬이 분비되기 시작하면 상황은 급변한다. 피지 분비량이 크게 늘어나면서 피부에서 떨어져 나온 각질형성 세포와 피지가 뭉쳐진 덩어리가 모공을 막고 이것이 여드름이나 뾰루지의 원인이 된다. 그러다 이 찐득한 혼합물이 새로 자라난 피부에 둘러싸여 외부와 완전히 차단되면 화농성 여드름이 된다. 거무스름한 여드름(블랙헤드)은 환경에 존재하는 먼지가 모공에 쌓여서 생기고 따라서 피부를 청결하게 관리하지 않는 것이 원인이라고 생각하는 사람들이 많지만 이는 잘못된 정보다. 실제로는 죽은 피부 세포와 피지가 모공 맨 윗부분을 막은 상태로 환경 중의 산소에 노출되었을 때 화학반응이 일어나 검회색을 띠는 찐득한 물질로 변하면서 생긴다.

큐티박테리움 아크네스는 어둡고 산소가 적은 환경에서 대폭 증식한다. 이 균 때문에 모공이 막히고 피부 상태가 크게 나빠지면 인체 면역 기능이 활성화되면서 염증 반응이 시작된다. 그 결과 잔뜩 성난 것처럼 부풀어 오른 여드름이 생긴다.[6] 오랜 세월 크게 주목받지 못한 피부 미생물군의 하나였던 이 세균은 2014년 한 연구에서 와인을 즐긴다는 놀라운 사실이 확인됐다.[7] 포도 덩굴줄기에 존재하는 미생물군 중에서 큐티박테리움 아크네스의 한 종류가 발견된 것이다. 700여 년 전에 인류가 와인이라는 경이로운 맛을 처음 발견했을 때 인체에서 덩굴로 옮겨 가 영원히 머무르게 된 것으로 추정된다.

피부 생태계를 침범하는 이보다 더 불쾌한 세균 중 하나는 거의 세 명당 한 명꼴로 발견되는 황색 포도상구균Staphylococcus aureus이다. 현미경으로 들여다보면 전혀 위협적이지 않은 포도송이처럼 보이지만('staphyl'은 '포도'라는 뜻을 가진 고대 그리스어다), 인체 방어막에 조금이라도 빈틈이 보이면 악착같이 파고들 줄 아는 세균이다. 습진 등으로 인체에 너무나도 중요한 피부 장벽에 문제가 발생하면 황색 포도상구균은 그 틈으로 들어와 통증을 유발하고 오랫동안 지속되는 염증을 일으킨다.[8] 이런 영향은 황색 포도상구균이 엑스폴리아

피부는 인생이다

틴exfoliatin을 비롯한 독소를 수류탄처럼 분비하면서 나타난다. 엑스폴리아틴은 피부 세포를 하나로 붙들어 고정하는 단백질을 손상해 표피 벽을 허물어뜨린다. 5세 미만 아동에게서는 이로 인해 '포도구균성 열상 피부 증후군'이라는 제대로 읽기도 힘든 피부과학적 문제가 발생할 수 있다. 엑스폴리아틴이 피부 최상층을 벗겨 내는 바람에 심하게 덴 것 같은 상처가 나타나는 질병이다. 아주 심각한 문제로 들리지만 대부분 항생제 치료로 완전히 해결된다. 그러나 황색 포도상구균은 유해한 비장의 무기를 하나 더 갖고 있다. 바로 장독소 B enterotoxin B다. 인체가 이 독소를 감지하면 면역계가 신속히 활성화된다. 이로 인한 '독성 쇼크 증후군'은 일광 화상과 비슷한 발진과 발열, 저혈압, 다발성 장기 부전을 동반하며 사망에 이르는 경우도 많다. 다행히 독성 쇼크 증후군은 아주 드물게 발생한다. 하지만 황색 포도상구균이 유해균이 될 수 있다는 사실은 분명하며 많은 경우 피부에 위험한 결과를 일으킬 수 있다. 과학자들이 황색 포도상구균을 물리칠 수 있는 획기적인 방법을 연구 중인 이유이기도 하다. 2017년 7월 밴더빌트 대학교의 에릭 스카Eric Skaar 박사는 트위터에 다음과 같은 글을 게시했다. "황색 포도상구균이 뱀파이어처럼 우리 피를 들이켠다면, 햇볕으로 없애 버리자." 스카 박사가 이끄는 연구진은 빛에 반응하는 882라는 작은 분자를 개발했다. 황색 포도상구균 내부에 있는 효소를 활성화하여 빛에 극도로 민감하게 반응하도록 만드는 분자로 피부가 빛의 특정 파장에 노출되면 이 분자로 인해 황색 포도상구균은 곧바로 사멸한다.[9] 아직 실험 단계이지만 없애고자 하는 미생물을 표적으로 삼아 병을 치료할 수 있는 독창적 방법이라는 사실이 입증됐다.

황색 포도상구균은 분명 유해한 균이지만 미생물이라고 해서 무조건 위협이 되지는 않는 경우도 많다. 가장 대표적인 예를 표피 포도구균Staphylococcus epidermidis의 이중성에서 찾을 수 있다. 이 균은 인체에 어떤 해도 끼치지 않고 평생 동안 서식할 수 있다. 표피 포도구균에서 만들어진 지방산이 황색 포도상구균과 같은 유해한 균의 증식을 줄이는 효과가 있다는 사실도 연구를 통해 밝혀졌다. 심지어 2018년 3월 발표된 샌디에이고 캘리포니아 대학교의 연구에서는 표피 포도구균에서 만들어진 화학물질이 피부 암세포 중 일부를 사멸시키는데, 건강한 세포는 그런 피해를 입지 않는 것으로 나타났다.[10] 그런데 이 균은 플라스틱 표면을 무척이나 좋아하는 특징이 있다. 별로 해가 될 일이 없는 것처럼 들리지만 병원에서는 문제가 될 수 있다. 가령 정맥에 삽입하는 카테터가 피부를 뚫고 들어올 때 이 자그마한 균이 함께 딸려서 혈관으로 유입될 경우 한 무리의 균이 카테터에 계속 들러붙어 있다가 한데 뭉쳐진 균막을 형성하여 주변을 뒤덮는다. 단백질로 이루어진 미끌미끌한 거미줄 같은 균막을 이루고 정맥 카테터의 플라스틱에 자리 잡은 균은 인체 면역계나 항생제의 영향도 받지 않는다.[11] 표피 포도구균이 인공 심장판막에 들러붙을 경우 생명이 위험해질 수 있다. 의학 기술과 수술법이 끊임없이 개선된 덕분에 인공 심장판막에 이런 생물막이 형성될 가능성은 1퍼센트 미만으로 비교적 낮아졌지만[12], 피부 표면에서는 무해한 이 균이 심장내막에 감염되어 감염성 심내막염이 발생할 경우 대략 2분의 1의 확률로 치명적인 합병증으로 번질 수 있다. 또한 심장 내부에서 증식한 균이 한 덩어리로 뭉치고 거대한 '증식 조직'을 이룬 상태로 분리되어 혈류를 따라 떠다니다가 뇌의 혈액순환을 차단할 경우 뇌졸중의 원인이 될 수 있다.[13]

피부에 존재하는 미생물군이 세균만 있는 것은 아니다. 최근 캘리포니아 로런스 버클리 국립연구소Lawrence Berkeley National Laboratory (줄여서 LBNL 또는 LBL)가 발표한 연구 결과에 따르면 우리 피부에는 고세균으로 불리는 신기한 미생물도 서식한다. 고세균은 지구상에서 가장 혹독한 환경에서도 생존할 수 있는 미생물로 알려져 있다. 파이롤로부스 퓨마리Pyrolobus fumarii는 온도가 섭씨 113도쯤 되는 심해의 열수 분출공에서도 번성하고 이 균의 다른 계통균 중 하나는 121도에 열 시간을 두어도 별 탈 없이 살아남은 것으로 확인됐다.[14] '극한 미생물'로도 알려진 이들 균은 워낙 생명력이 강해서 우주탐사 기관에서는 우주탐사 과정에서 발견되더라도 오염물질로 간주하지 않는다. 실제로 특정 계통의 균은 화성에서 번성할 가능성이 매우 높다고 여겨진다. 그런데 고세균은 불멸의 생물이라는 명성과 달리 다른 생물과의 관계에서는 늘 부드러운 면모를 드러낸다. 동물에 고세균이 병을 일으킨 사례는 한 건도 알려지지 않았다. 2017년 이런 미생물을 발견한 연구를 이끈 호이잉 홀먼Hoi-Ying Holman은 고세균이 피부를 보살피는 기능을 발휘한다고 밝혔다.[15] 타움고세균<sup>Thaumarchaeota</sup>의 경우 피부 표면에서 땀의 암모니아 성분을 산화하여 질소로 전환하는 과정에 중요한 역할을 담당할 가능성이 있다. 또한 피부의 산성을 유지하여 병원성 세균이 서식하기에 불리한 환경으로 만든다. 신기한 사실은 극단적인 환경을 좋아하는 고세균이 극단적인 연령층의 피부에서 다량 발견된다는 점이다. 즉, 12세 미만이나 60대 이상인 사람의 피부에서 많이 발견되는데, 이는 고세균이 사춘기와 성인기에 한창 분비되는 기름 성분을 피하려고 하며 건조한 피부를 더 선호할 가능성이 있음을 시사한다.

피부에 서식하는 대부분의 미생물은 황색 포도상구균처럼 해로운 균임에도 불구하고 겉보기에는 그런 기미가 느껴지지 않는다. 반대로 모습이 너무 흉측해서 현미경으로 봐야만 눈에 들어온다는 사실이 감사하게 느껴지는 종류도 있다. 여러분이 지금 이 글을 읽고 있는 동안에도 거미와 게를 반반씩 닮은 모습에 벌레처럼 기다란 꼬리가 달린 모낭진드기<sup>Demodex, 모낭충</sup>가 얼굴을 기어 다니거나 눈썹에 나무처럼 우거진 모낭에 매달려 있을 확률이 아주 높다. 밤이 되면 모낭충 수컷이 밖으로 기어 나와 뭉툭한 여덟 개의 다리로 피부 표면의 기름과 땀 사이를 여기저기 마구잡이로 돌아다닌다. 시간당 16밀리미터 정도의 속도로 이동하면서 암컷을 찾는 것이다. 지극히 단순해 보이는 일이지만 수명이 2주밖에 되지 않는 이들에게는 다급히 해결해야 하는 과업이다. 모낭충 암컷은 땀샘과 모낭 깊숙한 곳에 살고 어쩌다 한 번씩만 짝짓기를 하러 표면까지 나

피부는 인생이다

**| 모낭충 |**

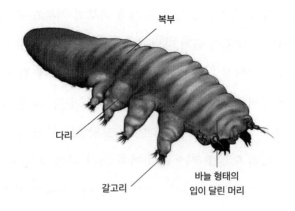

복부

다리

갈고리

바늘 형태의
입이 달린 머리

왔다가 다시 알을 낳으러 사라진다는 것도 중요한 사실이다. 모낭
충은 짝짓기를 하지 않을 때 피지와 죽은 피부조직을 게걸스럽게
먹어 치우는데, 항문이 따로 없으므로 그 짧고 정신없이 바쁜 생을
사는 동안 먹은 것들이 계속해서 몸속에 축적되어 결국 목숨을 잃
는다. 현미경으로만 볼 수 있는 세계에서는 거인급에 해당하는 모
낭충도 대부분 무해하고 죽은 피부조직을 없애 준다는 점에서는 유
익한 면도 있다. 그러나 얼굴에 영구적인 붉은 자국을 남기거나 부
종을 일으키고 혹까지 생길 수 있는 '장미증'이라는 흔한 질병의 원
인이 될 수도 있다.[16] 이 병을 일으키는 균은 모낭충 몸속에 서식하
는 바실루스 올레로니우스$^{Bacillus\ oleronius}$라는 세균이다. 모낭충은 대
부분 모낭 가까이에 있는 피지샘 내부에서 죽는다. 이때 내부에 서
식하던 바실루스 올레로니우스도 함께 죽으면서 염증 반응을 일으
키는 단백질이 방출되고 면역반응이 활성화되면서 장미증으로 이

어진다.

그러나 이 보기 흉한 모낭충은 인체 피부의 역사가이기도 하다. 가족 간에는 모낭충이 옮겨 다닐 수 있고 특히 모유 수유를 통해서도 전달이 이루어질 가능성이 있으므로 여러 세대에 걸쳐 한 가족에 특정 계통의 모낭충이 계속 남아 있을 수 있다. 다른 나라로 이민을 갈 경우 그 지역에는 없던 계통의 모낭충도 함께 이동한다. 이런 경로를 통하지 않고서는 먼 곳까지 그리 쉽게 옮겨질 수 없다. 따라서 특정 모낭충의 DNA는 인류의 조상들이 세계 곳곳으로 이동한 경로를 추적할 수 있는 타임캡슐과도 같은 기능을 한다.[17] 수천 년에 걸쳐 인류와 함께 돌아다닌 만큼 모낭충은 우리가 어떤 존재인지 이야기해 줄 수 있을지도 모른다.

모낭충이 우리 피부에 거주하는 영주권자라면 수시로 찾아오는 반갑지 않은 생물들도 있다. 피부 내부 또는 표면에 머무는 체외기생충은 모양과 크기가 각양각색이고 이, 빈대, 벼룩 등 다리가 여섯 개 달린 아주 작은 벌레가 있는가 하면 다리가 여덟 개인 거미류과의 옴애, 진드기도 있다. 이목Phthiraptera 곤충 연구에 뛰어든 학자이거나(놀랍게도 이런 전문가들이 실제로 존재한다) 몸에 이가 들끓은 경험이 없다면 크기가 씨앗 한 개만 한 이 기생충을 그동안 몰라본 것이 당연하다. 현미경으로 들여다본 피부 세상에서 상대적으로 거인에 해당하는 '이'는 피부에서 털이 있는 여러 부위에 서식한다. 그중에서도 세 종류의 이에게는 각각 특정한 두께의 털을 붙들고 위로 기어

오를 수 있는 발톱이 있다. 사람 몸에서만 발견되는 머릿니$^{Pediculus}$ $^{humanus\ capitis}$의 경우 핀 머리만 한 크기에서 성냥개비 머리와 비슷한 크기가 될 때까지 평생을 두피 위에서 살아간다. 알에서 기어 나온 이의 유충은 비어 있는 '서캐'를 남겨 둔 채 사람의 머리 위에 첫발을 디디고 곧바로 호락호락하지 않은 세상에서 한 달여간 고된 삶을 살아간다. 납작하고 길쭉한 몸에 날개가 없는 작은 곤충은 이 머리카락에서 저 머리카락으로 옮겨 다니기도 하고 두피 표면을 돌아다니다가 하루에 한 번은 아래로 뚫고 들어가서 생명 유지에 꼭 필요한 혈액을 섭취한다. 그러나 진피에서 이루어지는 한 끼 식사조차 위험한 도전의 연속이다. 섭취한 혈액이 이의 소화기관을 압박해 내벽이 파열되어 목숨을 잃는 경우가 많기 때문이다.

알을 낳을 준비가 된 암컷이 무성한 수풀 같은 머리카락 사이에서 짝을 찾아내면 교미가 이루어진다. 그러나 때때로 몇 시간씩 지속될 만큼 엄청나게 힘든 일이라 목숨까지 위태로워질 수 있다. 운 좋게 살아남은 소수는 매일 조금씩 알을 낳는다. 암컷은 외부 온도에 따라 머리카락에서 정확히 어느 위치에 알을 낳을지 결정한다. 추운 기후에서는 털줄기가 시작되는 두피와 가까운 곳에 낳고 날씨가 따뜻하면 털줄기를 따라 조심스럽게 최대 15센티미터까지 기어올라가서 알을 낳은 다음 단백질이 다량 함유된 일종의 접착제로 머리카락에 단단히 붙여 둔다.

머릿니가 힘든 생애를 보내는 것은 분명해 보인다. 그중에서도 최대 적은 다름 아닌 숙주다. 미국에서만 최대 1,200만 명, 영국에서는 초등학교에 다니는 전체 어린이의 약 10퍼센트에게 이가 있다.[18] 몸에 이가 생기는 문제는 역사도 아주 깊다. 하드리아누스의 방벽을 연구하던 고고학자들은 방벽 아래에서 2,000여 년 전에 묻힌 로마 병사의 빗을 발견했는데 거기에도 몸길이가 3밀리미터인 이가 온전하게 보존되어 있었다. 사실 머릿니는 인체에 해를 끼치지 않지만 성가실 정도로 가려움을 유발하는 데다 청결하지 못한 생활 습관과 관련이 있다고 보는 부정확한 정보 탓에 학교에서 '이 없애기' 정책을 시행하는 등 근절 캠페인의 단골 주인공이 됐다.[19] 이는 화학물질을 이용한 치료로 없앨 수 있고 디메티콘dimethicone 등 실리콘 성분이 들어간 로션을 바르면 질식시킬 수 있다. 빗을 이용해서 하나하나 직접 잡는 방법도 있다.

머릿니는 영어에서 'nit-witted(바보 같은, 멍청한)'나 'lousy(형편없는, 엉망인)'라는 표현이 욕으로 쓰일 정도로('nit'는 이의 알인 서캐이고 'witted'는 '지혜가 있는'이라는 뜻이므로 'nit-witted'는 지혜가 이 정도밖에 안 된다는 의미다. 'lousy'는 이를 뜻하는 영어 'louse'에서 비롯된 표현으로 직역하면 '이 같은'의 의미다—옮긴이) 숙주인 인간 사이에서는 대체로 불쾌하기 짝이 없는 존재로 여겨진다. 그러나 이 자그마한 곤충이 오랜 세월 인간과 협력해 왔다고 주장하는 사람들도 있다. 우리는 사랑에서 비롯된 감정이든 가족 간 애정이든 서로를 아끼고 친근하게 여기는 마음을 머리를 맞대거나 비비는 행동으로 표현하는데, 다른 영장류에서는 볼 수 없는 행동이다. 헝가리의 한 연구진은 이렇게 머리를 접촉하는 것이 머릿니가 공유되도록 하려는 적응 행동이라는 가설을 세웠다. 인체 면역계는 머릿니를 외래 물질로 인식하고 피부를 뚫고 들어오면 처리할 태세를 갖춘다. 따라서 이가 여러 사람에게 옮겨 다니면 같은 공동체에 속한 사람들 모두 인체 면역반응이 시작된다. 그러나 실제로 머릿니는 인체에 해를 끼치지 않으므로 면역계가 공격을 가할 일은 없고 대신 머릿니의 사촌뻘이자 인체에 치명적인 몸니Pediculus humanus corporis가 나타날 경우 공격할 수 있는 준비를 갖추게 된다.[20] 몸니는 겉으로 봐서는 머릿니와 구분이 안 된다. 유전학적으로도 매우 흡사하고 실험실에서는 몸니와 머릿니의 교배가 가능하다는 연구 결과도 있어서 많은 과학자들이 이 두 종류의 이가 동일한 종에 속한다고 주장한다.[21] 이는 인체가 둘 중 어느 한쪽에 면역반응을 일으키면 다른 한쪽에도 같은 반응을 나타낸다는 생각을 더욱 강력히 뒷받침한다. '야생' 환경에서는 머릿니와 몸니가 교배는 고사하고 서로의 영역에 침투하는 일도 없다.

몸니는 머릿니와 달리 몸 전체에서 가느다란 털이 자라는 몇 안되는 부위에 서식하고 털이 아닌 옷에 알을 낳도록 적응해 왔다. 그러나 우리가 주목해야 할 머릿니와 몸니의 가장 중요한 차이점은 몸니는 나쁜 소식을 몰고 오는 주인공이라는 사실이다. 즉, 몸니는 병원성 세균을 옮겨 오거나 그 균을 인체에 감염시킨다. 발진티푸스의 원인균인 발진티푸스 리케차Rickettsia prowazekii, 재귀열을 일으키는 재귀열 보렐리아Borrelia recurrentis, 제1차세계대전에서 악명을 떨친 참호열의 원인균인 바르토넬라 퀸타나Bartonella quintana 등이 여기에 포함된다. 모두 인체에 감염되면 극심한 열을 일으키며 발진을

**▌이 ▌**

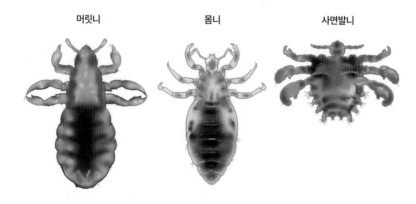

머릿니        몸니        사면발니

동반하는 경우가 많다.

2018년 발표된 한 연구에서는 인체에서 옷으로, 그 옷을 통해 다시 다른 인체로 몸니가 옮겨 가는 것이 14세기 유럽 전체 인구의 3분의 1을 휩쓴 흑사병이 번진 주된 경로였다는 사실이 밝혀졌다. '쥐벼룩'을 원인으로 본 전통적 이론과 어긋나는 결과였다.[22] 몸니는 위생 상태가 좋지 않은 지저분한 환경에서 번성하고 병을 제대로 옮기려면 인체의 밀접한 접촉이 이루어져야 하므로 전파되는 범위가 한정적이다. 따라서 전 세계적으로 확산된 흑사병 같은 대유행병의 매개체로 또다시 활약할 가능성은 별로 없다. 그러나 오늘날에도 빈곤 지역과 전쟁으로 피폐해진 지역에서 살아가는 많은 사람들에게 몸니는 여전히 심각한 공중보건 문제로 영향을 주고 있다.

사람 몸에 서식하는 세 번째 이는 사면발니Pthirus pubis다. 영어에서는 주로 서식하는 부위pubis, 두덩뼈의 명칭이 이름에 그대로 반영되어 있다. 사면발니는 사타구니와 겨드랑이, 수염, 속눈썹 등 털이 빽곡

피부는 인생이다

하게 자란 곳에 주로 서식한다. 영어로는 'crabs게'로도 많이 불리는데 쪼그리고 앉은 것 같은 형태에 두꺼운 털을 단단히 붙잡기 좋은 넓적한 집게를 가진 모습을 나타낸 아주 적절한 이름이다. 다른 이와 마찬가지로 사면발니 역시 점프하거나 날아오르지는 못하므로 숙주가 다른 사람과 성적으로 접촉할 때 상대방에게로 옮겨 갈 수 있다. 병을 옮기지는 않지만 사면발니가 생기면 가렵고 불편하며 수치심을 유발한다. 머릿니처럼 사면발니를 없애기 위한 국가 차원의 대대적인 근절 노력이 진행된 적은 없지만 사면발니와 인체 관계에 변화를 가져온 새로운 위협이 등장했다. 바로 음모 제거다. 리즈 종합병원의 비뇨기과 의사들이 「'브라질리언 왁싱'이 사면발니를 없앴을까?」라는 제목으로 발표한 글을 통해 그 가능성이 처음으로 제기됐고 새롭게 밝혀진 증거들을 보면 전 세계적으로 남성과 여성 모두 음모를 제거하는 경우가 많아진 것이 사면발니의 멸종에 박차를 가했을 가능성이 있음을 알 수 있다.[23] 많은 사람들이 생식기에 서식하는 이 기생충이 사라졌다는 사실에 기뻐할 때 네덜란드 생물학자 키이스 모엘리커Kees Moeliker는 사면발니를 수집해서 로테르담 자연사박물관에 보관해 두었다. BBC 라디오 4의 프로그램 〈호기심 박물관The Museum of Curiosity〉에 게스트로 출연했을 때는 그중 한 마리를 기증하기도 했다. 모엘리커가 사면발니가 직면한 고난 자체에 각별한 관심이 있는 것은 아니다. 그는 자신의 요상한 취미 활동이 사면발니의 멸종만큼 빠른 속도로 진행되고 있으며 마땅히 훨씬 더 시급히 해결해야 할 다른 문제에 우리가 관심을 더 기울이기를 바라고 있다. 바로 음모가 사라지면서 서식지를 잃은 사면발니처럼 삼림 파괴로 전 세계 동물들의 서식지가 사라지고 있는 현실이다.

피부에 사는 외부기생충은 머리카락뿐만 아니라 두피 아래에서도 발견된다. 의대 재학 시절 질병 진단에 관한 중요한 사실을 깨달았던 특별한 경험은 내게 가장 소중한 기억으로 남아 있다. 특이한 의사 한 분을 쫓아다니면서 공부하던 시절의 일이다. 늘 나비넥타이를 매고 양쪽에 서랍이 달린 마호가니 책상에 앉아 있던 내 스승은 전형적인 괴짜 영국인이었다. 어느 날 학교 교사로 일하는 쉰 살의 젠이라는 환자가 진료실에 들어와서 손가락 사이를 정신없이 긁어 댔다. 젠은 손을 의사의 책상 위에 올리면서도 긁는 손길을 멈추지 못하고 우리가 얼른 상태를 봐 주기만 기다렸다. 젠의 손에는 자그마한 붉은색 돌기가 피부 위에 조각보 무늬처럼 덮여 있었다. 그것을 본 의사는 눈을 반짝 빛내더니 재킷 안주머니에서 돋보기를 꺼내 들었다.

"습진이라고 생각하시겠지만 피부 문제를 해결하는 탐정이 되려면 표면보다는 그 아래에서 무슨 일이 일어나고 있는지 살펴봐야 합니다." 그는 이렇게 말했다. "이건 옴진드기$^{Sarcoptes\ scabiei}$의 소행인 것 같군요." 의사는 나를 손짓으로 불러 돋보기로 젠의 손등을 살펴보도록 했다. 들여다보니, 비늘처럼 덮인 딱지 중앙에 아주 작은 구멍이 보였다. 딱지 주변에 살짝 튀어나온 붉은색 자국이 일직선으로 뻗어 있는 것도 볼 수 있었다. 의사가 만년필을 들고 잉크를 적시기에 나는 진료 기록을 쓰려나 보다고 생각했지만 아니었다. 그

피부는 인생이다

는 펜촉 뒷면을 젠의 손에 대고 문지른 다음 알코올 솜으로 흘러나온 잉크를 조금 닦아 냈다. 그러자 푸른색으로 물든 여러 갈래의 통로가 나타났다. 이렇게 굴을 판 자국은 옴진드기에 감염됐을 때 나타나는 전형적인 특징이다. 암컷 진드기는 피부 속으로 파고들어 표피 안쪽을 따라 이동하면서 하루에 두세 개의 알을 낳고 그 길을 따라 피부에는 불룩한 자국이 뚜렷하게 남는다. 가끔 피부 아래에 길이 나 있고 끝에 작고 까만 점 같은 것이 보일 때가 있는데 그 점이 바로 진드기다. 수컷 옴진드기는 암컷보다 느릿느릿하고 얕게 길을 파고 그 속에서 쉬거나 먹이를 먹으면서 지내다가 교미를 해야 할 시기가 되면 암컷이 만든 통로를 찾아 나선다.

옴진드기에 감염됐을 때 나타나는 가장 악명 높은 증상은 영어 이름(scabies)의 어원이자 '긁는다'는 뜻을 가진 라틴어 'scabere'에 그대로 담겨 있다. 피부에 감염된 옴진드기가 통로를 만든 지 4~6주가 지나서야 가려움이 느껴지기 시작한다. 인체 면역계가 옴진드기와 연관된 알레르기 유발 물질의 존재를 포착하면서 나타나는 증상이다. 이후 인체는 향후 또다시 감염될 경우 좀 더 효과적으로 대응하기 위해 옴진드기에 영구적으로 대항할 수 있는 항체를 만들어 낸다. 그래서 옴진드기가 다음에 또 찾아오면 이 항체가 재빨리 진드기의 알레르기 유발 물질에 결합하고 단 24시간 만에 비만세포 수가 급증한다. 이로 인해 히스타민이 분비되면 극심한 가려움증이 발생하는 것이다. 옴진드기 감염은 현재까지 알려진 수많은 질병 중에서도 극도의 가려움증을 유발하는 병으로 악명 높다. 많은 감염자들이 도저히 참지 못할 만큼 강한 가려움 때문에 짜증이 치받은 상태로 표피는 물론 진피까지 손상될 정도로 벅벅 긁어 댄다. 그 바람에 또 다른 위험한 감염에 시달리고(특히 황색 포도상구균에 감염되는 경우가 많다) 일부는 말 그대로 미쳐 버린다.

지하 동굴과도 같은 곳에서 새로 부화한 옴진드기는 피부 표면으로 기어 나와 돌아다니다가 피부 접촉을 통해 다른 사람에게로 옮겨 간다. 새로운 숙주를 찾을 때까지 수건이나 침구에서도 꽤 오랜 시간 생존할 수 있다. 감염력, 즉 병원균이 새로운 숙주를 감염시킬 수 있는 능력은 굴을 만들어 내는 이 곤충이 피부에 몇 마리나 살고 있는지와 관련이 있다. 감염자 대부분은 감염된 진드기 수가 열다섯 마리를 넘어서지 않지만 일부 인구군에서는 그보다 훨씬 더 많은 수에 감염되기도 한다. 나는 호주를 방문했을 때 한 피부과 전문의에게 오지 지역의 작은 원주민 마을에서 겪었다는 이야기를 들은 적이 있다. 옴진드기가 갑자기 뚜렷한 원인도 없이 마을을 덮쳐 400여 명의 건강한 주민들이 고통을 겪고 있었다. 이 의사는 치료와 진드기 박멸에 필요한 자원을 확보한 다음 그곳에 찾아가서 진료소를 열었다. 진료가 막바지에 이를 무렵 한 깡마른 노인이 그를 찾아왔다. 피부 전체가 건선 증상인 푸르스름하고 두툼한 플라크에 둘러싸인 것처럼 보였지만 좀 더 자세히 들여다본 의사는 이 노인이 '최초 감염자'가 분명하다는 사실을 깨달았다. 영양 실조와 노인이라는 특성상 면역계가 크게 약화되어 피부가 옴진드기가 판치는 땅이 된 것이다. 평생을 그곳보다 더 작은 외딴 마을에서 살아온 노인은 수십 년 동안 의학 전문가에게 단 한 번도 치료를 받은 적이 없었고 그사이 그의 몸에 서식하는 진드기 수는 약 100만 마리까지 늘어났다. 이와 같은 감염성 질환은 '딱지성 옴'으로 불린다(과거에는 노르웨이 옴으로 불렸다). 그가 마을에 새로 들어오고 불과 몇 주 만에 주민 전체에게 옴진드기가 퍼진 것이다.

그런데 가장 극심한 가려움증을 유발하는 피부 기생충의 영광을 거머쥔 주인공은 옴진드기가 아니다. 주인공은 일종의 생물학적인 러시아 인형 마트료시카에서 발견됐다. 즉, 파리 속에 사는 벌레 속에 사는 세균 속에 숨어 있다. 사하라사막 남쪽의 아프리카 일부 지역에서는 먹파리 암컷에 물리면 생명이 위태로워질 수 있다. 회충의 일종인 회선 사상충Onchocerca volvulus 유충에 감염된 파리가 인체 피부를 물면 유충 수백 마리가 진피 아래층과 그 아래 지방조직까지 깊숙이 침투한다. 심부 조직에서 성충이 되고 교미까지 마친 회선 사상충 암컷은 피하조직에 하루 1,000마리에 이르는 유충을 낳을 수 있다. 밤에는 피부밑에 머물러 있던 유충들이 낮이 되면 위층으로 기어 올라와서 낮 시간에만 먹이를 구하러 다니는 먹파리 암컷에게 먹히기만을 기다린다.

하지만 먹파리에게 먹혀 다른 곳으로 날아가지 못한 유충 수백 마리는 피부 속에 남아 있다가 한꺼번에 죽는다.[24] 회선 사상충 유충이 죽으면 그 속에 살던 미생물군이 유충의 숙주였던 인체 피부로 흘러나온다. 문제는 회선 사상충에게는 '유익한 균'이었던 미생물이 사람 몸에는 유익하지 않다는 것이다. 피부 면역세포가 회선 사상충 내부에서 흔히 발견되는 세균인 볼바키아Wolbachia를 인식하는 즉시 염증 반응이 시작되어 극심한 가려움증을 동반하는 '회선 사상 충증'이 발생한다. 유충이 눈에 감염되면 실명까지 유발할 수 있어서 '강변 실명증'으로도 불린다. 동아프리카에 갔을 때 실제로 이 병에 걸려 몇 주 동안 피부를 쉴 새 없이 긁어 댄 환자들의 이야기를 자주 접할 수 있었다. 손톱, 깨진 화분, 심지어 정글도라고도 불리는 마체테까지 뭐든 손에 잡히는 것으로 긁다가 근육까지도 손상된다는 것이다. 회선 사상충 자체는 직접적으로 사망을 유발하지 않지만 도저히 견딜 수 없는 극도의 가려움증이 신체적, 사회적 합병증을 일으켜 감염자의 평균수명은 13년이나 단축된다.[25]

피부에 사는 미생물과 우리의 관계는 뜻밖에도 몇 가지 새로운 치료의 길로 이어졌다. 집먼지진드기의 경우 이름만 보면 아무런 해도 안 될 것처럼 보이지만 실제로는 아주 해롭다. 침구나 가구처럼 따뜻하고 축축한 환경에서 주로 서식하는 집먼지진드기가 좋아하는 먹이는 인체의 죽은 피부 세포로 기회를 포착하면 얼른 피부 표면에 달려들어 따가운 느낌과 습진을 유발한다. 과거 나도 연구 활동을 했던 옥스퍼드 대학교의 한 연구진은 이런 반응이 진드기가 만들어 내는 인지질분해효소Phospholipase 때문임을 밝혀냈다. 이 효소가 피부의 지방 분자를 분해하여 면역계를 활성화하고 진드기의 공격을 받은 피부 부위에서 면역반응이 증폭되면서 붉고 가려운 염증과 습진으로 이어진다.[26] 피부 미생물에 관한 새로운 연구 결과가 전에 없던 치료법으로 이어진 여러 사례 중 하나다.

피부는 인생이다

인체 피부에 찾아와 눌러사는 수많은 생물 중 하나인 진드기의 타액이 혁신적 치료법이 숨어 있는 금광이라고 한다면 선뜻 이해가 가지 않을 것이다. 배고픈 익소디즈 스카풀라리스Ixodes scapularis(검은 다리진드기 또는 사슴진드기로 불림)가 피부에 자리를 잡으면 머리를 진피까지 들이밀고 혈액을 섭취한다. 이들 중 일부의 장에는 다른 포유동물의 피를 섭취하는 과정에서 유입된 보렐리아Borrelia라는 세균이 남아 있는데 이 균이 인체 피부로 유입되면 사방으로 돌아다니면서 피부에 붉은색 발진을 일으킨다. 잔잔한 연못에 돌멩이 하나를 던지면 나타나는 물결 모양처럼 안쪽에서 바깥쪽으로 원을 그리며 발진이 퍼져 나가고 중심점도 뚜렷하게 나타난다. 과녁처럼 생긴 독특한 형태의 발진은 계속 달아나는 보렐리아 균을 붙잡기 위해 와락 달려들듯 시작된 인체 염증 반응의 결과다. 만성 이동 홍반(또는 만성 유주성 홍반)이라는 이름까지 붙여진 이 증상은 발열과 극심한 관절통, 기억상실, 두근거림을 동반하는 라임병의 진단 기준이 될 만큼 환자들에게서 나타나는 대표적 특징이다. 그런데 보렐리아 균이 몸 곳곳으로 돌아다닐 수 있는 비결은 진드기가 분비한 타액에 숨어 있다. 이 타액에 포함되어 있는 알 수 없는 분자가 인체의 면역반응을 억제하는 것이다. 사슴진드기의 타액에 함유된 수천 개에 이르는 독특한 단백질은 인체 면역반응을 일으키는 분자를 무력화하고 면역세포를 속여 진드기가 1주일 이상 우리 몸속에서 영양을 섭취할 수 있게 한다. 인체는 그런 일이 벌어지고 있는지조차 감지하지 못한다. 과학자들은 진드기의 타액이 인체 면역계의 기능을 억제할 수 있다면 타액에 포함된 특정 분자를 이용하여 인체의 원치 않는 염증 반응을 약화하고 자가면역질환을 치료할 수 있다는 것을 알아냈다. 2017년 옥스퍼드 대학교 연구진은 진드기의 타액에서 'P991_AMBCA'라는 다소 기억하기 힘든 이름이 붙여진 단백질을 분리해서 연구한 결과 치명적인 심장질환인 심근염 발생 시 분비되는 특정 화학물질에 이 단백질이 결합해 작용을 저해할 수 있다는 사실을 발견했다.[27] 미생물 혹은 그 밖에 작은 생물이 우리 피부에서 평생을 함께하든 어쩌다 1주일 정도 머무르든 현대 과학은 이들이 가진 기능을 우리에게 더욱 유리하게 활용할 수 있는 새로운 길을 찾고 있다. 균을 약으로 만드는 방법을 찾고 있는 것이다.

피부에 존재하는 미생물군의 조성도 피부 건강에 영향을 준다. 따라서 이 조성을 조절하면 피부질환을 치료하는 방식에도 변화가 생길 수 있다. 이미 우리가 세상에 태어나는 순간부터 자연분만과 제왕절개 중 어떤 경로로 태어났는지에 따라 향후 피부와 위장에 형성될 미생물군이 좌우된다는 사실도 밝혀졌다. 미끄덩한 몸으로 소리를 빽빽 질러 대는 신생아로 세상과 처음 만나는 순간 우리 피부는 대체로 미생물들이 서식하기에 아주 좋은 텅 빈 캔버스와 같고 엄마의 질이나 제왕절개가 실시된 수술 부위 주변에 서식하던 미생물들 그리고 병원 환경에 존재하던 미생물 중 일부가 즉시 신생아의 피부 표면을 새로운 집으로 삼는다. 정확히 어떤 종류의 균

피부는 인생이다

이 맨 처음 아기 피부에 자리를 잡느냐가 중요한 영향을 미치며 이 결과는 장기적으로 이어진다. 그런 균들이 재빨리 피부 대부분을 차지하면 뒤늦게 찾아온 다른 균들이 정착하기 힘들어지기 때문이다.[28] 질에 서식하는 미생물은 산모의 복부 피부나 병원 환경에 서식하는 미생물보다 '유익한' 균의 비중이 더 크고 성가신 황색 포도상구균도 적다. 제왕절개로 태어난 아이들이 크면서 알레르기가 생길 위험이 더 큰 것도 이런 이유 때문으로 추정된다. 그렇다면 갓 태어난 모든 신생아에게 엄마의 질에서 나온 분비물을 발라 주어야 하지 않을까? 실제로 '질액 바르기'로 불리는 이 방법은 아직 대대적으로 이루어지고 있지는 않지만 점차 인기를 얻고 있다. 덴마크에서는 산부인과 전문의의 90퍼센트가 출산이 예정된 임산부들에게 질액 바르기를 실시할 의향이 있는지 묻는다.[29] 하지만 현시점에서는 효과를 입증할 만한 과학적 증거가 충분히 확보되지 않았다. 질액 바르기로 발생하는 장기적인 영향도 밝혀지지 않았으며 일부 연구에서는 제왕절개로 태어난 아이의 알레르기 발생률이 더 높은 이유는 수술과 관련된 다른 요소들, 가령 산모가 항생제를 반드시 복용해야 하는 증상이 있는 경우 등과 관련이 있다고 주장한다.[30]

아기가 세상에 태어나고 며칠이 지나면 피부에 '조절 T세포'가 정착할 기회가 찾아오는 것으로 보인다.[31] 이를 통해 다른 면역 세포도 발달하고 세균에 대한 과도한 반응이 약화되는 동시에 면역 세포가 '자가' 분자를 공격하여 자가면역질환으로 이어지지 않도록 방지하는 효과도 나타난다. 출생 시점에 어떤 종류의 미생물이 피부를 집으로 삼았느냐에 따라 효과에 차이가 발생하고 다른 면역 세포 발달에도 영향을 끼친다. 생애 이후 단계에서 발생할 수 있는 질병에 어떤 영향을 주는지는 아직 밝혀지지 않았지만 이처럼 초기에 이루어지는 피부 프로그래밍은 면역 네트워크 전반에 연쇄적인 영향을 일으키고 위장, 뇌와 같은 장기 기능과도 관련이 있을 가능성이 있다. 면역 세포와 우리 피부 곳곳에 서식하는 미생물 사이에 건강한 상호관계가 형성되지 않을 경우 인체 표면은 끊임없이 혼란을 겪게 된다는 점을 생각하면 초기 프로그래밍은 반드시 필요하다. 면역력을 발휘할 수 있는 구성 요소가 부족하여 면역결핍에 시달리는 환자들은 면역 세포가 피부라는 국경 수비 기능을 제대로 발휘하지 못하므로 미생물의 침투 가능성이 과도하게 높아지고 실제로 피부에 더 다양한 미생물이 서식하는 경향이 나타난다.[32] 이런 사실은 '임신 전과 임신 기간에 엄마가 먹는 음식, 항생제 사용 여부가 태어난 아기의 면역계 발달, 뒤이어 아기 피부의 미생물군 발달에 영향을 주는가'와 같은 흥미로운 의문을 낳는다.

이 작은 미생물들은 인체 표면에서 외부에 그대로 노출되어 있으므로 시간이 지나면 바람에 쓸려 날아가거나 우리가 흘린 땀에 씻겨 나갈 수도 있지 않을까? 매일 벗겨지는 수백만 개의 피부 세포와 함께 공기 중으로 날아가리라는 예상도 충분히 할 수 있다. 코네티컷주에 자리한 잭슨 유전체의학연구소의 연구진은 흥미롭게도 피부가 외부 환경에 노출되어 있어도 피부에 사는 미생물은 대부분

피부는 인생이다

안정적으로 머물러 지낸다고 밝혔다.[33] 손만 하더라도 미생물이 머무른다 한들 흐르는 물에 손을 씻을 때 제거되거나 악수를 하면서 상대방에게로 금방 옮겨 갈 수 있을 것 같고 따라서 미생물의 임시 거처쯤으로 생각되겠지만 알고 보면 굉장히 안정적인 서식지다. 우리가 상상하듯 미생물은 평평한 피부에 벌레처럼 올라앉은 상태로 존재하지 않는다. 크기가 1밀리미터의 수천 분의 1 정도밖에 되지 않을 만큼 지극히 작은 생물이므로 피부 표면 곳곳에 형성된 깊은 골짜기와 틈에 숨어 있다. 피부에 서식하는 미생물의 종류가 시간이 흐르면서 바뀌는 것은 사실이지만 우리가 샤워를 할 때마다 어떻게든 붙어 있으려고 안간힘을 쓰지는 않는다는 의미다.

사춘기가 시작되면 피부 미생물군에 큰 변화가 일어난다. 피지샘이 늘어나고 몸 표면에 기름기가 많아지면 프로피오니박테리아과 Propionibacteriaceae 등 지방을 사랑하는 균이 기존에 피부에서 공생하던 균들의 자리를 차지한다. 여드름이 발생할 토대가 마련되는 것이다. 성인기에 접어들면 피부 미생물군이 대체로 안정적인 상태로 유지되어 개개인마다 일종의 미생물학적 특징이 생기지만 그렇다고 아예 아무런 변화도 없는 것은 아니다. 2013년 오리건 대학교에서는 롤러 더비 선수들을 대상으로 피부 미생물군을 자세히 살펴보는 이례적인 연구를 실시했다. 롤러 더비는 두 팀이 롤러스케이트를 신고 평평한 실내 트랙을 따라 달리는 스포츠로 상대편보다 앞서가기 위해 끊임없이 가는 길을 막거나 난투가 벌어지는 동안 선수들끼리 신체 접촉이 일어난다. 연구진은 훈련 기간에 선수들 사이에서 피부 접촉이 빈번하게 일어나고 이로 인해 선수들의 피부 미생물군에 비슷한 패턴이 나타난다는 사실을 확인했다.[34] 시합이 벌어지면 서로 다른 두 팀이 맞붙게 되므로 상대 팀 피부에 있던 미생물까지 더해지는 것이다.

폐쇄된 공간에서 다른 사람과 함께 살면 좋든 싫든 미생물군도 공유하게 된다.[35] 2017년 실시된 실험에서는 무작위로 한 그룹으로 묶은 사람들 중에 피부 미생물군 특성만을 토대로 함께 살고 성생활을 함께하는 커플을 열 건 중 아홉 건의 확률로 찾아낼 수 있었다.[36] 결혼을 하면 '일심동체'가 된다고들 이야기하는데, 실제로 다소 당황스러운 부분까지 그렇게 된다는 사실을 보여 주는 결과다. 해당 연구진은 커플끼리 미생물학적으로 가장 비슷한 부위는 발이고 가장 덜 비슷한 곳은 허벅지라고 밝혔다. 참가자의 생물학적 성별은 허벅지에서 채취한 미생물군 샘플로 구별할 수 있는 것으로 나타났다. 여성의 경우 신체 곳곳을 여행하는 미생물 중에 질에 서식하는 미생물군을 뚜렷하게 구분할 수 있기 때문이다. 미생물학적 특징은 한집에 사는 사람들뿐만 아니라 도시 전체로도 확장되어 나타날 수 있다. 한 연구에서는 애리조나주 플래그스태프, 캘리포니아주 샌디에이고, 캐나다 토론토 등 북미 지역에 분산된 여러 도시를 찾아가 다양한 사무실에서 근무하는 사람들의 피부에서 미생물이 어떤 조성을 이루고 있는지 조사했다.[37] 놀랍게도 같은 도시에 사는 회사원들은 피부의 미생물학적 특징에 공통점이 존재하며 한 도시에 있지만 각기 다른 사무실에서 근무하는 경우에도 마찬가지인 것으로 나타났다. 어떤 사람이 어느 도시에서 살고 일을 하는지 피부 미생물군을 조사하면 알 수도 있다는 의미다. 사무실 같은 한정된 공간에서 피부에 서식하는 수백만 마리의 미생물은 계속해서 제거되는 피부 세포 조각에 매달려 있다는 점, 지하철을 타면 무수히 많은 손들이 같은 손잡이를 잡게 된다는 점을 떠올리면 우리가 생각보다 이웃 사람들과 공통점이 많은 이유를 충분히 짐작할 수 있다. 런던에서는 지하철에서 주변 승객에게 말을 거는 것을 무척 싫어하는 사람들이 많은데 자신도 모르는 사이에 원치 않는 교류가 이미 활발히 이루어지고 있는 셈이다.

몇 년 전 어느 추운 겨울 저녁, 나는 여러 면역학자들과 함께 옥스퍼드의 작은 술집 구석에 앉아 있었다. 그 자리에서 내가 피부 미생물군에 관한 이런 이야기를 꺼내자 늘 정확한 질문을 던지는 친구가 이런 질문을 던졌다. "그러니까 우리 미생물군이 다른 사람에게 전해질 수도 있다는 말이잖아. 만약에 내 피부의 미생물 조성이 유독 별로라서 습진이 자꾸 악화된다고 치자. 그럼 나랑 함께 사는 사람도 서서히 '감염'될 수 있다는 건가?" 그로부터 얼마 지나지 않아 2017년 펜실베이니아 대학교 연구진이 이 질문의 답을 찾아 나섰다.[38] 연구진은 마우스 피부에 리슈마니아Leishmania라는 기생충을 감염시켜 피부 미생물군의 변화를 유도했다. 병원체 때문에 바뀐 피부 미생물군은 같은 우리에 살지만 리슈마니아에 한 번도 감염된 적이 없는 다른 쥐에게도 전달됐다. 아직까지는 밝혀진 사실이 많지 않지만 참 이상하고 변화도 많은 피부 미생물군의 세계는 서서히 정체가 드러나고 있으며 우리가 삶을 바라보는 시각을 변화시키고 있다.

세상이 발전하면서 우리는 선조들보다 위생 수준이 훨씬 더 높은 환경에서 살아가고 아이들도 100년 전과 비교할 때 감염을 일으키는 원인 요소에 노출되는 확률이 크게 낮아졌다. 감염질환을 생각하면 굉장히 좋은 일이지만 생애 초기에 세균에 노출되지 않으면 면역계의 기능, 특히 '면역관용immune tolerance'이 정상적으로 발달하지 못한다.[39] 면역관용이란 인체에 무해한 물질이나 인체에 속한 요소에는 면역반응이 활성화되지 않는 기능이다. 이 기능이 제대로 발달하지 않으면 알레르기나 염증이 발생할 수 있는 조건에서 피부 면역계가 과도하게 반응하거나 왜곡된 반응을 나타낸다. '위생 가설'로 불리는 이 개념은 선진국에서 습진과 건초열, 천식 발생률이 높은 이유에 설득력 있는 설명을 제시한다.[40] 그렇다면 세균의 다양성이 줄고 면역관용이 감소할수록 더욱더 악화될 수 있는 습진 같은 질환은 어떻게 치료할 수 있을까? 이미 여러분 중에 온몸으로 그 답을 확인한 사람이 있을지도 모른다.

헤아릴 수 없이 먼 옛날부터 인류는 건강과 행복을 찾기 위해 따뜻한 물이 있는 곳에 모여들었다. 온천이 있는 곳마다 휴양지가 생기고 아예 도시가 형성된 경우도 있다. 가장 유명한 곳이 영국 남서쪽에 위치한 바스다. 2,000년 전 로마 시민들과 군인들이 하루 일과를 마치고 또는 헐벗은 영국의 야만인들과 한바탕 격렬한 전투

피부는 인생이다

를 치른 후에 바스를 찾아와 비스듬히 기대 누워서 휴식을 취하고 기력을 회복하는 모습을 떠올려 보면 무척 흥미롭다. 이들은 목욕할 때 올리브유와 '스트리질strigil'이라는 몸을 긁어 낼 수 있는 날카로운 금속 도구를 사용했다. 온천수는 오래전부터 무기질이 함유되어 있어 피부질환을 치유하는 효능이 있다고 소문이 자자했으나 최근 들어 이 같은 효능이 로마인들보다 더 먼저 물속에서 목욕을 즐기던 미생물 덕분에 나타난다는 사실이 밝혀졌다. 특히 비트레오스실라 필리포르미스Vitreoscilla filiformis라는 아주 작고 투명한 세균은 피부 표면을 미끄러지듯 돌아다니며 습진으로 생긴 염증 반응을 약화하는 것으로 확인됐다. 2014년 실시된 한 연구에서는 이 세균이 연속적 신호 전달 경로를 통해 인체 면역계와 소통하며 이를 통해 조절 T세포가 더 많이 만들어지도록 하는 동시에 면역반응을 약화하여 습진 완화에 도움이 된다는 결과가 발표됐다.[41] 현시점에서는 습진을 초래하는 면역반응을 약화하기 위해 대부분 스테로이드 크림에 의존하지만 언젠가 비트레오스실라 필리포르미스 같은 세균이 함유된 크림이 나온다면 부작용 없이 효과가 지속되는 대체 치료제가 될 수 있을 것이다.

지난 10여 년 동안 위장에 작용하는 프로바이오틱 제품 시장이 기하급수적으로 증가했다. 프로바이오틱은 우리 몸속에 살고 있는 세균과 동일하거나 비슷한 살아 있는 미생물을 가리킨다. 현재 수백만 명에 달하는 사람들이 '유익한 균'이 다량 함유된 요구르트를 매일 섭취한다. 장 내부에 형성된 미생물군에 이렇게 균이 추가

되면 건강이 개선되는지 판단할 수 있는 과학적 근거는 서로 일치하지 않는 부분도 있지만 탄탄한 논리로 뒷받침되고 있다. 클로스트리듐 디피실리Clostridium difficile라는 균에 감염되면 위장관에 영향이 발생하여 물처럼 묽은 설사와 복통 증상이 나타난다. 장천공이나 패혈증 같은 치명적인 합병증으로 이어질 수도 있다. 그런데 최근 건강한 공여자의 대변을 동결건조해 섭취함으로써 체내 병원성 균을 건강한 균으로 대체하는 '대변 세균총 이식'이 위장의 클로스트리듐 균 감염에 매우 효과적이라는 사실이 밝혀졌다.[42] 여러 가지 측면에서 피부도 이 같은 치료법에 적합하다. 산성이 너무 강해서 균을 사멸시킬 수 있는 위 같은 기관이 피부에는 없다는 사실도 유리한 부분이다.[43] 한 예로 습진 같은 질병이 발생한 경우 유해한 황색 포도상구균을 표피 포도구균과 스타필로코쿠스 호미니스Staphylococcus hominis로 대체하는 방법에 관한 연구가 최근 시작됐다.[44] 여드름이 있는 10대 청소년은 피부 미생물군이 여드름이 없는 청소년들보다 더 다양하다는 새로운 연구 결과들이 나온 것을 보면 여드름도 미생물군 조절로 치료 효과를 얻을 가능성이 있다.[45] 이제 피부에 미생물군을 '이식'하는 일은 상상도 못할 일이 아닌 곧 현실이 될 수 있는 일이 됐다.

프로바이오틱을 이용한 피부 치료로 체취 문제도 해결할 수 있다. 아포크린샘은 겨드랑이와 생식기, 유두 주변에 위치한다. 에크린샘이 인체 나머지 부위 전반에 형성되어 있으며 체온이 떨어질 때까지 물 같은 땀을 만들어 내는 것과 달리 아포크린샘은 기름이 다량 함유된 땀을 단발적으로 만들어 낸다. 이 기름진 땀 자체는 냄새가 전혀 없지만 세균, 특히 코리네세균Corynebacteria과 같은 균에 의해 기름 성분이 악취가 나는 분자로 분해된다. 부티르산도 이 분해물 중 하나로, 명칭도 산패한 버터(부티르산이 최초로 발견된 곳)에서 유래한다. 이 화학물질은 특유의 냄새로 인해 구토를 유발하며 냄새가 워낙 강력해서 단 0.001퍼센트만 섞여 있어도 단번에 알아차릴 수 있다. 이런 문제가 아포크린샘에 코리네세균이 존재할 때 발생한다는 사실은 두 가지 요소 중 어느 한쪽이 거의 없는 사람들을 통해 밝혀졌다. 동아시아인들, 그중에서도 한국인은 세계 어느 나라 사람들보다 체취가 훨씬 적은데, 이는 유전적으로 아포크린샘이 적고 덕분에 겨드랑이에 주로 서식하는 세균 종류도 다르기 때문이다.[46] 언젠가는 체취가 너무 심해서 정신적, 사회적 고초에 시달리는 사람들이 겨드랑이에 바를 수 있는 프로바이오틱 제품도 등장할 것이다.

2017년 스웨덴 스톡홀름에서 개최된 카롤린스카 피부과학 심포지엄에서는 겨드랑이 세균 이식 결과가 세계 최초로 공개됐다.[47] 연구를 실시한 크리스 캘러워트Chris Callewaert 박사는 한 명은 체취가 전혀 나지 않고 다른 한 명은 체취가 굉장히 강한 일란성쌍둥이 한 쌍을 찾아냈다. 캘러워트 박사는 체취가 없는 쪽에 4일간 몸을 씻지 말라고 요청하고 그런 특성의 바탕이 됐을 세균이 몸에 충분히 자라도록 했다. 그리고 체취가 강한 다른 한 명에게는 똑같이 4일 동안 겨드랑이를 매일 문질러 씻도록 했다. 피부가 새로운 미생물을 받아들일 수 있게 하는 준비 과정이었다. 이후 연구진은 체취가 없는 쌍둥이에게 긁어 낸 죽은 피부 세포를 체취가 심한 다른 쌍둥이의 겨드랑이에 문질렀다. 놀랍게도 이식받은 쌍둥이의 체취가 사라졌고 그 효과는 1년간 지속됐다. 아직은 연구 초기 단계이지만 추가로 찾은 18쌍의 다른 쌍둥이 중 16쌍에서도 이 같은 긍정적 결과가 확인됐다. 몸에 냄새가 안 나는 친구가 기꺼이 도와준다면 이제 데오도란트 같은 건 갖다 버려도 되는 날이 곧 올 것이다.

인체 피부는 언뜻 보면 아무것도 없는 삭막한 풍경처럼 보인다. 그러나 인체는 분명 자연 다큐멘터리를 제작해도 될 만큼 다양한 생물들이 빼곡히 들어찬 서식지이고 피부도 인체의 한 부분이다. 피부 미생물군이 어떻게 피부질환을 일으키고 어떤 영향을 주는지에 관한 연구가 계속되면서 그만큼 점점 더 많은 사실들이 밝혀지고 있는데, 피부 표면에 있는 미생물의 균형을 조절하는 것이 수많은 피부 문제의 해결책이 되리라는 사실은 이미 명확해졌다.

환경에 그대로 노출되어 있는 피부는 우리 몸에서 가장 손쉽게 접근할 수 있는 실험의 장이다. 피부 미생물군에 관한 연구는 다른 기관과 인체 시스템에 영향을 주는 질병에 관한 연구에도 보너스처럼 유용하게 활용될 것이다. 이제 곧 살펴보겠지만 같은 원리로 피부와는 동떨어져 보이는 기관의 미생물군이 피부에 직접적 영향을 줄 수도 있다.

# 3

# 직감

## 몸 안쪽과 바깥쪽의 관계

———————————————

무엇을 먹었는지 말해 보세요.
그럼 당신이 어떤 사람인지 내가 알려 드리겠습니다.

장 앙텔름 브리야 사바랭Jean Anthelme Brillat-Savarin

# The Remarkable
# Life of the Skin

An intimate journey
across our surface

○　　○　　○　　○　　○
　•　　•　　•　　•

의대 재학 중 병원 실습이 시작된 초반에 나를 비롯한 학생들은 복부 검사 과정을 지켜보았다. 위장관과 간에 질병 징후가 나타나는지 살펴보고 위장 주변을 만져 보고 두드려 보고 소리를 들어 보는 과정이 이어졌다. 그러나 환자 복부 주변에 통증이 발생하거나 이상 증상이 나타나는지 살펴보기에 앞서 피부를 자세히 들여다보면 훨씬 일찍 무언가를 알게 될 수 있다는 것도 배웠다. 겉으로 나타나는 수십 가지 변화는 그 아래에서 벌어지고 있는 일을 그려 보는 데 도움이 될 수 있다. 황달의 경우 노르스름한 색이 나타나고 간질환의 경우 손바닥이 붉어진다. 겨드랑이 전반에 희한한 검은색 자국이 군데군데 나타나면 위암 징후일 가능성이 있다. 가장 인상 깊었던 증상은 '거미 모반'이었다. 간질환이 있는 환자의 가슴과 등에 나타나는 증상으로 붉은색 반점을 중심으로 주변 혈관이 거미줄처럼 방사형으로 나타난다. 간단하면서도 변화가 매우 확실하게 나타나는 테스트를 통해 피부에 발생한 다른 붉은 자국과 거미 모반을 구분할 수 있다. 중앙의 붉은 점 부분을 살짝 눌렀을 때 주변 혈관들이 잉크가 흘러가듯 재빨리 다시 채워지면 거미 모반이다. 나는 피부를 '읽어 낼 수 있다'는 사실에 매료됐다. 저 먼 곳에 있는, 눈에 보이지 않는 내부 장기의 이야기를 전하는 메신저들과 소통하는 기분이었다.

몸속에서 일어난 일들이 겉모습에도 어느 정도 영향을 준다는 사실은 우리 모두 본능적으로 느낀다. 먹는 음식이 건강과 피부 상태에 영향을 준다는 것도 수시로 느낀다. 부활절에 달걀을 너무 많이 먹으면 얼굴에 보기 싫은 뾰루지가 올라오고 물을 좀 많이 마시면 나아지는 변화도 그런 예다. 피부와 위장은 완전히 다른 영역이지만 굉장히 다양하고 대부분이 아직 밝혀지지 않은 실크로드를 통해 실제로 두 대륙 간의 소통이 이루어진다는 사실이 과학적 결과로도 서서히 드러나고 있다. 그중에는 알레르기 유발 식품을 섭취하면 피부가 벌겋게 부어오르고 발진이 나타나는 것처럼 일직선으로 이어진 길도 있고 건강한 식생활이 피부에 주는 영향처럼 구불구불하고 이런저런 의견이 많은 길도 있다. 유전학적 요소와 환경적 요소는 이 길에서 무역풍처럼 여행자를 이끈다. "먹는 음식이 피부에 영향을 주나요?"라는 아주 단순한 질문에 답을 하려면 과학계에서 쏟아진 무수한 연구 결과와 일부 비과학적인 정보들, 내용이 상충되는 문헌들을 헤치며 길을 찾아야 한다. 동시에 인체는 너무나 복잡해서 실험실에서 밝혀진 확정적 결과도 반드시 인체에 그대로 적용된다고 장담할 수는 없다는 사실도 감안해야 한다. 그사이에 대중(때로는 전문가들도)의 생각은 유명 인사가 선호한다는 상품이며 최신 유행 다이어트에 휘둘리고 상품 판매에 열을 올리는 식품업계와 제약업계에도 영향을 받는다. 그러니 식생활이 피부과 전문의들을 분열시키는 것도 그리 놀라운 일은 아니다. 의학의 경계에

피부는 인생이다

자리한 식생활이라는 복잡한 요소는 과학의 성공과 실패를 모두 뚜렷하게 드러낸다. 하지만 그보다 더 중요한 사실은 피부와 위장의 관계가 얼마나 놀라울 만큼 복합적인지 보여 준다는 점이다.

파푸아뉴기니 본토에서 대략 100마일(약 160킬로미터—옮긴이) 떨어진 태평양에 자그마한 열대 천국이 자리하고 있다. 총면적이 10제곱마일(약 26제곱킬로미터—옮긴이)도 채 되지 않고 주민 수도 2,000명 남짓인 키타바Kitava라는 섬에 관해 들어 본 사람은 아마 거의 없을 것이다. 스웨덴 스태판 린데베리Staffan Lindeberg 교수가 이끄는 연구진은 이 소박한 섬을 획기적 연구를 진행할 장소로 선정했다. 연구가 진행된 당시 키타바섬 주민들은 지구상에서 서구식 식단에 전혀 영향을 받은 적이 없는 최후의 집단이었다. 주민 대부분은 과일과 뿌리채소(참마, 고구마 등), 코코넛, 생선을 주식으로 삼았고 식생활이 거의 다 식물로 구성됐다. 탄수화물 섭취량은 많지만 먹는 음식의 혈당지수는 낮았으며 지방 섭취량은 적지 않았다. 린데베리의 연구에서 키타바 주민들의 심장질환과 뇌졸중 발생률이 낮다는 사실이 확인됐고 이는 다소 논란이 있었지만 '구석기 다이어트'로 불린 식단이 탄생하는 바탕이 됐다. 이 연구에서 확인된 또 한 가지 매우 놀라운 결과는 연구 참가자 1,200명 중 단 한 명도 여드름이 없었다는 점이다. "검사를 실시한 대상자 전체에서 뾰루지나 농포, 여드름이 단 하나도 발견되지 않았다". 서구식 식단이 피부질환에 최소한 부분적으로는 책임이 있다는 가능성을 암시하는 결과다.

식생활이 서구화되면 여드름 발생률이 높아진다는 뚜렷한 사실도 키타바에서 나온 결과를 뒷받침한다. 여드름을 유발하고 여드름 발생에 영향을 준다는 사실이 가장 확실한 근거로 밝혀진 식품들은 혈당지수가 높아 섭취 시 혈당을 단시간에 크게 상승시키는 특징이 있다. 체중과 나이, 성별도 여드름에 영향을 주겠지만 여드름 발생률은 혈당지수가 높은 식품을 많이 먹는 사람들에게서 가장 높게 나타난다.[1] 당 함량이 높은 식품과 특정 탄수화물은 체내 인슐린과 '인슐린 유사 성장인자-1IGF-1'의 급격한 증가를 유도한다. 그리고 두 가지 모두 FOXO1이라는 유전자 조절 요소의 작용을 저해하며 그 결과 피부에 많은 영향이 발생한다. 피부 내부의 지방 합성이 증가하고 피지를 만드는 세포가 늘어나며 큐티박테리움 아크네스 세균 수를 조절하는 기능이 사라진다.[2] 일부 연구에서는 우유에 IGF-1과 디하이드로테스토스테론Dihydrotestosterone, 성장인자가 들어 있고 이것이 여드름 발생과 관련 있다고 확인됐다. 여드름을 발생시키는 호르몬의 영향은 지방이 존재하는 환경에서도 약화되지는 않는다는 이론을 감안하면 저지방 우유도 예외는 아니다. 그러나 우유가 여드름을 유발한다는 근거는 혈당지수가 높은 식품의 영향을 뒷받침하는 근거만큼 탄탄하지 않다. 영국 피부과 전문의 스테파니 윌리엄스Stefanie Williams의 말에 여드름뿐만 아니라 전체적인 피부 건강에 식생활이 어떤 역할을 하는지에 관해 점차 많은 사람들이 공감하는 견해가 잘 담겨 있다. "저지방 식품에 집착하고 곡류가 중심이 된 전분 식품, 당이 다량 함유된 식품에 지나치게 의

존하는 식생활은 피부에 전혀 유익하지 않다."[3]

"초콜릿 너무 많이 먹으면 여드름 생긴다!" 부모들이 아이들에게 매일같이 외치는 이 잔소리는 피부와 위장의 관계에 관한 전형적이고 유명한 이야기이지만 잘못된 정보다. 과학계에서 나온 근거를 보면 대부분 초콜릿이 여드름에 유의미한 영향을 주지 않는다고 밝히고 있다. 이 달달한 간식은 사실 지방 함량이 높고 혈당지수가 낮아 체내에서 당이 천천히 흡수된다. 흥미로운 부분은 초콜릿이 여드름과 무관하다는 사실이 1969년에 실시된 한 연구에서 대부분 드러났지만 40여 년 가까이 위와 같은 이야기가 돌아다녀도 거의 반박이 없었다는 점이다.[4] 그러다 최근 들어 이 연구의 무결성에 관한 의문이 불거지면서(특히 해당 연구가 미국 초콜릿 제조업체 연합의 지원을 받아 실시됐다는 점) 다시 주목받기 시작했다.[5] 100퍼센트 코코아를 과도하게 섭취한 남성의 피부에 여드름이 증가했다는 연구 결과도 있지만 참가자는 열세 명에 불과했다.[6] 연구에서 표본 수가 너무 작으면 전체 인구에서 실제로 나타나는 변동성이 제대로 반영되지 않을 확률이 크므로 결과 해석에 유념해야 한다. 초콜릿이 여드름의 주범이라는 증거가 현재까지 충분히 확보되지 않았는데도 왜 초콜릿은 항상 여드름의 원인으로 지목될까? 원인 요소와 상관관계를 혼동하는 흔한 경우 중 하나인지도 모른다. 평균적으로 여성들은 생리 주기 중 체내 안드로겐 농도가 증가하고 여드름 발생률이 높아지는 생리 전 단계에 단 음식이 마구 당기는 기분을 느끼는 경향이 있다는 점이 혼동의 이유일 가능성도 있다. 즉, 초콜릿을 먹으면 여드름이 올라오는 상관관계가 있다고 해서 초콜릿이 반드시 원인이라고 볼 수는 없다. 실제로 여드름이 올라오는 가장 가능성 높은 원인은 생리 주기에 따른 호르몬 변화인 것으로 밝혀졌다.

여드름의 경우 위장이 신진대사 변화와 호르몬 변화를 통해 피부와 소통하는 것은 분명한 사실이다. 하지만 음식 입자가 곧장 피부로 와서 영향을 주는지 여부는 알 수 없다. 영국 사람들이 남아시아 커리를 무척이나 사랑한다는 사실은 잘 알려져 있다. 그중에서도 가장 인기 있는 메뉴는 치킨 티카 마살라다. 나는 향신료가 듬뿍 들어간 음식을 즐겨 먹는 친구와 함께 영국에 발티 커리가 처음 탄생한 버밍햄의 '발티 트라이앵글' 지역을 자주 찾는다. 그런데 이 친구는 매주 치킨 잘프레지Jalfrezi를 먹고 나면 피부에서 이틀 정도 살짝 마늘 향 같은 냄새가 난다고 했다. 그는 '발티의 냄새'라고 이름까지 붙인 이 냄새가 커리의 음식 분자가 땀으로 배출되면서 나타난다고 주장했지만 나는 그게 어떤 냄새건 식사를 할 때 접시에서 풍겨져 나온 냄새가 옷과 피부에 들러붙어 있다가 나는 것이라고 확신했다. 매운 음식을 먹으면 땀이 나는 것은 분명한 사실이다. 고추에 함유된 캡사이신 분자는 혀와 피부가 뜨거움을 느낄 때 활성화되는 수용체를 자극한다. 이로 인해 뇌는 지금 몸이 더운 상태라고 착각하고 땀을 내서 열을 식히려 한다. 하지만 내 친구의 주장처럼 음식이 우리가 흘리는 땀으로 분비될 수도 있을까?

결론은 친구의 생각이 옳았다. 섭취한 음식에서 나온 노폐물 중

피부는 인생이다

대부분은 대변으로 배출되고 일부는 특정한 향을 가진 휘발성 물질로 호흡을 통해 몸 밖으로 나가거나(마늘의 알릴 메틸 황화물 분자처럼) 소변으로 빠져나가는데(예를 들어 전체 인구의 약 절반이 경험하는 소변의 아스파라거스 냄새) 실제로 일부 개별 분자는 땀에서 발견된다. 악취의 가장 큰 주범은 마늘과 양파의 황이 함유된 성분이다. 널리 알려진 것처럼 황은 '썩은 달걀' 같은 냄새만 유발하는 데서 그치지 않는다. 흥미롭게도 지독한 입 냄새를 유발하는 이 분자는 피부에서는 전혀 다른 냄새를 발생시키는 것으로 보인다. 영국 스털링 대학교와 프라하의 카를 대학교 연구진은 여성들이 평균적으로 마늘을 6그램 이하로 섭취하거나 아예 섭취하지 않은 남성보다 12그램 정도 섭취한 남성의 체취를 더 매력적이라고 느낀다는 사실을 발견했다.[7] 또 다른 연구에서는 여성들이 육식을 하는 남성보다 채식주의자 남성의 땀에서 나는 냄새를 더 선호한다고 나타났다.[8] 이 같은 실험을 떠올리고 계획한 창의적인 과학자들에게도 경의를 표하지만 땀 냄새를 기꺼이 맡아 보겠다고 한 연구 참가자들의 용기가 훨씬 더 존경할 만하다.

하지만 피부까지 도달한 음식 분자가 삶을 짓밟는 결과를 초래하는 사람들도 있다. 일반의로 일하는 내 친구는 샐리라는 환자와 처음 만난 날을 결코 잊지 못할 것이다. 탄탄한 몸매에 건강미 넘치는 20대 중반의 여성 환자가 진료실에 들어오자마자 앉은 자리에서 몸이 절로 뒤로 넘어갈 만큼 지독한 악취가 풍겼다. 썩은 생선 냄새라고밖에 표현할 수 없는 악취였다. 샐리는 지난 2년 동안 사무실 동료들이 자신과 되도록 멀리 떨어져 앉으려고 자리를 바꾸고 길을 걷다가 스치는 행인들이 얼굴을 잔뜩 찌푸리는 모습을 마주해야 했다. 10대 아이들은 버스 정류장에서 샐리가 근처에 서면 아예 코를 막고 괴물이라도 본 것처럼 반응했다. 하루에 몸을 두 번씩 씻고 향수를 들이붓다시피 뿌리고 다녔지만 결국 내 친구의 병원을 찾기 1주일 전 도저히 참을 수 없는 일이 벌어졌다. 레스토랑에서 웨이터가 다가와 '다른 손님들을 배려해야 하니' 좀 나가 달라고 요청한 것이다. 대체 무엇 때문에 이런 일이 벌어졌는지 알 수가 없었던 내 친구는 샐리를 다른 병원으로 보내 유전자 검사를 받게 했고 극심한 고통의 원인이 밝혀졌다. 희귀 유전질환인 트리메틸아민뇨증, '생선 악취 증후군'으로도 불리는 병이었다. 트리메틸아민은 생선이나 달걀, 쇠고기 간, 특정한 채소 등 어떤 음식을 먹었을 때 위에 서식하는 세균이 이를 분해하면서 합성되는 물질이다. 트리메틸아민뇨증이 있는 사람들은 이 물질을 분해하는 효소가 없어서 그대로 남은 트리메틸아민이 땀으로 흘러나와 썩은 생선과 썩은 달걀이 뒤섞인 쓰레기통 같은 냄새가 발생한다. 샐리는 식단을 엄격하게 바꿈으로써 악취를 거의 다 없앨 수 있었고 잃었던 삶도 되찾았다.

먹는 음식에서 비롯된 특정 분자가 실제로 피부에 영향을 주고 피부로 이동한다면 많은 사람들의 생각처럼 영양 상태가 피부 건강에 직접적 영향을 주고 피부암이 발생할 위험까지 영양 관리로 낮출 수 있을지도 모른다. 그러나 이 부분도 아직은 상충되는 증거들이 가득한 상황이고 명확한 사실은 아주 희박하다. '항산화' 성분(세

피부는 인생이다

포에서 일어나는 해로운 산화 반응을 저해한다고 여겨지는 분자)이 함유된 보충제로 암 발생 위험을 줄일 수 있다는 생각이 널리 알려져 있지만 과학적으로는 의견이 엇갈린다. 베타카로틴과 비타민 A, C, E를 포함한 항산화 성분이 인체의 피부암 발생 위험을 감소시킨다는 확정적 증거는 전혀 없다.[9] 심지어 일부 셀레늄 보충제는 과량 복용할 경우 암 위험성을 높일 수도 있다. 녹차에 함유된 카테킨 등 섭취하면 피부까지 도달한다고 밝혀진 성분도 몇 가지 있지만 어떤 식으로든 피부에 이로운 영향을 주는지 여부는 아직 판단할 수 없다.[10] 실험 연구로 밝혀진 항산화 성분의 효능이 인체에서도 동일하게 발휘된다는 근거도 현시점에서는 제시할 수 없다. 분해되고 대사가 이루어지는 방식에 차이가 있기 때문이다. 그러나 이렇게 근거가 한정적이고 과학적 의견이 일치되지 않았음에도 항산화 성분은 엄청난 인기를 구가하고 있는 데다 몸에 좋다는 식품 광고마다 어김없이 포함되어 있다. 왜 이런 일이 벌어졌을까? 원래 인간은 가장 덜 힘들게 안전과 건강을 확보할 수 있는 방법을 찾으려는 특성이 있어서 과일과 채소가 포함된 균형 잡힌 식단이며 규칙적인 운동, 금연, 알코올 섭취 제한 등 실제로 효과가 있다고 밝혀진 방법들보다는 '특효약'이 될 만한 식품에 더 큰 매력을 느낀다. 수십억 달러 규모에 달하는 건강식품 시장은 사실상 의심스러울 만큼 너무나 이상적인 답을 손쉽게 찾으려는 욕구를 잘 활용하는 셈이다.

그렇다고 항산화 성분 전체가 건강에 전혀 유익하지 않다는 말은 아니다. 아직까지는 각 성분의 기능이 파악되지 않았을 가능성이 있고 항산화 성분이 풍부하게 함유된 식품의 다른 특정 성분이 건강에 좋은 영향을 줄 가능성도 매우 높다. 예를 들어 달걀과 유제품에 함유된 비타민의 일종인 레티놀은 비흑색종 피부암에 걸릴 위험도가 중간 수준인 사람들에게 위험성을 약화하는 것으로 나타났다.[11] 토마토에 함유된 카로티노이드 성분인 라이코펜도 마우스 실험에서 피부암 발생률을 절반으로 감소시킨다는 결과가 나와 크게 주목받고 있다.[12] 그러나 재미있는 사실은 순수한 라이코펜보다 토마토 자체의 효과가 더 크다는 점이다. 라이코펜 외에 다른 성분도 유익한 영향을 발휘한다는 사실을 알 수 있는 부분이다. 토마토가 인체 피부암 발생률도 낮출 수 있는지는 아직 밝혀지지 않았으나 당근, 토마토, 피망 등 카로티노이드가 다량 함유된 화려한 색깔의 음식을 먹으면 부가적으로 얻을 수 있는 효과가 있다. 바로 윤기 나는 피부다. 피부를 '건강미'가 느껴지는 가무잡잡한 색으로 태우려는 사람은 카로티노이드 색소가 듬뿍 함유된 식품을 섭취하면 보기 좋게 그을린 윤기가 나타나는 효과를 그리 크지는 않지만 뚜렷하게 얻을 수 있다.[13] 피부가 하얀 참가자들의 '매력도'를 평가하도록 한 실험에서 과일과 채소를 많이 먹는 참가자들은 자외선에 피부가 노출되면서 발생하는 악영향을 전혀 입지 않고도 선탠으로 적당히 그을린 피부를 가진 사람들과 비슷한 점수를 얻었다.[14]

이보다 더 인상적인 결과가 나온 연구들도 있다. 여성들을 대상으로 피부색이 다양한 여러 남성들의 얼굴을 보여 주고 평가하도록 하면 안색이 창백하거나 선탠으로 그을린 얼굴보다 카로티노이드

피부는 인생이다

가 함유된 식품을 섭취할 때 나타나는 적황색의 윤기 나는 피부를 가진 사람을 더 매력적으로 느낀다는 사실이 노팅엄 대학교의 이언 스티븐Ian Stephen 박사 연구진을 포함한 여러 연구진들을 통해 확인됐다.[15] 피부가 금빛으로 빛나는 효과가 얼굴에서 나타나는 남성성보다도 더 매력을 느끼게 만드는 요소인 것이다. 성적 파트너를 찾는 논리를 생각하면 그리 새삼스러운 일도 아닐 것이다. 즉, 적황색을 띠는 피부는 면역계가 튼튼한 건강한 사람임을 나타내고 따라서 그 특징이 나타나는 사람을 보면 마음이 쏠리고 성적인 관계를 맺을 만한 사람으로 여길 가능성도 높아진다. 때때로 우리는 피부만 봐도 건강 변화를 금세 알아챌 수 있다. 피부가 창백하면 심한 빈혈에 시달린다는 것, 팔다리에 푸르스름한 빛이 돌면 산소가 제대로 공급되지 않는다는 것을 알 수 있다는 점도 그런 예다. 동시에 우리 인간은 다른 사람의 피부에 구체적으로 설명하거나 표현할 수 없는 아주 미세한 변화가 나타나도 이를 포착하는 매우 뛰어난 능력을 갖고 있다.

DNA가 이중나선 구조라는 사실을 발견한 과학자 중 한 명인 제임스 왓슨James Watson 교수는 다음과 같은 말로 항산화 효과를 기대하며 특정한 식품을 먹는 행위를 비판했다. "블루베리가 최고의 식품인 이유는 맛이 좋기 때문이지 그걸 먹으면 암에 덜 걸리기 때문이 아니다."[16] 같은 맥락에서 건강한 피부를 만들고 싶다면 균형 잡힌 식단으로 확실한 효과를 얻을 수 있다는 사실도 알아야 한다. 과일과 채소는 충분히 많이 먹어야 할 만한 좋은 식품이지만 특정한

'슈퍼 푸드' 한 가지는 그럴 만한 가치가 없다.

    습진도 피부와 식생활의 복잡한 관계를 보여 준다. 나는 습진이 나아지리라는 믿음으로 천연 식이 보충제를 몇 가지씩 챙겨 먹는 환자들을 계속해서 접해 왔다(또는 되는대로 전부 먹는 사람들도 있다). 극심한 습진을 앓던 한 서른 살 여성 환자는 '의학'의 영역에 해당된다고 여겨지는 약이나 크림은 일체 무시하고 집에서 프림로즈며 보리지, 해바라기, 갈매나무, 삼씨, 어유를 쉴 새 없이 복용하는 한편 알약으로 만들어진 황산아연, 셀레늄도 복용했다. 그러나 어떤 것도 효과가 없었다. 치료 효과를 기대하고 이 성분을 복용하는 환자들은 많지만 아예 아무런 효과도 없는 경우가 태반이다. 보통은 일반적인 치료를 받으면 습진 증상이 나아지는 사람들이 많다. 흔한 병이지만 큰 고통이 따르는 습진은 음식 알레르기로 악화될 수 있다. 그러나 현시점에서는 특정한 식품이 습진을 크게 약화한다는 확실한 증거가 없다.[17] 그렇다고 모든 사람이 음식으로 습진 증상을 약화할 수 없다는 의미는 아니다. 유전학적 요소, 환경적 요소가 천차만별인 만큼 사람에 따라 특정 식품이 특정 증상에 도움이 된다고 느낄 가능성도 매우 높다. 그러나 이렇게 경우에 따라 유익한 효과가 나타나는 것 같은 식품도 일반적 치료와 병행해 활용해야 하며 치료 대신 활용되어서는 안 된다.

    습진과 같은 피부질환을 보충제로 해결하려는 시도는 영양의학 그리고 의학 전체에 깔린 어려운 숙제를 잘 드러낸다. 바로 인체는

피부는 인생이다

우리가 바라는 것보다 훨씬 더 복잡하다는 점이다. 비타민 D의 경우는 습진 증상 개선에 효과적이라는 약간 더 밝은 전망이 확인됐다. 태양의 자외선에 노출됐을 때 피부에서 만들어지는 비타민 D는 장의 무기질 흡수에 직접적 영향을 준다. 이를 통해 피부와 장이 협력해서 뼈와 면역계를 튼튼하게 만드는 것이다. 한 연구에서는 하루에 비타민 D를 1,600IU(국제단위)씩 섭취한 사람들은 습진 증상이 개선된 것으로 나타났으나 뒤이어 실시된 다른 연구들에서는 다른 결과가 나왔다.[18] 그러나 습진 환자 중에서도 재발성 세균 감염에 시달린 환자의 경우 습진이 개선됐다고 확인된 것을 보면 인체 면역계에서 비타민 D가 어떤 역할을 하는지 짐작할 수 있다.[19] 비타민 D가 피부 건강 자체에 어떤 영향을 주는지는 불확실하지만(chapter 4 참고) 보충제는 이 필수 비타민이 결핍되지 않도록 피부 외에도 몸 전체에 안전하게 공급할 수 있는 방법이며 의료계에서도 권장되고 있다. 특히 적도와 멀리 떨어진 국가들은 겨울철에 이런 방법이 필요하다. 2017년 실시된 연구에서는 습진 치료에 획기적인 길이 될 가능성이 있는 결과가 확인됐다. 피부 면역 세포 활성화와 관련된 유전자인 CARD11에 돌연변이가 있는 습진 환자들을 대상으로 실시한 대규모 연구에서 글루타민 분자가 돌연변이로 인한 영향을 해결할 수 있다고 나타난 것이다.[20] 현재 학계에서는 글루타민을 식이 보충제로 공급하면 습진 개선 효과를 얻을 수 있는지 밝히기 위한 연구를 계획하고 있다.

습진 관련 연구 결과를 보면 우리가 먹는 음식에 놀라운 치료 효과를 기대할 수 있는 경우는 거의 없다는 사실을 냉정하게 깨닫게 된다. 그러나 건선은 균형 잡힌 건강한 식단과 직접적으로 관련이 있다. 체중이 줄면 건선이 대폭 개선되고 비만이 되면 비늘처럼 피어나는 건선 증상이 눈에 띄게 늘어난다는 사실은 상당한 근거로 입증됐다.[21] 비만인 경우 인체가 염증이 발생하기 쉬운 상태가 되므로 체중이 늘면 건선 발생률도 높아진다. 워낙 눈에 두드러지는 증상 때문에 건선 환자들은 끊임없이 절망감을 느끼고 사회적 고립과 나쁜 식습관을 유발하므로 건선 자체가 비만의 원인이 되기도 한다. 이는 건선을 더욱 악화하는 요소로 작용한다. 알코올도 건선을 악화한다. 이런 특징 탓에 건강에 해로운 식습관을 가진 환자들이 의학적 도움이 가장 필요할 때 오히려 치료를 피하는 일이 벌어지기도 한다.

건선 환자의 약 4분의 1이 글루텐에 민감하게 반응한다는 사실도 피부와 위장의 관계에서 탐구가 거의 이루어지지 않은 부분 중 하나다. 아직 정확한 기전은 밝혀지지 않았으나 버짐이 피어나는 피부질환에 시달리는 환자 중 글루텐을 먹지 않는 것이 치료에 도움이 되는 경우가 있다. 어쩌면 별것 아닌 것처럼 보이는 이런 특성은 피부와 식생활의 관계가 얼마나 복잡한지 잘 보여 준다. 글루텐 민감성이 나타나는 건선 환자 대부분은 HLA Cw6 유전자를 보유하고 있는데 이 유전자는 건선과 글루텐 민감성이 모두 나타나는 사람에게서만 발견된다.[22] 피부와 위장이 상호작용하는 방식 그리고 피부가 식생활에 반응하는 방식 중 일부분은 유전적 특성에 좌

피부는 인생이다

우된다. 아직은 신생 분야인 영양유전학에서는 개개인의 유전암호가 영양소에 대한 반응에 직접적 영향을 준다는 사실이 밝혀지고 있다. 과학적 맞춤형 식단이 등장하는 시대로 이어질 법한 결과다. 우리 개개인은 먹는 음식 그 자체라고 하지만 이것도 사람마다 차이가 있다.

식생활이 피부에 영향을 준다는 것은 분명한 사실이다. 다만 우리가 원하는 것처럼 그리 간단하지는 않다. 그렇다면 물은 어떨까? 의심의 여지없이 생명의 묘약인 물이야말로 인체의 표면을 속까지 건강하게 만들어 주는 열쇠가 아닐까? 1년간 해외 생활을 마치고 돌아온 이웃이 오른손만 사용한다는 사실을 알아챈 적이 있다. 개를 산책시킬 때도, 술집에 앉아 편안히 쉴 때도, 헬스클럽에서 운동을 할 때도 왼손은 항상 광천수가 담긴 병을 꼭 쥐고 있었다. "피부를 속까지 탄탄하고 팽팽하면서 산뜻하게 만들고 안색을 밝게 하는 가장 좋은 방법이에요. 주름까지 없애 준다니까요." 그 이웃은 내게 열정적으로 이렇게 설명했다. 하루에 물을 4리터씩 마시기 시작했다는 이야기를 듣고, 나는 손을 하나만 쓰고 사는 것도 대단한데 화장실을 들락날락하면서 일상생활을 유지해 나간다는 사실에 더욱 놀랐다. 오늘날에는 손에 광천수가 담긴 병을 안 들고 다니는 슈퍼모델을 찾기 힘들 정도다. 그리고 다들 빛나는 안색이 수 리터씩 마시는 물에서 비롯됐다고 입을 모아 이야기한다. 피부는 세포로 구성되고 세포 자체는 대부분 물로 구성되니 수시로 수분을 공급해야 한다는 생각은 충분히 논리적이다. 하지만 인체의 다른 기관들도 물을 필요로 한다는 점을 고려하면 우리가 마시는 물이 피부로 얼마나 전달되는지는 측정하기가 굉장히 어렵다. 물이 실제로 외모에 영향을 주는지 여부는 더 말할 것도 없다.[23] 인터넷, 잡지마다 피부를 건강하게 가꾸려면 물을 마시라고들 권하지만 이와 관련된 연구는 거의 실시되지 않았다. 다들 충분히 짐작할 만한 이유겠지만 물은 특허를 낼 수 없으므로 제약회사들이 연구를 지원해 봐야 얻는 것이 거의 없기 때문일 것이다. 지금까지 실시된 몇 건 안 되는 연구에서는 매일 물을 적정량 마시면 피부의 정상적인 기능과 표피 수분 공급에 긍정적 영향이 있다고 나타났다.[24] 수분이 부족하면 피부 세포의 부피가 줄면서 피부의 팽압(탄력성)이 사라지고 형태도 유지되지 못한다. 그러므로 물이 부족하면 피부에 악영향이 발생하는 것은 분명해 보이나 평균치 이상으로 물을 마시면 더 좋다는 의미는 아니다. 가장 안전한 답은 1일 권장량에 맞게 마시는 것이 건강에 좋다는 것이다. 남성의 경우 하루 약 2.5리터, 여성은 2리터가 적정량이다(이 가운데 70~80퍼센트는 물을 직접 마셔서 얻고 나머지는 다른 음식을 통해서 얻는다). 하지만 이 기준도 신체 크기와 활동도, 기온에 따라 다양하게 바뀔 수 있으므로 과학적으로 고정된 값은 아니다. 다행히 우리 몸에는 아주 믿음직한 내부 측정기가 존재한다. 그러니 그냥 목이 마를 때 물을 마시면 된다.

물과 비슷해 보이지만 마시면 취하는 또 다른 액체는 물과 달리 피부에 그리 좋은 영향을 주지 않는다. 알코올은 대부분의 경우 피

피부는 인생이다

부의 외양과 건강에 악영향을 준다. 단기적으로는 피부 수분을 빼앗아 누렇고 푸석푸석한 상태로 만든다. 거의 모든 칵테일에 잔뜩 들어가는 설탕은 여드름을 악화하고 심지어 주름 형성을 가속화할 수 있다. 알코올의 주된 분해 산물인 아세트알데히드는 피부를 새빨갛게 만든다. 히스타민을 방출해 혈관이 확장되면서 술 마신 사람의 전형적 특징인 벌건 얼굴이 되는 것이다. 아세트알데히드 탈수소효소가 있어야 아세트알데히드가 분해되는데 중국과 일본, 한국인 대부분은 유전적으로 이 효소가 없다. 동아시아인 40퍼센트가 술을 한 잔만 마셔도 얼굴이 극도로 시뻘겋게 변하는 이유다.

장기적인 알코올 남용은 피부에 눈으로도 확인할 수 있을 만큼 뚜렷한 흔적을 남길 수 있다. 50대 초반에 중증 간경화로 입원했던 테리라는 환자가 떠오른다. 지친 기색이 역력한 테리의 힘없는 피부는 푸석푸석하고 건조해 보였고 황달의 특징인 흐릿한 누런빛이 돌았다. 비타민 결핍으로 입 주변 피부는 메마르고 갈라져 있고 가슴 전체에는 거미 모반이 군데군데 퍼져 있었다. 부풀어 오른 테리의 배는 흡사 카라바조의 그림 〈메두사의 머리〉를 피부 위에다 엉성하게 그려 놓은 형상 같았다. 그리스신화에 나오는 괴물의 뱀으로 변해 버린 머리카락처럼 배꼽에서부터 사방으로 툭 튀어나온 초록색 정맥이 퍼져 있었다. '메두사 머리caput medusae'는 장과 간을 잇는 혈관이 막힌 간부전 증상을 의미하는 의학 용어로도 사용된다. 테리의 복부 나머지는 만성 염증에서 비롯된 동전 모양의 습진과 도드라지는 원 형태로 나타난 체부 백선으로 채워져 있었다. 면역계가 대부분 손상됐음을 나타내는 증상들이었다. 겨우 남아 있는 멀쩡한 피부도 간질환에 동반되는 가려움증 때문에 쉴 새 없이 긁어 대는 바람에 다 벗겨지고 흉터로 덮여 있었다.

알코올은 단기적으로 섭취하는 경우나 남용하는 경우 모두 피부에 뚜렷한 흔적을 남긴다. 그러나 저녁에 와인을 한 잔 마시는 것처럼 적당량의 알코올을 장기적으로 섭취할 때 피부가 치러야 하는 대가는 그만큼 명확히 밝혀지지 않았다. 일상적인 알코올 섭취가 치명적인 피부암에 해당하는 악성흑색종에 영향을 준다고 여겨지던 때도 있었으나 이는 학계에서 소위 '교란 요인'이라 불리는 요소를 고려하지 않아 나온 결과다. 가령 맥주를 자주 마시는 사람들은 햇볕 아래에서 너무 많은 시간을 보내는 등 피부암 위험도를 높이는 행동을 더 많이 할 가능성이 매우 크다. 이를 감안한 연구에서는 알코올 섭취와 흑색종 사이에 사실상 아무런 연결 고리가 없으며 장기적인 적당량의 음주는 대부분 안전한 것으로 나타났다.[25]

알코올은 입을 가볍게 만들고 단단한 방어 태세를 약화하여 취중진담을 유도한다고 여겨진다. 그런데 입으로뿐만 아니라 피부로도 진실이 흘러나올 수 있다. 체내에서 분해된 알코올 중 일부는 땀이 된다. 최근 등장한 '경피성 알코올 감지 기술' 분야에서는 이 과정을 탐구 중이며 피부를 통해 우리 몸속에 알코올이 얼마나 잔류하는지 지속적으로 정확하게 측정할 수 있는 팔찌도 개발됐다. 스마트 기술이 유료로 제공하는 개개인의 데이터에 혈중알코올농도까지 추가될 날이 멀지 않은 것 같다.

피부는 인생이다

현명하고 세심하게 계획한 균형 잡힌 식단은 몸과 피부를 건강하게 유지하는 데 도움이 된다('기적의 식품' 같은 것이 없어도). 이제는 많은 사람들이 식생활로 더 젊어 보이는 외모를 가꾸는 일이 가능하다고 생각한다. 성장 가도를 달리고 있는 '미용식품nutricosmetics' 분야에서도 이런 동향이 나타난다. 식이 보충제와 파우더 형태로 만들어진 미용식품은 2020년까지 전 세계적인 판매 규모가 50만 파운드 수준에 달할 것으로 전망된다.[26] 투명한 피부로 가꿔 준다는 액상 제품들도 폭발적으로 늘어나고 있으며 비타민과 항산화 성분이 함유된 음료 제품도 늘어나 피부를 속에서부터 회복시키기 위한 시도에 새로운 바람이 불고 있다. 그중에서도 변치 않는 젊음을 선사할 묘약으로 가장 광범위하게 알려진 물질은 콜라겐이다. 콜라겐은 인체 피부 중 최대 75퍼센트를 구성하는 단백질로 피부의 구조를 이루고 피부에 팽팽함을 선사한다. 나이가 들면 피부의 콜라겐 양이 줄어들기 시작하며 햇볕에 피부가 손상되거나 담배를 피우면 더욱 가속화된다. 피부 형태를 지탱하는 요소가 사라지면서 주름이 생기고 피부가 축 늘어진다. 그러므로 콜라겐을 대체할 수 있는 치료를 통해 피부 탄력을 되찾고 주름도 펼 수 있다는 생각은 논리적인 것처럼 들린다.

　　피부에 바르는 크림에도 콜라겐이 함유된 경우가 많지만 밖에서부터 피부 속으로 들어오기에는 분자가 너무 크다. 따라서 그런 크림을 발랐을 때 나타나는 모든 효과는 콜라겐 자체가 아니라 단시간에 수분이 공급되면서 나타나는 변화일 가능성이 높다. 그렇다면 피부 콜라겐을 바깥이 아닌 속에서 공급할 수 있을까? 몇 년 전부터는 가수분해되어 크기가 더 작은 콜라겐이 함유된 수많은 식이 보충제도 등장했다. 모두 피부 콜라겐을 대체하거나 합성을 촉진할 수 있다고 주장한다. 그러나 강력한 위산에 콜라겐이 분해될 가능성을 의심하는 의사들도 많고 아직까지는 그 주장을 입증할 수 있는 증거가 충분히 확보되지 않았다. 가장 성공적인 결과가 나온 연구의 경우 겨우 열여덟 명의 여성을 대상으로 검사가 실시됐다. 초콜릿과 여드름의 관계를 조사한 연구에서와 마찬가지로 통계적으로 타당한 결과로 보기에는 표본 수가 너무 적다.[27] 이보다 더 많은 표본을 대상으로 실시된 다른 연구에서는 주름의 외적 형태에 실질적 개선이 나타난 참가자가 15퍼센트에 불과했다.[28] 다른 요인에 의한 결과로도 볼 수 있는 수준이다. 마시는 콜라겐 제품을 구매할 만한 형편이 되고 그런 제품을 마시는 것이 마음 편하다면 몸에 해가 될 것은 없으니 말리지 않겠지만 현시점에서는 젊음의 묘약이라고 정당하게 주장할 수 있는 콜라겐 음료나 항산화제는 없다. 앞으로 더 많은 근거가 확보되면 언젠가는 피부로 갈 영양분을 속에서부터 공급하지 않아도 될 날이 올지도 모른다.

콜라겐을 섭취하는 것 자체는 무해하지만 일부 미용식품은 매우 위험하다. 최근 들어 '마시는 선크림'이라고 광고하는 보충제가 시중에 등장했는데 그중에는 '스칼라파'가 방출되어(그게 무엇이건 간에) 피부 표면을 따라 진동하면서 자외선 차단지수 30에 맞먹는 효과를 얻을 수 있다고 주장하는 제품도 있다. 고소가 잇따르자 아이오와

피부는 인생이다

주 검찰이 나섰고 결국 돌팔이 의사나 할 법한 이 주장은 '거의 확실한 허풍'으로 밝혀졌다. 여러 가지 항산화 성분과 비타민이 함유되어 있어서 피부를 UV로부터 보호하고 UV로 손상된 피부를 회복해 준다는 제법 그럴듯한 광고 문구를 내걸고 판매되는 제품들도 있다. 그러나 이런 물질이 피부암을 막아 주는지 여부에 관한 근거는 부족하며 선크림과 같은 동일한 수준으로 피부 손상을 막지는 못한다는 것이 거의 확실하다. 사람들이 비타민 드링크를 마시고 햇볕 아래 누워서 피부암으로부터 보호받는다고 굳게 믿는다면, 한바탕 웃고 넘어갈 일이 잠재적 비극을 낳을 수도 있다.

비타민 보충제를 1일 권장 허용량 이상 섭취한다고 해서 피부가 개선되거나 손상이 회복된다는 증거는 거의 없다. 하지만 반대로 충분히 섭취하지 않으면 심각한 결과가 발생할 수 있다.

20세기 초반 사우스캐롤라이나주에 비상 상황이 발생했다. 이 지역 주민들이 햇볕에 노출된 후 피부에 껍질이 벗겨지는 것처럼 빨간 발진이 올라오기 시작한 것이다. 비늘처럼 껍질이 일어나는 부위는 계속 두꺼워졌고 색도 짙어져서 갈라진 자국까지 나타났다. 이런 붉은색 병소가 몸 곳곳에 퍼지면서 피부 속에서부터 균열이 일어나는 것 같았다. 증상이 발생한 사람들은 극심한 통증에 도저히 해결되지 않는 설사까지 겹쳐 기력이 다 빠진 채로 계속 누워 지내야 했다. 결국 이 병이 가져온 균열은 환자들의 마음까지 침범했다. 환자 대다수가 우울증과 두통에 시달리고 혼란스러워했으며 정신병과 정신이상 증상에 이른 사람도 많았다. 수수께끼 같은 신종 질환 때문에 정신병원으로 옮겨진 환자 중 약 40퍼센트가 혼수상태에 빠졌다가 결국 사망했다. 1906년부터 1914년까지 사우스캐롤라이나주에서만 환자 수가 3만 명을 넘어섰다.[29] 미국 공중위생국은 멕시코에서 맨해튼까지 퍼진 전염병을 밝혀내 명성을 얻은 조셉 골드버거Joseph Goldberger 박사를 파견하여 치명적인 신종 질환의 근원을 파악하도록 했다. 그야말로 하늘에서 뚝 떨어져 폭발적으로 늘어난 '펠라그라'라는 전염병을 두고 대부분의 의학계 전문가들은 이 끔찍한 병이 감염질환이라고 추정했다. 그러나 골드버거 박사는 여러 병원과 정신병원, 교도소를 방문한 뒤 흥미로운 패턴을 발견했다. 시설에서 펠라그라에 걸린 사람은 환자나 수감자뿐이고 직원들이나 의사들은 한 명도 감염되지 않았던 것이다.

늘 고정관념에서 벗어나려고 노력해 온 골드버거 박사는 한 가지 실험을 진행했다. 172명이나 되는 고아가 펠라그라로 피부가 쩍쩍 갈라지고 껍질이 벗겨지는 붉은 자국이 생긴 한 고아원에 신선한 육류와 우유, 채소로 구성된 균형 잡힌 식단을 제공할 수 있도록 기금을 모은 것이다. 그와 같은 식단이 제공된 후 모든 아이들이 단시간에 치유됐다. 이후 골드버거 박사는 펠라그라의 원인이 식생활에 있다는 증거를 더 모으기 위해 한 정신병원에서도 실험을 실시했다. 2년 동안 수감자 그룹 한쪽에는(통제군) 옥수숫가루와 밀로 구성된 형편없는 식사를 계속 공급하도록 하고 다른 한쪽에는(치료군) 건강에 좋은 식단을 제공했다. 그리고 두 그룹에 속한 수감자 전체를

피부는 인생이다

2년간 추적 조사했다. 그 결과 대조군에서는 절반이 펠라그라에 걸린 반면 건강한 식사를 한 그룹에서는 환자가 한 명도 발생하지 않았다. 식생활이 펠라그라의 발병 과정에 영향을 준다는 사실을 보여주는 증거는 골드버거 박사의 연구로 점점 더 쌓여 갔지만 그는 맹렬한 반대 의견에 부딪혔다. 그쯤 질병의 원인에 관한 '세균 이론'이 새롭게 제기되자 의학계 전문가들 다수가 동의하며 펠라그라는 감염질환이라는 입장을 고수했다. 게다가 남부 지역 주지사들과 의사들은 북부 출신이 펠라그라의 원인이 남부의 빈곤이라고 비난하는 것을 견딜 수가 없었다. 결국 골드버거 박사는 펠라그라의 원인을 확실하게 밝혀내지 못하고 세상을 떠났다. 이후 1937년 콘래드 엘베헴Conrad Elvehjem이 니코틴산(비타민 B3) 결핍이 펠라그라의 원인이라는 사실을 밝혀냈다.[30] 정신병원 환자들에게 제공된 균형 잡힌 식단에 포함되어 있었던 육류와 채소, 향신료에 함유된 성분이었다. 이 같은 사실이 확인되자 1938년부터 미국에서 생산되는 빵에 니코틴산이 추가되기 시작했고 펠라그라 환자 수는 급격히 감소했다. 영양이 위험할 정도로 부족한 식생활이 피부에 큰 위협이 된다는 사실이 펠라그라를 통해 분명히 드러났다고 볼 수 있다.

골드버거 박사의 임상 시험은 탐구심이 깊고 과학적 사고를 중시하는 다른 학자들이 그보다 1세기 전에 나타난 또 다른 이상한 피부질환을 조사하도록 길을 열어 주었다. 1740년 영국 해군 준장 조지 앤슨George Anson은 4년간 페루부터 파나마까지 당시 스페인 소유였던 태평양 지역을 빼앗거나 와해하는 임무를 수행하고 집으로 돌아왔다. 임무 자체는 성공적으로 마쳤지만 돌아온 배에는 선원들의 뼈가 가득했다. 2,000명에 가까웠던 선원들 가운데 살아 돌아온 인원은 188명에 불과했던 것이다. 원정단을 이토록 처참하게 파괴한 것은 또 다른 '붉은 죽음', 괴혈병이었다. 병이 왜 생기는지 아는 사람이 없었으니 어떻게 해야 나을 수 있는지도 알아낼 수가 없었다. 가장 먼저 나타나는 증상은 정강이를 중심으로 모낭 주변에 생기는 붉고 푸르스름한 반점이다. 이 점들이 서서히 커지다가 한데 모여 멍 자국 같은 형태가 되고 팔과 다리 전체를 뒤덮는다. 해군 함대에서는 피부가 칼에 베이거나 찔리는 일이 허다했지만 다 치유될 때까지 훨씬 더 오랜 시간이 걸렸고 아예 낫지 않는 경우도 많았다. 피부에 퍼져 나가는 이런 불길한 증상과 함께 힘이 빠지고 무기력해지는 증상 그리고 다리 통증이 함께 나타났다. 16세기부터 18세기까지 영국 해군에는 전투보다 괴혈병으로 목숨을 잃는 병사들의 숫자가 더 많았다. 그럼에도 해군 내에서 체계적인 치료법을 찾으려는 노력은 거의 이루어지지 않았다. 그러다 1716년 스코틀랜드에서 태어난 제임스 린드James Lind가 해군에 입대해 군의관 조수를 맡으면서 괴혈병의 파괴적 영향을 직접 확인했다. 도무지 해결할 방도가 없어 보이는 이 병의 근본 원인을 찾기 위해 린드는 1747년 의학 역사상 최초의 무작위 통제 시험으로 기록된 시험을 진행했다. 먼저 그는 아무런 편견 없이 열두 명의 해군을 선정한 후 두 명씩 여섯 그룹으로 나누었다. 모든 그룹은 먹는 음식과 매일 수행하는 일을 최대한 비슷하게 유지하도록 하되 그룹마다 한

피부는 인생이다

가지를 다르게 적용했다. 1번 그룹은 사과주, 2번 그룹은 비트리올액(알코올에 황산이 섞인 혼합물), 3번 그룹은 식초, 4번 그룹은 바닷물, 5번 그룹은 오렌지 두 개와 레몬 하나를 매일 먹도록 했다. 그리고 6번 그룹은 '육두구 덩어리'라는 요상한 명칭으로 불린 페이스트를 먹게 했다. 6일째가 되자 5번 그룹만 주어진 일을 활발히 해낼 수 있었으며 나머지 동료들을 간호하는 일까지 도왔다. 린드는 1794년 사망했으나 그로부터 1년 뒤 영국 해군은 괴혈병 예방책으로 감귤류 과일을 공급하기로 결정했다. 린드의 연구는 괴혈병을 없애는 성과를 낳았을 뿐만 아니라 현대 의학의 초석이 된 임상 시험 활용법도 보여 주었다. 영국 해군이 매일 라임을 공급받는다는 사실을 알게 된 미국 해군들은 '라이미Limey'라는 별칭까지 붙였지만 이 조치는 영국 해군이 한동안이나마 해상을 지배하는 데 도움이 됐다. 1930년 초반이 되어서야 헝가리의 얼베르트 센트죄르지Albert Szent-Györgyi와 미국의 찰스 글렌 킹Charles Glen King이 괴혈병을 낫게 한 수수께끼의 물질이 무엇인지 밝혀냈다. 바로 비타민 C였다.

피부와 위장은 식생활과 대사 작용을 통해 대화를 나누지만 극적이면서도 흥미로운 또 다른 소통 수단이 있다. 면역 체계다. 어떤 음식을 먹고 알레르기 반응이 일어나면 가장 먼저 피부에 증상이 나타난다. 불그스름한 발진이나 두드러기 형태로 나타날 수도 있고 입술이 부어오를 수도 있다. 인체에 무해한 음식에 과도한 면역반응을 나타내는 진성 알레르기의 경우 이때 IgE 항체가 등장한다. 항체의 일종이자 수많은 알레르기 반응의 원인인 IgE는 여러 가지 알레르기 유발 물질에 결합해 피부 쪽으로 이동한 후 비만세포를 활성화한다. 이렇게 활성화된 비만세포가 터지면서 히스타민과 각종 효소가 뒤섞여 방출되고 피부가 붉어지거나 붓는 현상이 발생하는 것이다. 의사들은 피부와 위장의 이 같은 소통 방식을 활용해 음식 알레르기를 진단한다. 피부 단자 검사에서는 랜싯으로 피부를 찌른 후 식품 알레르기 유발 물질을 아주 소량 주입한다. 주변의 작은 범위가 가렵고 색이 붉어지고 부어오르면 해당 식품에 알레르기가 있음을 알 수 있다. 음식 알레르기는 피부질환에도 영향을 준다. 임상학적으로 명확히 확인된 음식 알레르기가 있는 사람이 문제가 되는 식품을 식생활에서 제외하면 알레르기 반응이 나타날 확률이 줄어드는 동시에 습진 같은 피부질환 증상도 약화된다는 사실이 일부 연구로 확인됐다.[31]

가성 알레르기의 경우 알레르기처럼 보이는 피부 반응이나 음식 불내성 증상이 나타나지만 IgE는 만들어지지 않는다. 따라서 진성 알레르기보다 진단하기가 더 까다롭다. 만성 두드러기(보통 그냥 두드러기로 불린다)가 식품첨가물이나 보존료 또는 식물 성분인 살리실산 같은 천연 물질 등 음식에 존재하는 가성 알레르기 유발 물질로 인해 항체 반응 없이 피부에 직접적 반응이 나타난다고 보는 이론도 있다. 아직은 논란이 있는 이론이지만 연구를 통해 만성 두드러기 환자가 식생활에서 해당 가성 알레르기 유발 물질을 제외하면 증상이 개선되며 다른 치료법으로 효과를 보지 못한 경우에도 그와 같

피부는 인생이다

은 개선 효과가 나타나는 것으로 밝혀졌다.[32, 33]

한번은 한 젊은 여성 환자가 찾아와 수개월 동안 체중이 갑자기 줄고 엉덩이와 팔다리 뒤쪽에 자그마한 수포가 대칭적으로 올라와 '참을 수 없을 만큼 가렵다'고 호소한 적이 있다. 장에 발생한 셀리악병(만성 소화 장애증)으로 피부에 작은 공기 방울처럼 수포가 발생하는 포진 피부염이었다(포진 증상과 비슷하다). 음식 알레르기에서는 일반적으로 우유나 달걀, 어패류 같은 음식에 IgE 항체가 반응하는 것이 원인이라면 셀리악병은 외래 물질로부터 위장과 점막을 보호하는 IgA라는 항체가 글루텐에 포함된 글리아딘이라는 단백질에 반응하면서 발생한다. 또한 셀리악병은 면역계가 '글루텐 조직 글루타민전달효소'라 불리는 장의 분자를 공격하고 뒤이어 피부에 존재하는 그와 매우 유사한 분자(표피 글루타민전달효소)를 인식하여 동일한 항체 반응이 일어난다. IgA 항체가 장에서 피부까지 이동하고 표피 최상층에 자리 잡으면 피부가 가렵고 물집이 생기는 동시에 열이 오르는 증상이 나타난다.

셀리악병의 경우는 피부와 위장의 면역학적 관계가 상당히 잘 알려져 있다. 그러나 시각적으로 놀라움을 자아내는 피부 결절이나 궤양이 따르는 염증성 장질환(크론병 등)을 비롯한 많은 병들이 아직까지 어떤 경로로 발생하는지, 즉 면역계와 피부 사이에 어떤 분자와 면역 세포가 오가는지 거의 밝혀지지 않았다. 염증성 피부질환의 하나인 장미증은 모낭충에 의해 발생하는 경우가 많고 얼굴이 붉어지고 결절, 붓는 증상이 특징적으로 나타나는 병으로 여러 가지 위장관질환과 연관성이 있다. 다양한 원인 중에서도 '소장 세균 과증식'으로 알려진 문제, 즉 소장에 세균 수가 과도하게 늘어나는 것이 장미증의 원인으로 꼽힌다. 장에서만 효과가 발휘되는 항생제로 치료를 실시하면 피부 장미증도 사라진다.[34]

위와 같은 소장 세균 과증식 문제는 피부와 위장이 수수께끼 같은 연결 고리로 이어져 있음을 또 한 번 보여 준다. 더 구체적으로는 장의 미생물군이 피부에 어떤 영향을 주는지 보여 준다고 할 수 있다. 우리 몸속에는 인체 세포 전체를 합친 것보다 더 많은 세균이 살고 있다. 특히 위장에서 복잡한 문명을 형성하고 살아가는 미생물은 '잊힌 기관'으로도 불린다. 새롭게 발표되는 연구 결과들을 통해 체내에 서식하는 세균총의 구성이 우리 건강에 영향을 준다는 것 그리고 지금까지 밝혀진 사실은 미생물학적 빙산의 일각에 지나지 않는다는 것이 서서히 드러나는 추세다. 소화기관의 세균 조성을 조절해 피부질환을 해결하고 항생제를 사용하지 않아도 될 날이 올 수 있다는 전망은 분명 아주 매력적이다.

한 세기도 더 전에 노벨상을 수상한 일리야 메치니코프<sup>Élie Metchnikoff</sup>는 시대를 앞서간 인물이었다. 러시아 동물학자였던 그는 '세균 수십억 마리가 꽉 들어찬 캡슐 한 알을 삼키거나 요구르트를 섭취하는 것으로 고갈된 미생물군을 회복하는 날이 결국 오게 될 것'이라고 믿었다. 프로바이오틱이 널리 유명해지는 건 고사하고 과학계에서 진지하게 수용되기도 전에 수십 년 앞서서 활용 가능성

피부는 인생이다

을 예측한 것이다. 좀 더 최근에는 습진을 앓는 어린이들이 평균적으로 젖산균, 비피두스균, 박테로이데스 등 건강에 유익한 장내 세균의 다양성과 수가 더 적다는 사실이 밝혀졌다. 또한 대규모로 진행된 다른 최신 연구들에서는 젖산균과 비피두스균이 혼합된 프로바이오틱으로 아동의 습진 증상이 개선될 수 있다고 확인됐다.[35] 아이를 가진 여성이 임신 기간에 프로바이오틱을 섭취하면 태어난 아이가 2세부터 7세 사이에 아토피 피부염이 발생할 위험이 줄어든다는 근거도 점차 모이고 있다.[36]

'프리바이오틱'(프로바이오틱과 혼동하면 안 된다)은 세균은 들어 있지 않은 대신 '유익한' 균의 성장을 돕고 장의 환경을 개선하는 비소화성 성분으로 이루어진다. 예를 들어 과일과 채소, 곡류에서 발견되는 식이섬유는 식품에서 얻을 수 있는 우수한 프리바이오틱의 하나다. '신바이오틱스'는 프로바이오틱과 프리바이오틱이 결합된 물질에 붙여진 이름으로 신바이오틱스의 피부질환 치료 효과에 관한 초기 연구 결과는 상당히 긍정적이다. 2016년 한 연구에서는 1세 이상 어린이를 대상으로 8주간 신바이오틱스를 경구투여한 결과 습진 증상이 줄어든 것으로 나타났다.[37]

장에 서식하는 수십억 마리의 세균에서 비롯된 영향은 다양한 경로를 거쳐 피부로 전달된다. 첫 번째는 면역계 변화다. 마우스를 대상으로 프로바이오틱의 일종인 락토바실루스 루테리Lactobacillus reuteri를 마시게 한 실험에서는 피부에 천연 항염증 분자가 늘어난 것으로 확인됐다.[38] 마찬가지로 장내 미생물군이 제 기능을 하지 못하면 피부 면역 체계에 부정적 영향이 발생할 수 있다. 장내 세균 불균형이 장 내벽의 투과성을 높이고 이로 인해 병원성 분자와 염증성 분자가 혈류로 유입되어 먼 곳까지 피해가 발생한다고 보는 '장 누수 가설'을 뒷받침하는 근거도 계속 쌓이고 있다.[39] 장내 미생물이 균형을 잃는 이 같은 문제가 면역 기능에 악영향을 주고 그 결과 피부와 장의 협력 관계가 무너져 염증이 발생하면서 건선 환자들에게 발생하는 염증성 관절염의 하나인 건선성 관절염이 악화된다는 근거 역시 늘어나는 추세다.[40] 건선 환자의 경우 장내 세균 불균형으로 혈액에 세균 DNA와 염증을 유발하는 단백질이 늘어난다. 갓 태어난 마우스를 대상으로 한 실험에서는 항생제를 투여하여 장내 미생물군의 다양성을 감소시키자 건선 증상이 더 악화되었다.[41] 2018년 프랑스의 한 연구진은 마우스의 장내 미생물군을 부정적인 방향으로 변형하자 피부 알레르기 반응의 발생 빈도와 중증도가 모두 증가한다는 사실을 확인했다.[42]

피부와 장 미생물군의 두 번째 소통 수단은 식생활이다. 음식이 분해되고 대사가 이루어지려면 장내 미생물이 반드시 필요하다. 식이섬유를 단쇄 지방산으로 바꿔 체내 흡수가 가능해지게 하는 것, 항염증 기능을 발휘하는 것도 장내 미생물의 기능이다. 장내 미생물군에 의해 장에서 합성된 지방이 피부에 저장된다고 믿는 사람들도 있다. 식생활도 피부 미생물군의 조성에 영향을 줄 가능성이 있다. 내가 커리 음식점에서 알게 된 것처럼 마늘의 대사산물(알릴 메틸 황화물 등)은 피부를 통해 배출되고 이는 항균 작용을 한다고 알려져 있다. 그러나 특정 식품이 피부에 영향을 주는지 확인하기는 어렵다. 사람마다 장내 미생물군이 조금씩 다르다는 점도 이를 더욱 어렵게 만드는 요인이다.

피부와 장 사이에 오가는 정교한 소통 경로가 여기서 끝나는 것은 아닌 듯하다. 의대 재학 시절 같은 집에 살던 친구들 중 한 명이 정신적으로 또는 정서적으로 큰 스트레스를 받은 적이 있었는데, 그때 그 친구의 피부에 습진과 비슷한 발진이 생겼다. 게다가 큰 통증을 유발하는 과민성대장증후군까지 동시에 찾아와서 내내 소파에 누워 지내야 했다. 나는 내 이름이 붙은 병명을 하나 만들고 싶어서 피부와 뇌, 장까지 세 개의 기관이 각 기관의 고통을 공유한다는 가설을 세웠다('라이먼 증후군'이라는 병이 정말로 존재한다면 일단 명칭부터 굉장히 골치 아픈 느낌이 드는 건 사실이다). 하지만 아쉽게도 피부과 전문의인 존 H. 스토크스John H. Stokes와 도널드 M. 필스버리Donald M. Pillsbury가 나보다 80여 년 더 먼저 '위장관의 생리학적 특성과 연관된 홍반, 두드러기, 피부염과 감정의 중요한 연결 고리'를 정리했다.[43] '건강한 육체에 건강한 정신이 깃든다'고 했던 로마 시인 유베날리스의 주장에 반대하는 사람은 아무도 없을 것이다. 우리의 정신적 상태는 분명 장은 물론(chapter 7에서 살펴볼 예정이다) 피부에도 영향을 준다. 그리고 장에 발생한 염증이 뇌 염증에 영향을 줄 뿐만 아니라 정신 상태에도 영향을 끼쳐 불안과 우울증을 악화한다는 증거도 점차 모이고 있다.[44] 아직까지 검증되지는 않았지만 장의 상태에 따라 정신 건강에도 변화가 발생하는 이런 관계는 피부에도 영향을 줄 가능성이 있다. 그리고 반대 방향으로도 영향이 나타난다. 즉, 정신적 스트레스가 장내 미생물군의 조성을 변화시킨다. 동물을 대상으로 실시된 한 연구에서는 스트레스로 '유익균'인 젖산균과 비피두스균의 개체 수가 감소한다는 사실이 확인됐다.[45] 장내 세균 중에는 신경전달물질을 만드는 종류도 있다. 연쇄상구균과 칸디다균은 장의 수축을 자극하는 세로토닌을 만들고 바실루스와 대장균속 세균은 소화 활동을 약화한다고 알려진 노르아드레날린을 만든다. 심리적 스트레스가 발생하면 위의 수축과 운동성이 감소하고 이는 세균의 과잉 증식과 장 투과성 증가로 이어져 장미증과 같은 피부질환에 영향을 줄 수 있다.[46, 47] 뇌와 장, 피부의 이 같은 연결고리는 아직 거의 탐구되지 않은 영역이며 우리의 몸과 마음, 우리 몸에서 함께 살아가는 미생물이 서로 소통하는 정교하고도 수수께끼 같은 경로 중 하나다.

그러므로 우리가 먹는 음식이 속에서부터 피부에 영향을 끼치는 것은 분명한 일로 보인다. 그런데 직소 퍼즐 같은 피부와 장의 관계에서 최근 발견된 급진적 퍼즐 조각에 따르면 역방향 작용도 일어난다. 즉, 피부에서도 '먹는 작용'이 일어난다는 의미로, 어릴 때 피부와 닿은 물질이 음식 알레르기로 이어질 수 있다는 새로운 증거가 밝혀지고 있다. 획기적인 결과가 알려진 LEAP(땅콩 알레르기 조기 인식) 연구의 첫 번째 결과는 2015년 발표됐다. 해당 연구를 통해 땅콩 알레르기가 발달할 위험이 높은 영유아가 땅콩이 함유된 간식을

피부는 인생이다

섭취하면 달걀 알레르기나 습진 발생 위험이 높은 아이들과 마찬가지로 아동기의 땅콩 알레르기를 예방할 수 있는 것으로 확인됐다.[48] 이는 인체가 경구관용을 통해 무해한 땅콩 분자에 노출될 때 강력한 알레르기 반응을 나타내는 대신 몸을 보호하는 방식으로 반응하는 법을 익힌다는 견해를 뒷받침한다. 면역관용이 장을 통해 발달한다는 것은 밝혀진 사실이지만 음식물 입자가 장이 아닌 피부에서 먼저 '먹힌다면' 어떻게 될까? 생각보다 그리 엉뚱한 소리는 아니다. 피부 장벽에 문제가 발생하면 공기 중에 떠 있다가 피부에 내려앉은 음식물 입자가 인체 장벽 너머로 슬그머니 유입될 수 있다. 이와 같은 현상은 습진 발생 시 가장 흔하게 나타난다. 이렇게 유입된 작은 알레르기 유발 물질은 피부에 있는 대식세포라는 면역 세포에게 '먹힌다'. 식균작용으로도 알려진 과정이다. 이어 대식세포는 다른 면역 세포와 소통하여 '민감화 반응'을 일으킨다. 면역계가 그 음식물 입자를 외래 물질로 인식하여 해당 음식과 맞서도록 만드는 것이다.[49] 이렇게 되면 해당 음식에 다시 노출될 경우 알레르기 반응이 일어난다. 습진이 있는 영유아는 피부가 건강한 아이들보다 땅콩, 달걀, 우유 등의 식품에 알레르기 반응을 보일 가능성이 훨씬 더 높다. 습진은 사실상 영유아의 음식 알레르기를 유발하는 가장 큰 위험 요인이며 대부분 음식 알레르기보다 피부 문제가 먼저 나타난다.[50] 2018년 발표된 연구 결과에서도 피부를 통한 음식물 흡수에 영향을 주는 세 가지 요소가 다양하게 결합되면 음식 알레르기가 촉발된다고 밝혀짐으로써 그런 사실이 더욱 탄탄하게 뒷받침됐다. 세 가지 요소란 피부의 흡수성을 높이는 유전적 영향과 집 안에서 먼지와 음식 알레르기 유발 물질에 노출되는 것 그리고 아기용 물티슈를 과용하여 피부에 비누 성분이 남아 지질로 이루어진 피부 장벽에 악영향을 주는 것이다.[51] 물티슈가 최근 수년간 급증한 아동 음식 알레르기에 어느 정도로 영향을 주는지는(영향을 준다면) 아직 밝혀지지 않았으나 과도한 물티슈 사용이 영유아의 피부 장벽에 해로운 영향을 준다는 것은 여러 증거들로 뒷받침된다. 앞으로 계속 연구가 진행되면 생애 초기에 습진을 치료하고 아기의 피부 장벽을 보호할 수 있는 변화를 유도하여 이후에 발생할 음식 알레르기를 예방할 수 있을지도 모른다.

음식 알레르기 유발 물질 때문에 즉각적으로 피부가 부풀어 오르는 현상, 염증성 장질환 탓에 결절과 궤양이 발생하는 문제 또는 반대로 채소가 풍부히 함유된 식생활로 피부가 매력적으로 환하게 빛나는 것 등 피부에 나타나는 미스터리한 결과들은 모두 피부와 멀리 떨어진 기관 사이에 소통이 이루지고 있음을 보여 준다. 과학계에서는 그런 사실을 입증하는 근거가 천천히 발견되고 있다. 안타깝게도 피부 상태를 단번에 개선할 수 있는 특효약은 존재하지 않지만 피부 건강에 좋은 방식, 즉 지속 가능성 있는 균형 잡힌 식생활에는 전반적인 건강 개선 효과가 있다. 피부는 우리의 건강 상태를 알려 주고 정교하고 멋진 인체의 특성을 존중하라고 강조한다.

# 4

# 빛을 향해

## 피부와 태양의 이야기

○　　○　　○　　○　　○
　•　　•　　•　　•

이카루스야, 내가 경고하노니
너무 낮게 날면 날개에 물기가 쌓여 아래로 떨어지고
너무 높이 날면 태양이 날개를 태울 수 있단다.
그러니 적당한 높이로, 양극단의 사이로 가야만 한다.

오비디우스, 『변신 이야기』제8권

# The Remarkable
# Life of the Skin

An intimate journey
across our surface

그리스령 사모스섬 해안을 따라 아침에 조깅을 해 보기로 한 건 지나친 욕심이었을까. 나는 곶 정상을 향해 달리다가 중간쯤 왔을 때 주저앉아 숨을 가다듬었다. 아래에 펼쳐진 해안을 바라보니 태양에 너무 가까이 다가가 날던 소년이 결국 영원히 잠든 곳으로 알려진 이카리아해 너머로 슬금슬금 동이 트고 있었다. 해변은 질서 정연하게 촘촘히 놓인 일광욕 의자들로 꽉 들어차서 모래는 거의 보이지 않았다. 흡사 태양을 숭배하는 수천 명의 신도들을 위해 마련된 예배당 혹은 기도용 깔개 같다는 생각이 들었다.

태양을 신성시하는 행위는 전혀 새로울 것이 없다. 지구와 가장 가까운 이 별은 수천 년 전부터 숭배를 받았다. 생명과 빛을 선사하고 치유의 힘을 가진 태양은 경외심을 갖고 대해야 한다. 맨눈으로 똑바로 응시했다간 눈이 멀 수도 있고 태양에 너무 오랫동안 노출되면 피부는 새카맣게 타고 온몸에 기운이 빠진다. 현대 과학은 태양이 지구보다 33만 배 더 무겁고 태양계 전체 질량의 99.9퍼센트 가까이를 차지한다는 사실을 밝혀내며 태양을 향한 우리의 놀라움과 존경심을 더욱 증폭했다. 고대 그리스인들은 아폴로를 태양의 신으로 만들었지만 그는 또한 치유와 질병의 신이기도 했다. 우리는 누구나 두 얼굴을 가진 강력한 신, 태양이 우리에게 유익하기도

하지만 해로울 수도 있다는 사실을 본능적으로 느낀다. 태양은 경외해야 할까 아니면 두려워해야 할까?

간절했던 휴가가 드디어 시작되고 내가 있던 곳처럼 해가 쨍쨍한 섬으로 떠나 오후에 해변에 누워 꽤 오랫동안 곯아떨어졌다고 상상해 보자. 잠에서 깨 호텔로 돌아와서야 거울을 보고 코끝이 살짝 빨개진 것을 알아챈다. 햇볕에 살이 익은 것이다. 생리학적 측면에서 어떤 변화가 일어났는지 이해하려면 광자라고 불리는 햇볕을 이루는 입자가 어떤 작용을 하는지 추적해야 한다. 태양의 중심에서 표면으로 올라오는 과정은 빠르게 뛰어넘기로 하자. 셀 수 없이 많은 광자들 틈에서 조금씩 앞으로 또 앞으로 올라오는 과정은 대략 10만 년 정도가 소요될 만큼 느리게 진행된다. 이 조그마한 입자가 태어난 곳에서 방출되고 태양 표면을 벗어나 지구 방향으로 향하기 시작하면 상대적으로 짧은 거리를 이동한다. 즉, 시속 6억 7,100만 마일의 속도로 약 8분 17초면 지구에 도착한다. 야외의 자연광 아래에서 지금 이 책을 읽고 있다면 종이를 환하게 밝혀 주는 빛 에너지는 여러분이 2~4쪽 앞을 읽고 있을 때 태양에서 출발했을 것이다. 우리 피부와 부딪히는 광자는 거의 대부분 태양에서 방출된 것이지만 다른 별에서 온 광자도 극히 작은 부분을 차지한다. 서호주 대학교 연구진은 피부가 태양에 그을린 경우 10조 분의 10 정도는 다른 은하계의 별에서 온 광자에 의한 것이라는 계산 결과를 내놓았다. 빛에 수조 년 정도 노출되어야 겨우 다른 별의 영향을 느낄 수 있다는 뜻이다.[1]

피부는 인생이다

출퇴근 시간에 만나는 인파가 다양한 사람들로 구성되듯 코를 벌겋게 만든 햇볕도 파장에 따라 특징이 다른 다양한 광자로 구성된다. 인간의 눈은 가시광선의 파장만 볼 수 있고 따라서 코끝이 살짝 탄 것도 볼 수 있다. 하지만 실제로 피부를 태운 햇볕 입자는 우리 눈에 보이지 않고 강력한 에너지를 가진 자외선에 포함되어 있다. 지구 표면에 닿는 자외선은 대부분 장파장 자외선$^{UVA}$ 입자로 구성되며 이것은 피부 바깥층에 침투하여 진피 깊숙한 곳까지 손상시킨다. 노출 시간이 길어지면 피부를 지탱하는 콜라겐과 엘라스틴 층이 약화되어 주름이 생기고 피부가 가죽처럼 변하는 동시에 착색된 점이 생기는, '광노화'로 알려진 과정이 진행된다. 그런데 피부를 태우는 UVA는 일광 화상과는 무관하며 암도 유발하지 않는다고 알려져 있다. 예전부터 선탠 기계에 UVA가 사용된 것도 이런 이유 때문이다. 그러나 이제는 UVA도 피부암을 촉발하고 가속화할 수 있을 뿐만 아니라 노화도 촉진할 수 있다는 증거가 밝혀지고 있다.

태양 광선과 함께 이동하는 가장 악명 높은 입자는 중파장 자외선$^{UVB}$이다. 태양이 가진 양날의 검과도 같은 UVB에는 태양이 우리에게 줄 수 있는 고통과 영양이 모두 담겨 있다. 이 고에너지 입자가 피부의 표피 바깥쪽에 닿으면 DNA가 잘려 나간다. 피부에는 곧바로 염증 반응이 나타나 피부가 붉어지고 붓고 물집이 생긴다. 그런데 DNA와 함께 피부의 비타민 D 전구체도 UVB에 의해 분해된다. 전구체란 특정 물질의 불활성 형태로 정해진 방식으로 분해되면 활성 물질이 방출된다. 즉, UVB는 이 필수 비타민을 얻을 수 있

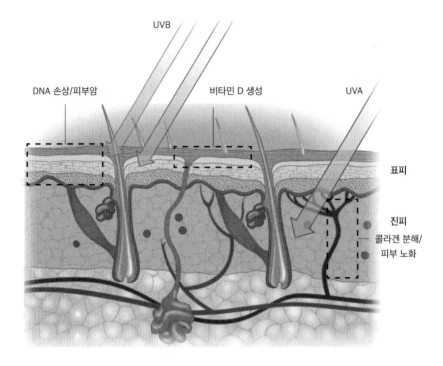

UVB

DNA 손상/피부암    비타민 D 생성    UVA

표피

진피
콜라겐 분해/
피부 노화

는 가장 중요한 원천 중 하나인 셈이다. (태양에서 나온 광선 중 가장 강력

하고 위험한 UVC는 피부와 닿을 경우 피부를 파괴할 수 있다. 다행히 지구의 피부인

대기의 오존과 산소가 UVC를 차단해 주니 얼마나 고마운 일인지 모른다.)

　UVB는 DNA를 절단할 수 있으니 인류 전체가 피부암에 걸려 애

초에 인류가 전부 사라질 수도 있었을 텐데 어째서 그런 일은 벌어

지지 않았을까? 답은 평소에 잘 두드러지지 않는 멜라닌세포에 있

다. 문어를 닮은 이 작은 세포는 표피 바닥층을 형성하는데, 문어와

닮은 것이 모습만은 아니다. 먹물을 뿜는 문어처럼 멜라닌을 방출

　　　　　　　　　　　　　　　　　　　　　피부는 인생이다

한다. 검은색, 갈색, 붉은색을 띠는 이 색소는 각기 다른 종류의 복잡한 중합체를 이룬다. 종류가 다양하다는 것은 곧 자외선 파장을 거의 대부분 흡수할 수 있다는 의미이고 따라서 피부의 천연 선크림이라는 놀라운 기능을 수행한다. 스웨덴 룬트 대학교가 2014년 발표한 연구를 통해 이 기능이 발휘되는 멋진 과정이 밝혀졌다.[2] 멜라닌 분자는 자외선과 부딪히면 자외선의 강력한 무기인 광자를 공략하여 무해한 열로 전환한다. 심지어 이 모든 과정이 1초의 10억 분의 1에서 수천 분의 1 사이에 완료된다. 피부에 햇빛이 마구 쏟아지면 멜라닌세포가 활성화되고 그로부터 2~3일이 지나면 인체가 손상을 막으려고 발휘한 보호 기능이 그을린 피부의 형태로 나타난다. 색이 다른 경결 조직이 생길 때도 있다. 하지만 오랜 세월 변치 않는 우리의 기본적인 피부색은 피부에 어떤 종류의 멜라닌이 얼마나 존재하느냐에 따라 크게 좌우된다. 인류의 피부색이 갈색 범위에서 매우 다채로운 이유도 이 때문이다. 피부색이 어둡다고 해서 색이 옅은 피부보다 멜라닌세포 수가 더 많은 것은 아니다. 우리 피부의 문어인 멜라닌세포는 피부색보다 피부를 지키는 색소를 만드는 일에 더 매진한다. 멜라닌이 전혀 없는 사람들이 어떤 삶을 사는지 확인해 보면 멜라닌이 얼마나 중요한지 확실하게 알 수 있다. 유전적으로 멜라닌이 없는 선천성 색소결핍증에 걸린 사람들은 생애 초기부터 온갖 형태의 피부암에 걸릴 위험이 높고 평생을 햇볕에게서 피부를 지키며 살아야 한다. 꼼꼼한 관리와 치료가 동반되지 않으면 생을 너무나 일찍 마감하고 만다.

멜라닌이 천연 선크림 기능을 하는 것은 사실이지만 선탠은 태양에게서 피부를 보호하는 기능과 큰 관련이 없다. 자외선 차단지수로 따지면 3 정도에 불과하고 오히려 피부가 거무스름해지는 과정에서 DNA도 파괴된다. 그러므로 널리 알려진 생각과 달리 여름휴가를 떠나기 전에 웃옷을 벗어 던지고 미리 피부를 태운다고 해서 태양에게서 피부를 더 확실하게 보호할 수 있는 건 아니다. 일광노출은 겉모습과 건강을 모두 손상한다. 다른 어떤 원인들을 합친것보다도 피부 노화를 가장 크게 촉진하는 중대한 원인이기도 하다. 여기서 한 가지 기억해야 할 중요한 사실이 있다. 전 세계 여러나라에서 발생하는 질병, 표피에 문제를 일으켜 고통받고 목숨까지잃게 만드는 병의 가장 강력한 위험 요인 역시 피부의 일광 노출이라는 점이다. 그 병은 바로 피부암이다.

피부암과 제대로 처음 마주했던 날의 기억은 내 뇌리에 깊이 남아 있다. 서른 살 아일랜드 출신의 카트리오나라는 여성이 어느 종양 전문의의 진료실로 들어왔을 때 나는 구석에 자리를 잡고 앉아있었다. 카트리오나는 악성흑색종 4기 환자였다. 수개월간 암과 화학요법에 시달리느라 수척해질 대로 수척해진 모습에서 최근까지주말마다 트라이애슬론 경기에 출전했다는 다부진 몸매의 교사는전혀 찾아볼 수 없었다. 병으로 그새 나이를 수십 년은 더 먹은 것같았다. 1년 전 카트리오나는 오른쪽 어깨뼈 부근 피부에 붉은색과갈색, 검은색으로 물든 작고 평평한 자국이 생긴 것을 발견했다. 자국의 범위가 점점 넓어지기 시작한 무렵 비교적 조기에 흑색종 진단이 내려졌고 할 수 있는 치료는 다 했음에도 불구하고 흑색종은 폐와 간, 뼈까지 퍼졌다. 나와 처음 만났을 때는 살날이 6개월에서 12개월밖에 남지 않은 상황이었다.

"그가 날 혼자 두고 갔어요. 내가 죽도록 놔둔 거예요!" 그날 카트리오나는 흐느끼며 이렇게 말했다. 그리고 계속 울먹이며 암이 왜 생겼다고 생각하는지 힘겹게 설명했다. 22년 전 여덟 살 때 가족 모두 스페인의 어느 해안으로 떠난 여름휴가를 '선크림을 거의 바르지 않고' 보냈다는 이야기였다. "엄마는 멋진 모습으로 변신하고 싶어 했고 아빠는 선탠이 몸에 좋다고 했어요. 도착하고 첫날 오후에 엄마는 장을 보러 가고 전 아빠와 해변으로 갔죠. 하지만 아빠는 나만 두고 술집으로 갔어요. 전, 잘 모르겠지만 4~5시간 정도 혼자 있었던 것 같아요. 저녁에 호텔로 돌아왔을 땐 이미 이 부위에 엄청 심각한 화상을 입은 상황이었어요. 물집이 생기고 피까지 나서 결국 병원에 가야 했죠." 카트리오나는 20여 년 전에 흑색종 징후가 처음 나타난 곳을 가리키며 이야기했다.

어릴 때 햇볕에 한 번 심하게 탄 것이 말기 암의 원인으로 작용할 수 있을까? 최근 한 연구에서는 어린 시절에 태양에 심하게 화상을 입었던 사람 중에 피부암이 전혀 발생하지 않는 사람도 많지만 아동기에 극심한 일광 화상을 입으면 이후 흑색종이 발생할 가능성이 50퍼센트까지 높아진다고 밝혀졌다.[3] 또 다른 연구에서는 10대 시절 5회 이상 중증 일광 화상을 입은 적이 있는 백인 여성의 경우(남성은 연구 대상자에 포함되지 않았다) 흑색종 발생 위험이 두 배 더 높은 것으로 나타났다.[4] 피부에서 DNA가 한번 손상된 부위는 평생 동안 취약해진 상태로 남아 있다. 태양광에 손상된 후 회복되지 않은 DNA로 인해 염기 서열에 돌연변이가 생기고 이것이 목숨을 위협하는 암으로 발달할 수 있다. 그러나 태양이 피부암에 끼치는 영향, 특히 전체 인구 중 피부색이 옅은 사람들이 높은 비율을 차지하는 국가에서 나타나는 영향은 거의 제대로 밝혀지지 않았다.

카트리오나가 진료실에서 나간 뒤 의사는 나를 돌아보며 말했다. "우리 인간은 위험성을 참 끔찍할 정도로 알아보질 못하죠. 특히 미래의 건강에 관해서는 더욱 그렇습니다. 그러나 돌봐야 할 책임이 있는 사람에게 그런 일이 벌어진다면, 만약 어린 아기가 심각한 일광 화상을 입는다면 전 아동학대로 봐야 한다고 생각해요."

지난 30년간 미국의 피부암 발생 건수는 다른 어떤 암을 합친 것보다도 많고[5] 호주에서는 세 명 중 두 명이라는 엄청난 수의 사람들이 생애 어느 시점에 피부암에 걸린다.[6] 피부색이 옅은 북미 사람들과 유럽인들에게는 '건강미 넘치는 구릿빛 피부'를 향한 열망이 있고 이제 큰돈 들이지 않아도 태양 아래에서 휴가를 즐길 수 있는 기회가 많아지자 피부암은 더욱 늘고 있다. 서구 지역에서는 지난 수십 년 동안 피부암 발생률이 폭발적으로 증가하여 공중보건의 위기로 봐도 될 만한 수준에 이르렀다. 피부암으로 목숨을 잃는 사람들, 고통에 시달리는 사람들과 더불어 의료 보건 비용도 치솟았다.[7] 영국 국민의료보험에 따르면 2025년까지 피부암 치료비만 연간 5억

피부는 인생이다

파운드에 달할 것으로 전망된다. 피부암 환자의 숫자는 피부과에서 감당하기 힘든 수준으로 늘어나서, 피부에 무슨 병이든 생기면 대기실에서 한참을 기다려야 하는 상황이 됐다.

피부암은 크게 세 종류로 나뉜다. 첫째는 현재까지 발생률이 가장 높은 기저세포암이다. 진주알 같은 덩어리가 햇볕에 노출된 머리와 목 부위에 나타나는 병으로 사망에 이르는 경우는 매우 드물지만 제거하지 않고 그냥 두면 눈, 귀 등 인접한 곳까지 손상이 발생할 수 있다. 둘째 종류인 편평세포암은 딱딱한 궤양으로 나타날 수 있으며 출혈이 동반되는 경우도 빈번하다. 기저세포암보다는 발생 빈도가 낮지만 위험성은 더 크고 전이(인체 다른 부위로 퍼져 나가는 것)될 확률도 더 높다. 사망률이 가장 높은 피부암은 흑색종이다. 앞서 두 가지 종류와 비교하면 발생률은 가장 낮지만 이 치명적인 암에 걸리는 사례는 계속 늘고 있다. 미국에서는 2018년 흑색종 신규 진단 건수가 약 9만 건을 기록했고 사망자는 1만 명이었다. 과거 40년간 발생한 사망자의 15배에 달하는 숫자다.[8] 영국에서는 2035년까지 흑색종 발생률이 7퍼센트까지 증가할 것으로 전망된다.[9]

흑색종은 조기 진단이 특히 중요하다. 1970년대에는 열 명 중 다섯 명이 흑색종으로 세상을 떠났으나 이제 그 비율이 열 명 중 한 명으로 감소한 가장 큰 이유는 많은 사람들이 피부암과 조기 진단의 중요성을 인식했기 때문이다. 2017년 클리블랜드 클리닉에서 실시한 연구에서도 조기 진단이 흑색종 생존율을 결정하는 핵심 요인인 것으로 확인됐다.[10] 피부 유형과 함께 '점이 얼마나 많은가'도

흑색종 발생 위험에 영향을 준다. 오른팔에만 점이 열한 개 이상 있다면 몸 전체에 점이 100개 이상 존재하며 이 경우 흑색종 발생 위험도 높아진다. 흑색종의 20~40퍼센트가 몸에 원래 있던 점에서 시작되기 때문이다.[11] '비정형적인' 점이 유전적으로도 발생하는 경우 '이형성 모반 증후군'으로 불린다. '선천성 멜라닌세포 모반'은 태어날 때부터 특정한 점이 나타나는 병으로 이후 흑색종이 발생할 확률이 0~10퍼센트인 것으로 알려져 있다. 일반인들이 몸에 원래 있던 점 중에 흑색종이 될 가능성이 있는 점을 비교적 간단하게 확인해 볼 수 있는 방법은 'ABCDE'로 요약되는 특징이 나타나는지 살펴보는 것이다.

- 비대칭성Asymmetry
- 불규칙한 경계Irregular Borders
- 점 내부 색깔이 한 가지 이상인지 여부Color
- 지름이 6밀리미터 이상인 경우Diameter
- 발달 상태Evolution(색깔이나 크기가 변화하는 양상)

나는 여기에 '전문가와 상담할 것Expert'을 의미하는 'E'를 하나 더 추가했으면 한다. 일반의나 피부과 전문의는 관련 경험을 쌓고 교육을 받았을 뿐만 아니라 피부경, 즉 피부 검사를 위해 특수 고안된 확대경으로 몸에 생긴 점이 악성종양인지 아닌지 판단할 수 있다. 2018년 버밍엄 대학교 연구진이 전 세계에서 발표된 연구 결과를

피부는 인생이다

종합해 본 결과 흑색종 여부를 판단하려면 시각 검사만으로는 충분치 않으며 피부경을 활용할 수 있는 전문가는 병소를 놓칠 확률이 훨씬 낮았다는 사실[12]도 나의 제안을 뒷받침한다. 더불어 널리 이용되는 스마트폰 애플리케이션으로도 의심스러운 점을 평가하여 미처 감지되지 못한 흑색종을 높은 비율로 찾아낼 수 있는 것으로 확인됐다.

피부색, 주근깨, 점에는 이야기가 담겨 있다. 우리는 그 이야기를 정기적으로 잘 읽어야 한다. 피부암 발생 위험을 파악하기 위한 노력의 일환으로 마련된 '피츠패트릭 피부 유형'은 아래 항목으로 '광피부형'을 분류한다.

- 1형: 창백한 하얀 피부. 항상 일광 화상을 입지만 검게 타지 않는다.
- 2형: 피부는 희고 눈 색깔은 짙다. 일광 화상이 쉽게 발생하며 거의 타지 않는다.
- 3형: 어둑한 흰 피부. 일광 화상을 입으면 탄다.
- 4형: 옅은 갈색 피부. 일광 화상이 약간 발생하고 쉽게 탄다.
- 5형: 갈색 피부. 일광 화상이 드물게 발생하고 더 어두운 색으로 탄다.
- 6형: 진갈색·검은색 피부. 일광 화상은 절대 발생하지 않고 피부가 항상 어두운 색이다.[13]

피츠패트릭 피부 유형은 넓게는 갈색 계통에서 무수하고 다양하게 분산된 인간의 피부색을 너무 대충 분류했다는 단점이 있다. 또한 짙은 갈색과 검은색 피부도 색이 더 옅은 피부에 비하면 화상 가능성이 훨씬 낮고 덜 심각할 뿐, 위의 분류에 나온 설명과는 달리 일광 화상을 입을 수 있다. 이런 한계에도 불구하고 피츠패트릭 피부 유형은 화상 위험성을 파악할 수 있는 괜찮은 지침이며 각 인종을 차별 없이 묘사하도록 한 예상치 못한 순기능도 발휘해 왔다. 실제로 이 분류는 현대사회의 전자 커뮤니케이션에서 먼 옛날에 쓰이던 상형문자와도 같은 이모티콘에 다섯 가지 피부색을 추가하는 바탕이 됐다.[14]

피부암은 백인 인구군에서 가장 많이 발생하지만 피부색과 상관없이 영향을 줄 수 있다. 자외선은 색과 무관하게 모든 피부를 손상할 수 있고, 유전, 흡연 등 피부암에 영향을 주는 다른 위험 요소도 존재한다. 미국에서 실시된 여러 건의 연구에서는 피부가 검은 사람들은 피부가 흰 사람들보다 악성흑색종에 걸릴 확률이 훨씬 낮지만 일단 발생하면 생존율이 백인보다 더 낮은 것으로 나타났다. 이런 불균형이 어디에서 비롯되는지는 아직 완전히 밝혀지지 않았으나 미국에서는 흑인 인구군의 의료 보건 서비스 접근성이 떨어진다는 사실과 의료계, 흑인 사회 모두 피부가 검어도 피부암이 발생할 수 있다는 사실을 인식하지 못하는 문제가 모두 작용하는 것으로 보인다. 레게 가수였던 밥 말리Bob Marley는 흑색종 진단이 제대로 내려지지 않은 유명한 사례다. 발가락에 치명적인 흑색종이 생겼음에도 처음에는 축구를 하다가 다쳐서 생긴 상처로 진단을

피부는 인생이다

받았다고 한다.

나는 피부암 환자들이 겪은 이런 불평등한 일들을 접한 후 관련 연구가 이루어지지 않았다는 사실도 알게 됐다. 그래서 영국의 1차 진료 기관에서 피부색이 흰지 검은지에 따라 흑색종 진단에 차이가 나타나는지 직접 알아보기로 결심했다. 영국 국민의료보험은 치료를 받는 시점에는 무료이고 따라서 사회경제학적 측면에서 미국의 의료 보건 시스템보다 환자들이 좀 더 공평한 대우를 받는다고 볼 수 있으므로 의료보험 혜택을 받은 환자들을 대상자로 선정했다. 나는 영국의 두 대학과 협력하여 20장의 사진으로 구성된 '1차 진료 피부과학 퀴즈'를 고안하고 이를 영국 전역에서 활동 중인 일반의 3,000명에게 이메일로 보냈다.[15] 다양한 피부질환을 나타내는 사진들과 함께 의사들이 어떤 병인지 선택할 수 있도록 20가지 병명을 목록으로 함께 제시했다. 이 사진들 가운데 내가 특히 관심을 갖는 사진이 네 장 포함되어 있다는 사실은 밝히지 않았다. 퀴즈 내용에 무작위로 배치한 사진들 중 두 건은 백인 피부에 생긴 흑색종 사진이고 두 건은 흑인 피부에 발생한 흑색종 사진이었다. 조사 결과 흥미롭게도 백인 피부에 생긴 흑색종을 올바르게 알아본 의사의 비율은 대략 90퍼센트인 데 반해 흑인의 경우 흑색종이라고 답한 응답자는 50퍼센트를 조금 웃돌았다. 규모도 작고 여러 가지 한계점이 있는 연구였지만 치명적인 피부질환이 피부색에 따라 어떤 차이를 보일 수 있는지에 관한 의학 교육이 필요하다는 사실을 엿볼 수 있었다.

피부암이 점차 심각한 문제로 자리 잡고 있는 건 분명해 보인다. 그렇다면 피부암 발생률을 낮추려면 어떻게 해야 할까? 가장 먼저 '가무잡잡한 피부가 건강하다'는 생각이 틀렸다는 것부터 알아야 한다. 피부가 햇볕에 타서 손상되면 살짝 그을린 정도라도 그로 인한 손상이 시간이 갈수록 누적된다는 사실이 엄청나게 많은 근거로 뒷받침되고 있다. 고대 이집트인들은 태양을 숭배했지만 태양의 위험성을 잘 알고 있었고 기록에 따르면 최초의 선크림도 개발했다. 당시 이집트인들이 사용한 쌀겨와 자스민에는 실제로 손상된 피부의 회복 효과가 있다고 알려진 분자가 함유되어 있다. 지금은 다행히 훨씬 더 효과적인 자외선 차단제가 개발됐다. 신체 크기가 평균 정도인 성인이 태양 아래에서 마음 놓고 놀거나 일을 하려면 자외선 차단지수가 최소 15 이상인 광범위 선크림(UVA와 UVB를 차단할 수 있는) 약 35~45밀리리터를 노출된 피부 전체에 발라야 한다(골프공 한 개 크기 또는 6~8티스푼에 해당하는 양). 차단지수가 15인 제품은 선크림을 바르지 않았을 때와 비교할 때 해당 선크림을 바르면 피부가 벌겋게 타기까지 소요되는 시간이 열다섯 배 더 오래 걸린다는 의미로 해석하면 된다. 영국에서 실시된 연구 결과들을 보면 선크림 제품에 표시된 정보들이 큰 혼란을 낳고 있음을 알 수 있다. 자외선 차단지수SPF는 UVB 차단 정보만 나타내며 UVA의 차단 수준은 한 개부터 다섯 개까지 별을 부여하는 방식으로 나타낸다. 조사 결과를 보면 응답자의 절반 가까이가 SPF의 의미를 알지 못하고 이 지수가 UVB와만 관련이 있다는 사실을 아는 사람도 8퍼센트에 불과했

피부는 인생이다

다.[16]

피부암 위험을 줄일 수 있는 그 외 상식 팁은 인공 선탠을 하지 않는 것, 그늘로 다니고 모자를 쓰는 것, 적절한 옷차림을 하고 아이들에게 선크림을 바르도록 가르치는 것 등을 들 수 있다.

태양에게서 피부를 보호하는 습관이 확고히 자리를 잡으면 실제로 피부암 예방 효과를 얻을 수 있다는 사실이 확인된 나라가 있다. 호주인 대부분은 영국인과 아일랜드인의 혼혈로 태어난 사람들의 자손이다. 피부색이 창백했던 이들의 먼 옛날 조상들은 날씨가 칙칙하고 비도 많이 오는 북유럽 해안가에 살다가 멀리 지구 반대쪽에 자리한 무덥고 해가 쨍쨍한 대륙으로 이주했다. 그러니 호주가 전 세계에서 발생하는 피부암의 중심 국가가 된 것도 당연한 일인지 모르지만 지난 30년간 피부암 발생률이 감소한 유일한 국가 역시 호주다. 내 동료 중 한 사람은 1980년 호주를 떠나 영국으로 왔는데 1985년 가족들을 만나러 시드니에 다녀온 후 이렇게 이야기했다. "크게 달라진 건 없었어. 다만 1970년대에는 내 친구들이 전부 머리를 길게 기르고 웃통은 벗은 채로 시내를 돌아다녔는데 이제는 다들 머리를 짧게 깎고 티셔츠를 입고 있더군. 모자도 쓰고 선크림도 바르고 말이야. '갈매기 시드'가 이제 정말 호주 사람들을 대표하는 이미지가 됐어." 갈매기 시드는 1981년 호주 텔레비전 화면에 등장한 캐릭터로 "훌렁, 찹찹, 탁! 티셔츠를 훌렁 입고 선크림을 찹찹 바르고 모자를 탁 쓰고!"라는 기억하기 쉬운 가사로 열심히 노래했다. 이 '훌렁, 찹찹, 탁!' 캠페인은 역사상 가장 성공적인 공중보건 인식 캠페인이 됐고 오랫동안 전 세계 마케팅업체들과 의료보건 기관들의 찬사를 받았다.[17] 알기 쉽게 정리된 메시지가 제대로 전달되면 특정 문제에 관한 인식을 얼마든지 끌어올릴 수 있고 궁극적으로는 지식을 행동으로 전환할 수 있다는 사실을 잘 보여 준 사례다.

그럼에도 태양으로 입을 수 있는 손상을 국민들이 잘 아는 것과 실제로 햇볕을 막기 위해 노력하는 것 사이에는 여전히 격차가 존재하고 호주도 예외는 아니다. 건강을 대하는 태도를 바꾸는 것이 얼마나 힘든지 알 수 있는 부분이다. 2015년 영국피부과학회가 실시한 대규모 조사에서 영국인의 80퍼센트는 피부암을 걱정하지만 전년도에 일광 화상을 입었다고 답한 응답자 역시 72퍼센트로 나타났다.[18] 2017년 전 세계 23개국 국민 2만 명을 대상으로 햇볕을 차단하기 위한 행동을 조사한 결과에서도 열 명 중 아홉 명이 피부가 햇볕에 노출되는 것과 피부암 사이에 연관성이 있음을 알고 있었지만 응답자의 절반가량은 휴가철에 피부를 보호할 수 있는 노력을 전혀 하지 않는다고 밝혔다.[19] 태양에게서 피부를 보호해야 한다는 캠페인에 관한 심리학 연구에서는 건강을 언급하는 것보다 허영심을 건드리는 방식이 더 효과적이라는 재미있는 결과가 나왔다. 사람들에게 피부암 사진을 보여 주고 햇볕으로 인한 손상이 나중에 건강에 영향을 줄 수도 있다고 이야기해도 행동에 영향 있는 변화를 일으키지는 않았다. 반면 햇볕에 노출되어 피부가 손상되면서 주름과 주근깨가 생긴 사진들을 보여 주고 피부를 태우면 외모에

피부는 인생이다

악영향이 발생할 수 있다고 설명하면 피부를 태양에게서 보호하기 위해 지켜야 할 수칙을 훨씬 더 잘 지키는 것으로 나타났다.

왜 사람들은, 특히 서구의 백인 사회는 태양을 쫓아다닐까? 1920년 대 전까지만 해도 유럽과 미국에서 가무잡잡한 피부는 밭에서 땀 흘리며 일해야만 하는 사람들을 비롯해 사회계층이 낮은 사람들에게서나 볼 수 있는 특징으로 여겨졌고 피부가 창백해야 매력적이라고 생각했다. 아름다움에 관한 이런 사회적 인식은 아프리카, 아시아를 중심으로 여전히 수많은 개발도상국에 남아 있다(이 이야기는 chapter 9에서 다시 살펴보기로 하자). 그러다 코코 샤넬Coco Chanel이 프랑스 리비에라에서 어쩌다 햇볕을 너무 쬐고는 「보그」지에서 '1929년 의 여성들은 반드시 피부를 태워야 한다'고 선언한 후 서구 지역 젊은이들 사이에 '건강하고 윤기 있는 피부'를 만들어야 한다는 엄청난 사회적 압박이 생겨났다. 가무잡잡한 피부는 밖에서 고된 노동에 시달린 흔적이 아닌 휴가철에 여가를 즐길 만큼 경제적으로 풍족한 사람임을 나타내는 일종의 배지가 되었다. 아름다움에 관한 인식과 피부로 드러내는 지위에 일어난 이 문화적 변동은 피부암 환자가 늘어나는 원동력이 됐다.

햇볕 중독으로 발생하는 신체적, 심리학적 현상은 그보다 덜 알려졌다. 햇볕은 다른 약들과 마찬가지로 우리 몸에 좋은 영향과 나쁜 영향을 동시에 발생시킨다. 중독을 일으킨다는 점도 약과 동일하다. '선탠 중독Tanorexia'은 실제로 일어나는 현상으로 태양에 노출되면 피부에서 베타 엔도르핀이 합성되고 이것이 혈류로 들어가 오피오이드와 유사한 영향을 일으키는 것이 원인이다. 진통제로 사용되는 오피오이드는 모르핀, 헤로인과 함께 중독 물질로 분류된다. 해변을 즐겨 찾는 사람들 중 20퍼센트는 중독과 물질 남용의 기준이 되는 증상을 나타내며 태양 의존성 징후를 보인다.[20]

더 매력적으로 보이기 위해 피부색을 바꾸고 싶어 하는 사람이 전혀 없는 사회가 있다면 아마도 가장 이상적인 사회일 것이다. 하지만 자외선 노출로 인한 조기 노화나 피부암 같은 부작용 없이 '건강해 보이는 구릿빛 피부'로 만들고 싶어 하는 사람들은 힘들여 애쓰지 않아도 그런 피부를 만들 수 있는 방법, 주황빛이 도는 가무잡잡한 피부로 만들어 주지만 씻고 나면 사라지는 화장품을 바르지 않고도 자연스럽게 피부를 태울 수 있는 방법이 있는지 알고 싶어 한다. 의외로 음식이 해답 중 하나가 될 수 있다. 앞서 살펴보았듯이 당근, 토마토 등 카로티노이드가 함유된 형형색색의 채소를 충분히 섭취하면 피부에 살짝 도는(그러나 분명히 알아볼 수 있는) 황금빛 윤기를 얻을 수 있다. 실제로 카로티노이드가 풍부하게 함유된 식사를 한 사람들은 식사 후 가볍게 선탠을 한 사람들보다 스스로 자신의 얼굴이 매력적이라고 느끼는 경우가 많은 것으로 확인됐다.[21] 더 흥미로운 사실은 과일과 채소를 섭취하면서 그런 식단을 지키면 안색이 밝아진다는 이야기를 들은 사람들은 향후 심장 발작이 발생할 위험이 낮아진다는 이야기를 들은 사람들보다 식단을 훨씬 잘 지켰다. 우리는 목숨을 잃을지도 모르는 사태가 벌어지는 것보다 외모를 더 우선시하고 신경 쓴다는 사실을 다시 한 번 알 수 있는 결과다.

피부는 인생이다

그러나 2017년 기존의 흐름을 뒤집으며 획기적인 '진짜 효과적인 가짜 선탠' 기술이 등장했다.[22] SIK 억제제로 불리는 작은 분자가 멜라닌세포의 멜라닌 생산에 변화를 일으켜 피부를 보호하는 색소의 양이 자연적으로 늘어나도록 만든다는 사실이 밝혀진 것이다. 아직 갈 길이 멀지만 성공한다면 태양 없이 안전한 선탠 효과를 얻을 수 있고 이는 피부색이 가장 밝은 '1형' 피부를 가진 사람들에게 특히 큰 도움이 될 것이다.

대부분의 사람들은 DNA가 크게 손상되고 태양 광선에 반복적으로 노출되어야 피부암에 걸린다. 부분적으로는 인체가 자외선으로 손상된 DNA를 회복할 수 있는 멋진 기능을 보유한 덕분이다. '뉴클레오타이드 절단 회복'으로 불리는 이 회복 과정이 진행되면 단백질 복합체가 DNA 서열을 따라 이동하면서 아주 꼼꼼한 편집자처럼 암호에 틀린 부분이 없는지, 특히 자외선으로 인한 문제가 있지 않은지 체크한다. 오류가 발견되면 단백질 복합체가 손상된 DNA 서열과 마주 보고 있는 정상적인 서열에 결합한다. 그리고 가위 역할을 할 다른 단백질을 불러들여 손상된 DNA 서열의 위쪽과 아래쪽을 잘라 낸다. 잘려진 조각은 즉시 떨어져 나가고 DNA 중합 효소와 DNA 연결 효소가 각각 올바른 암호를 새로 만들어서 비어 있는 곳에 붙이는 기능을 담당한다. 이 정교한 과정은 자외선에 노출되어 돌연변이가 발생하는 위험성을 줄이기 위해 생체 시계 관리에 따라 주로 저녁 시간대에 이루어지는 것으로 보인다.

의학계의 수많은 발견들이 그렇듯이 안타깝게도 이 과정의 많은 부분은 이런 기능이 나타나지 않는 불운한 소수의 사람들을 통해 알려졌다. 2016년 아프리카에 위치한 피부 전문병원을 방문했을 때 나는 열 살짜리 여자아이와 그 아이의 여섯 살짜리 남동생을 만났다. 소녀의 얼굴은 혹과 주근깨, 수술받은 흔적으로 온통 뒤덮여 있었다. 한 달 전 침습성 기저세포암으로 잃은 왼쪽 눈에는 안대가 씌워져 있었다. 남동생의 얼굴에는 얼룩덜룩한 색소침착이 일어나 있었고 희한한 형태의 혹들이 올라온 상태였다. 둘 다 또래 아이들에게서 볼 수 있는 장난스러운 모습이나 생기는 전혀 찾아볼 수 없었다. 몸 상태가 이러니 완전히 축 처져 있었다. 남매가 앓고 있던 병은 색소피부건조증으로 자외선에 대응하는 정교한 DNA 수선 메커니즘이 전혀 이루어지지 않는 유전질환이다.[23] 이 병에 걸린 환자들은 수명이 짧고(개발도상국의 경우 10대 이후까지 생존하는 비율이 극히 낮다) 피부암이 무서울 정도로 가속화된다. 햇볕에 조금이라도 노출되면 곧바로 일광 화상이 발생한다.[24] 내가 병원을 둘러볼 수 있도록 안내해 준 케냐 출신 의사는 이런 아이들을 '달빛 아이들'이라 부른다고 알려 주었다. 세계 여러 지역에서 눈에 띄는 피부질환을 가진 사람들을 눈에 보이지 않는 곳으로 쫓아내는 일이 벌어지기도 하지만 색소피부건조증 환자들에게는 어둠 속에 머무는 것이 유일한 치료법이다. 유럽과 미국에는 그나마 100만 명당 한 명꼴로 발생하는 이 파괴적인 병을 도울 수 있는 자원이라도 있다. 가령 뉴욕 북부에 위치한 캠프 선다운에서는 시계가 다른 곳들과 반대로 흐른다. 색소피부건조증을 앓는 아이들은 이곳에서 캄캄한 어둠 속에 밖에서 뛰어놀고 여러 가지 활동을 할 수 있다. 케냐에서 암에 찌든 두 아이들과 나란히 앉아 있는 동안 태양 광선이 사방에서 내리쬐는 무더운 아프리카에서 이들의 삶이 어떨지 머릿속에 훤히 그려졌다.

미국에서 색소피부건조증의 유병률이 가장 높은 곳은 건조한 애리조나 지역이다. 이곳의 북미 원주민 나바호족은 미국 나머지 지역민들보다 색소피부건조증 환자 비율이 33배 더 높다. 나바호족 의사 중 많은 수가 이 끔찍하고 눈에도 두드러지는 병이 선조들에게서 내려온 저주라고 생각하는데 일부 유전학자들은 어떤 측면에서는 그 말이 어느 정도 사실이라고 생각한다. 1860년대 미국 정부와 나바호족의 갈등이 극에 달해 여러 차례 전투가 벌어졌다. 그러자 미국 정부는 총부리를 겨누고 나바호족 전체를 고향인 애리조나에서 뉴멕시코주 보스크 레돈도Bosque Redondo까지 480킬로미터가 넘는 거리를 걸어서 이동하게 했다. '나바호족의 멀고도 먼 길'이라 불리는 사건이다. 전쟁과 질병, 기근이 이어지던 이 기간 동안 나바호족에서 2만 여 명에 달하던 가임기 연령대 인구가 2,000명으로 뚝 떨어졌다. 이로 인해 일종의 유전학적 병목현상이 발생했다. 즉, 현재 25만 명에 이르는 튼튼한 나바호족 인구가 그리 멀지 않은 과거에 이 극히 적은 수의 조상들에게서 태어난 것이다. 2,000여 명의 조상들 중에는 색소피부건조증을 유발하는 유전자를 보유한 사람의 비율이 이례적으로 높았다.[25] '멀고도 먼 길'의 기억이 이들의 확고한 정체성이 된 것과 더불어 지금도 이들의 몸에 나타나는 역사의 흉터가 끊임없이 그 기억을 상기시키고 있다. 인간의 유전암호는 지나온 역사의 정보가 세밀하게 기록된 결과물이고 그 이야기는 우리 피부로 나타난다.

유전자만 태양 광선의 영향을 촉진하거나 저해하는 것은 아니다. 열네 살 때 여름방학이 끝나고 학교로 돌아간 나는 친구 제임스가 보이지 않는다는 사실을 깨달았다. 목이 빠져라 기다린 후에야 마침내 나타난 제임스는(그래 봐야 고작 1주일 정도였지만) 완전히 다른 사람이 되어 있었다. 긴팔 티셔츠로 몸을 감싼 채 오후가 되어도 밖에 나가 축구를 하는 법이 없었다. 사실상 학교 건물 밖으로 아예 나가려고 하지를 않았다. 그렇게 몇 주가 흐른 뒤에야 제임스는 야외 활동을 피해야만 하는 이유를 알려 주었다. 방학 동안 부모님이 계신 영국에서 지내면서 개학을 이틀 앞두고 '억지로' 정원 일을 했는데 그날은 영국에선 아주 드문 무더운 날씨였다. 작게나마 그늘이 드리워져 있던 잡목 수풀 속에서 너무 많이 자란 덤불을 깨끗이 정리한 후 쨍쨍한 햇볕 아래로 나오자마자 제임스의 표현을 빌자면 "몸이 곧바로 녹기 시작했다." 그리고 밖으로 드러나 있던 팔과 목 뒤쪽에 형용할 수 없을 만큼 극심한 물집과 화상 자국이 나타났다.

병원에 가서 치료를 받고 난 후에야 전호cow-parsley의 가까운 친척뻘인 큰멧돼지풀giant hogweed이 원인이라는 사실이 밝혀졌다. 러시아 남부와 조지아가 원산지인 큰멧돼지풀은 관상용 식물을 사랑하는 영국인들을 통해 유럽과 북미 대부분 지역에 슬금슬금 확산된 외래종 잡초가 됐다. 겉보기에는 아무런 해도 없고 별다른 특징도 없는 것 같지만 수액이 태양 광선과 닿으면 식물광선피부염 phytophotodermatitis이 발생한다. 식물을 뜻하는 'phyto'와 광을 의미하는 'photo', 피부염을 의미하는 'dermatitis'가 결합된 병명이다. 일부 식물과 과일을 비롯해 큰멧돼지풀에도 함유된 푸로쿠마린 furanocoumarin이라는 분자는 광독성, 즉 자외선에 노출되면 독성이 나타나는 특징이 있다. 이 독성이 나타나면 화학적인 화상과 유사한 염증 반응이 일어나고 피부에 쉽게 사라지지 않는 흉터와 변색이 일어나는 등 심각한 결과가 생긴다.

이 불운한 친구는 졸업 후 스페인 마요르카섬에 있는 어느 바에서 일했다. 평소와 다름없이 교대를 하고 집에 돌아와 잠을 자던 제임스는 몇 시간 후 오른손에 타는 듯한 통증을 느끼고 잠에서 깨어났다. 손은 이미 불룩 튀어나온 물집에 덮여 있고 피부는 벌겋게 변한 채 피도 흐르고 있었다. 제임스는 곧 이 2도 화상 증상이 '마가리타 피부염'으로도 불리는 병임을 알게 됐다. 수영장 가장자리에 모여 있던 손님들을 위해 병명에도 등장하는 인기 좋은 칵테일 마가리타를 열심히 만드는 동안 햇볕과 라임즙이 만나 또 다른 강력한 칵테일이 만들어졌다. 라임에 함유된 광독성 분자(레몬에도 존재한다)가 자외선과 반응하면서 6년 전 제임스가 경험한 것과 비슷한 반응이 피부에 나타난 것이다.

태양은 이렇게 해를 끼치기도 하지만 반대로 치유해 주기도 한다. 코펜하겐의 저명한 릭스왕립병원Rigshospitalet 외부에는 눈길을 사로잡는 아주 독특한 기념물이 서 있다. 벌거벗은 세 사람이 화강 암 위에 올라선 모습을 나타낸 황동 동상으로 우뚝 서 있는 남성의 양옆에 두 여성이 무릎을 구부리고 앉아 있다. 그런데 세 사람의 몸은 마치 해를 바라보는 꽃처럼 하늘을 향해 뒤틀린 채 힘겹게 버 티고 있는 느낌을 준다. 〈빛을 향해Mod Lyset〉라는 제목의 이 작품은 루돌프 테그너Rudolph Tegner가 1909년 현대 광선요법의 아버지로 불 리는 페로제도 출신 덴마크 의사 닐스 핀센Niels Finsen의 업적을 기리 기 위해 만든 동상이다.

고대 그리스신화의 영웅과 흡사한 포즈가 돋보이는 이 동상에는 새롭게 발견된 빛의 치유력과 오랫동안 외면당한 지식이 다시 깨어 난 데 대한 인사가 담겨 있다. 백반증은 눈에 확 띄는 피부질환 중 하나로 피부 군데군데에 색소가 전혀 없는 부위가 나타나는 것이 특징이다. 정확한 이유는 아직 밝혀지지 않았으나 유전학적 요소와 인체 면역 세포가 멜라닌세포를 파괴하는 문제가 가장 크게 연관되 어 있으리라고 추정된다.[26] 약 3,500년 전에 기록된 이집트의 에베 르스 파피루스Ebers Papyrus에는 나일강 골짜기에서 발견되던 아미초 Ammi majus로 가루를 만들어 백반증으로 색소가 없어 하얗게 된 피부 에 바른 후 한낮의 태양에 노출시키면 색소가 되돌아와 영원히 그 상태가 유지된다는 내용이 담겨 있다. 인도와 중국에서 발견된 비 슷한 고대 문서들에서도 식물과 햇볕이 결합하면 피부질환을 치료 할 수 있다는 내용을 찾을 수 있다. '의학의 아버지'로 일컬어지는 고대 그리스의 히포크라테스에게는 이집트를 방문했던 경험이 태

피부는 인생이다

양의 치유력을 깨닫는 데 큰 영향을 준 것으로 보인다. 고대 그리스와 로마, 켈트족이 모시던 태양의 신이 모두 의학, 치유와 깊이 연관되어 있었던 것도 그리 놀라운 일은 아니다. 영어에서는 일광 요법heliotherapy(이제는 광선요법으로 더 많이 불린다)이라는 명칭도 고대 그리스에서 매일 아주 커다란 마차에 태양을 싣고 하늘을 가로질러 달리는 일을 맡았던 헬리오스Helios의 이름에서 나왔다.

덴마크에서 광선치료를 선도한 핀센이 20세기 초 코펜하겐에 새로 지은 '태양 정원'에 환자들을 데려가기까지 우리는 2,000여 년을 기다려야 했다. 태양광의 치유력을 굳게 믿은 핀센 박사는 심상성 루푸스lupus vulgaris 환자를 대상으로 효과를 시험했다. 심상성 루푸스는 결핵균Mycobacterium tuberculosis 감염으로 통증과 피부가 흉측하게 변형되는 증상이 발생하는 질환이다. 핀센 박사는 탐구심을 발휘해 빛의 특정 파장이 강력한 치유력을 발휘할 수 있는지 조사해 보기로 했고, 자외선을 활용하면 원인균이 제거되어 많은 환자들이 심상성 루푸스에서 벗어날 수 있다는 사실을 발견했다. 다른 파장의 빛은 제거하고 자외선만 분리한 그의 유명한 발명품 '핀센 램프'도 이렇게 탄생하여 현재까지 다양한 피부질환 치료에 활용되고 있다.[27] 굵은 원통 아래쪽에 망원경 네 대가 우스꽝스럽게 툭 튀어나온 것처럼 연결된 최초의 핀센 램프는 꼭 소비에트 시대에 개발된 투박한 인공위성처럼 생겼지만, 핀센의 연구는 광선치료의 새로운 시대를 열었다. 1903년 핀센 박사는 스칸디나비아인 최초로 노벨 의학상을 수상했다.

오늘날 피부질환 치료에 가장 많이 사용되는 파장은 UVB다. 푸바PUVA로 알려진 치료법에는 UVA가 사용된다. 푸바 치료는 환자에게 피부가 빛에 더욱 민감하게 반응하게 하는 천연 식물 성분 소랄렌 분자가 함유된 알약을 복용시킨 후 저용량 UVA에 노출시킨다. 광선요법은 특히 건선 치료에 효과적이다. 건선 환자의 피부에서는 표피의 각질형성 세포가 급속히 증식하면서 비늘처럼 피부가 벗겨지고 플라크가 형성되는 특징적 증상이 나타난다(보통 30일을 주기로 세포가 교체되나 건선 환자들은 5일마다 교체가 이루어진다). 광선요법이 실시되면 자외선이 이런 세포의 DNA를 손상해 증식이 중단된다. 그러나 광선치료로 인한 손상은 피부에 존재하는 대부분의 면역 세포에 영향을 주는 것으로 보인다. 태양광과 광선치료가 습진, 피부 T세포 림프종 등 각종 면역 세포의 과잉 활성으로 발생하는 여러 질병에 얼마나 효과적인지만 봐도 그런 가능성을 떠올릴 수 있다. 또한 광선치료가 실시되면 멜라닌세포가 색이 짙고 보호 기능이 있는 멜라민 색소를 더 많이 만들어 내므로 백반증으로 피부에 생긴 하얀 부분이 짙게 바뀌는 효과가 나타나기도 한다.

통제된 환경에서 강력한 자외선을 이용하면 피부 치유 효과를 얻을 수 있는 것과 별개로 가시광선도 의학계에 그에 못지않은 인상적인 자취를 남겼다는 사실을 알면 놀랄지도 모른다. 1956년 어느 따스한 여름 오후, 에식스주의 소박한 마을 로치퍼드의 한 지역 병원 마당에 나와 있던 진 워드Jean Ward 수녀는 소아과 역사상 가장 위대한 발견으로 꼽히는 일에 일조했다. 핀센 박사처럼 태양을 사랑했던 워드 수녀는 조산아로 태어난 아기들을 병원 마당에 데리고 나왔다. "신선한 공기와 따스한 햇볕을 쬐는 것이 너무 좁고 더운 인큐베이터 안에 있는 것보다 아이들에게 더 좋을 겁니다!" 아마도 이렇게 말했으리라.

병동에 근무하던 한 간호사는 황달로 피부가 누런색을 띠던 한 아기의 피부색이 이틀 만에 건강한 분홍색으로 바뀐 것을 확인했다. 그런데 이 아기의 피부에는 경계가 뚜렷한 삼각형 모양의 특이한 누런 자국이 남아 있었다. 알고 보니 아기가 밖에서 해를 쬘 때 그 부위가 시트 끄트머리에 덮여 있었던 것으로 밝혀졌다. 적혈구가 분해되면서 방출되는 색소인 빌리루빈이 축적되어 피부가 누렇게 되는 신생아 황달은 보통 건강에 해를 끼치지 않고 며칠 내로 사라지지만 아기의 수면과 우유 먹는 패턴에 영향을 줄 수 있으며 일부 경우 치료하지 않고 두면 뇌 손상으로 이어진다.

아기 피부에 노란색 삼각형 자국이 관찰되고 그로부터 2주쯤 뒤에 같은 병동에서 레지던트로 근무하던 리처드 크레머Richard Cremer는 황달에 걸려 수혈을 받은 아기들에게서 채취한 혈액 샘플 중 한 건이 창가에서 직사광선에 노출된 후 초록색으로 변한 것을 발견했다. 이 샘플의 빌리루빈 농도가 예상보다 훨씬 더 낮다는 사실이 드러나자 의료진은 태양광에 존재하는 무언가가 빌리루빈에 직접적 영향을 주었을 가능성이 있다고 추정했다. 그리하여 크레머 박사는 가시광선이 혈중 빌리루빈 농도에 어떤 영향을 주는지 본격적으로 연구하기 시작했다. 거리에 설치된 가로등을 비롯해 다양한 광원으로 실험해 본 결과 그는 청색 빛이 빌리루빈 분자를 분해하며 이를 활용하면 수혈 없이도 신생아 황달을 완전히 치료할 수 있다는 사실을 발견했다. 청색 빛이 과량 공급되면 불용성 빌리루빈이 수용성 형태로 바뀌고 체외로 쉽게 배출된다. 지금은 20세기 소아과학의 가장 중대한 발견으로 여겨지지만 당시에는 의료계 전문가들 다수가 햇볕을 쬐는 것만으로 특정 질환에 그토록 큰 영향이 발생한다는 사실을 믿지 않았다.[28] 다시 13년이 흐른 뒤에야 버몬트 대학교의 제럴드 루시Jerold Lucey 박사가 이끄는 연구진이 효과를 명확히 입증했고 이후 광선치료는 신생아 황달의 표준 치료법이 됐다.[29]

광선치료의 발견은 뜻밖의 발견이 의학에 큰 변화를 일으켜 대대적인 치료법 개선과 무수히 많은 생명을 살리는 결과로 이어진 전형적 사례에 속한다. 신생아 병동에서 자그마한 조산아들이 마치 UFO의 트랙터 빔 아래에 놓인 것처럼 짙은 청색 빛을 쬐고 있는 모습을 처음 보면 다소 초현실적인 장면을 본 것 같은 기분이 든다. 현재 스위스의 한 연구진은 황달에 걸린 아기들이 엄마 팔에 안겨서도 이 단파장 빛에 노출될 수 있는 특수한 파자마를 개발 중이다.[30]

성인의 경우 자외선으로 여러 가지 피부질환이 개선된다는 사실은 확실히 밝혀졌다. 그렇다면 가시광선의 효과는 어떨까? 2016년 리얼리티 TV쇼로 스타가 된 코트니 카다시안Kourtney Kardashian이 언뜻 보기에 좀 무서워 보이는 하얀 마스크를 얼굴에 쓰고 거기서 나오는 진한 푸른빛을 쐬는 사진을 팔로워가 3,600만 명에 이르는 자신의 인스타그램에 공개한 후부터 LED 광선요법은 대중 영역으로 빠르게 흘러 들어왔다. 피부미용사부터 할리우드의 수많은 유명 인사들에 이르기까지 LED 치료를 옹호하는 사람들은 이것으로 여드름부터 노화로 생긴 주름까지 치료할 수 있다고 주장한다. '고에너지' 청색과 보라색 광파장이 여드름의 원인균 중 하나인 프로피오니박테리움 아크네스Propionibacterium acnes를 사멸시키며 그보다 '부드러운' 적색과 분홍색 빛이 치유 속도를 높이고 노화를 늦춘다는 이론에서 나온 주장이다. 그러나 현재까지 나온 광선치료는 실제 치료보다 사기가 더 많은 것 같다. 고농도 청색광이 실험실 조건에서 특정 세균을 죽일 수 있다는 것은 분명 사실이나 여드름이 치료된다는 증거는 없다. 광선치료의 여드름 치료 효과를 조사한 71건의 연구를 통계학적 방식으로 체계적으로 검토한 결과를 보면 현시점에서 청색광이나 적색광 치료 효과를 뒷받침하는 양질의 근거는 아직 없다.[31] 미래에는 바뀔 수 있지만 지금은 그보다 더 효과적이고 비용도 덜 드는 치료법들이 존재한다. 불편한 진실이지만 잡지나 신문에서 새로 등장한 대안 치료로 큰 효과를 봤다는 이야기들은 그런 주장으로 엄청난 수익을 올리는 업체들과 연관된 경우가 많고 실질적 근거는 부족하다. 특히 피부 관리만큼 이런 문제에 가장 시달리는 분야도 없을 것이다. 외모에 자신이 없는 우리의 불안감이 수십억 달러에 이르는 산업을 먹여 살리고 있으니 말이다.

여드름 치료에서는 LED 광선요법보다 한 걸음 더 나아가 전망이 더 밝은 기술이 등장했다. 아미노레불린산 염산염aminolevulinic acid과 같은 광민감제를 피부에 먼저 적용한 뒤 실시하는 광역학 치료가 바로 그것이다. 이 화학물질을 여드름으로 막히거나 손상된 모공에 흡수시킨 후 광선을 적용하면 큐티박테리움 아크네스 균이 파괴된다. 청색광과 피부의 관계에 관한 연구도 꾸준히 이어져 계속 놀라운 사실들이 밝혀지고 있다. 2018년에는 캐나다 앨버타 대학교 연구진이 태양의 가시광선 중 청색광이 겨울철에 체중이 늘어나는 것과 연관성이 있을 수 있다고 밝혔다.[32] 고에너지 UVB는 표피까지만 침투하여 손상을 일으키고 UVA는 더 깊이 진피까지 침투하는 특징이 있는데 해당 연구진은 가시광선의 청색광이 피하지방에 자리한 지방세포를 통해 표피와 진피 속으로 파고들 수 있다고 밝혔다. 청색광이 지방세포와 부딪히면 세포 크기가 줄면서 저장된 지방의 양도 감소한다. 우리가 크리스마스 기간에 과식한다는 사실을 감안하더라도 날이 빨리 어두워지는 겨울만 되면 단기간에 몸에 보온재라도 생긴 것처럼 체중이 늘어나는 경향이 나타나는 이유를 짐작할 수 있는 현상이다. 우리가 눈으로 감지한 빛이 생체 주기 리듬에 영향을 주고 그로 인해 아침이 되면 코르티솔이 분비되어 혈당이 급증하는 등 신진대사 변화에도 영향을 미친다는 사실은 충분히 입증됐다. 우리 피부 역시 이런 주기적 리듬에 영향을 받을 가능성이 있다.

태양 광선이 해로울 수도 있고 치유 효과를 발휘할 수도 있다는 것은 확실한 사실이다. 비타민 D를 둘러싼 현대의 혼란만큼 이런 이중적 특성을 명확히 보여 주는 사례도 없을 것이다. 햇빛은 피부를 손상하지만 인체가 필요로 하는 비타민 D의 대부분을 공급한다. 그러므로 해를 피하면 비타민 D가 결핍될 수 있다. 세계에서 가장 햇빛이 쨍쨍한 나라 중 한 곳인 요르단은 상당수의 여성들이 이슬람교 전통 의상으로 피부를 태양에게서 숨긴 채 살아가는 곳이라 전체 여성 인구의 5분의 4가 비타민 D 결핍에 시달린다. 남성의 경우 그 비율이 5분의 1인 것과 크게 대조된다.[33] 비타민 D가 필수영양소 중에서도 특이한 이유 중 하나는 필요한 양의 대부분이 음식이 아닌 피부를 통해 충족된다는 점이다. 여기에다 비타민 D의 활성형은 비타민이 아니라 호르몬이라는 점도 혼란을 가중한다. 비타민 D는 체내 칼슘과 인, 기타 무기질을 조절하는 중요한 기능을 담당한다. 비타민 D 결핍 시 발생하는 질병을 보면 비타민 D가 뼈의 골화 과정에 얼마나 중요한 기능을 하는지 알 수 있다. 골연화증(아동기에 발생하면 구루병이 된다)의 경우 뼈가 물러지고 쉽게 구부러지거나 부서질 뿐만 아니라 근육도 약화된다. 이런 영향은 뼈와 근육에만 한정되지 않는다. 인체를 구성하는 거의 모든 세포에 비타민 D 수용체가 존재하며 활성형 호르몬이 면역계와 암 예방, 심지어 정신 건강에도 영향을 줄 수 있다는 증거가 점차 밝혀지고 있다. 비타민 D 결핍은 반드시 피해야 하지만 일각의 주장처럼 비타민 D 하나만 충족된다고 해서 만병통치약처럼 모든 문제가 다 해결되는 것은 아니다. 심장질환과 당뇨, 암에 비타민 D 보충제가 끼치는 영향

에 관한 근거 자료는 전체적으로 매우 모순된다.[34]

피부는 DNA를 손상하고 암을 유발하는 태양의 검 중 하나인 UVB가 2단계에 걸쳐 비타민 D를 만들어 내는 공장이다. 첫 단계는 자외선이 피부에 있는 비타민 D 전구체 분자(7-디하이드로콜레스테롤)를 분리해 프리비타민 D3 previtamin D3로 만든다. 프리비타민 D3는 열이 가해지면 곧바로 분해되어 비타민 D3가 되고 간과 신장으로 이동한 후 활성비타민 D로 전환되어 인체에서 맡은 중요한 기능을 수행한다. 음식으로도 비타민 D를 얻을 수 있다. 기름기가 많은 생선과 영양 성분이 강화된 유제품에 특히 비타민 D가 다량 함유되어 있으나 음식만으로 충분히 얻기는 어렵다. 해를 전혀 쬐지 않고 하루에 필요한 비타민 D를 확보하려면 거의 대부분 정제 형태로 된 보충제를 복용해야 한다.

비타민 D를 이렇게 이중으로 확보해야 한다는 것이 좀 이상하게 느껴진다면 반려동물들도 만만치 않다는 점을 알아 둘 필요가 있다. 동물들도 피부와 음식을 통해 비타민 D를 얻지만 그 방식에는 흥미로운 차이가 있다. 고양이와 개 모두 피부에서 콜레스테롤이 포함된 기름이 분비되어 털에 존재하다가 햇빛에 노출되면 기름 속 콜레스테롤 성분이 비타민 D로 전환된다. 하지만 이렇게 만들어진 비타민 D는 입을 통해서만 체내로 들어갈 수 있다. 개들이 끊임없이 자기 털을 핥는 큰 이유이기도 하다. 일부 포유동물이 비타민 D를 이렇게 빙빙 돌려서 얻게 된 이유는 두툼한 털로 인해 피부가 햇빛에 닿지 못하는 데서 비롯된 것으로 보인다.

피부는 인생이다

전 세계적으로 피부암에 따른 부담이 전례 없는 규모로 늘어나는 상황이지만 세계 곳곳에서는 또 다른 엄청난 수의 사람들이 비타민 D 결핍을 겪고 있다. '인체가 필요로 하는 비타민 D와 태양이 우리 피부에 발생시킬 수 있는 손상 사이에서 균형을 찾기 위해서는 햇빛에 얼마나 노출되어야 하는가' 하는 질문의 답을 찾는 일이 무엇보다 중요할 것이다. 1년 중 대부분의 기간에는 피부에서 만들어지는 양만으로도 비타민 D 필요량이 충분히 확보된다. 피부는 비타민 D가 너무 많아지면 제거하므로 체내에 과량 유입될 가능성은 없다는 장점도 있다.[35] 북유럽과 미국 북부 지역에서는 오전 11시부터 3시 사이에, 4월부터 9월까지는 1주일에 두세 번씩 하루 10분에서 30분 정도(피부가 벌겋게 달아오르기까지 소요되는 시간의 절반 정도에 해당하는 시간이다) 팔뚝과 손, 다리가 햇볕에 노출되도록 하면 필요한 양이 모두 충족된다. 단, 이 권고를 따를 때 주의해야 할 점이 두 가지 있다. 첫째는 사는 지역의 위도나 구름의 양, 공기 오염도, 피부의 색소, 옷차림, 선크림 사용 여부 그리고 사람의 경우 기억력과 자제력 등 다양한 변수가 결과에 영향을 준다는 것이다. 둘째는 이 정도로 짧은 시간 동안 햇빛에 노출되어도 DNA 손상이 발생하고 그것이 누적되면 피부암으로 이어질 수 있다는 점에 유념해야 한다. 가무잡잡한 피부가 건강한 피부라는 생각이 안 좋은 결과로 이어진 것처럼 태양 노출에는 합의된 '안전' 기준이 없다.

전 세계의 수많은 의학 관련 단체들의 후원을 받는 미국피부과학회는 '태양을 찾아다니지 말 것'을 권장한다.[36] 식생활과 보충제로 비타민 D 필요량을 채울 수 있고 그렇게 하면 피부암에 걸릴 위험 없이 필요한 비타민 D를 확보할 수 있으므로 규칙적으로 보충제를 복용하는 것이 합리적이라고 설명한다. 미국의학연구소에서는 1세 미만 영유아의 경우 1일 비타민 D 보충 섭취량을 400IU로 권장하고 1세부터 70세는 600IU, 70세 이상은 800IU를 섭취하라고 권한다. 영국 과학 자문 위원회는 자연식품과 강화식품, 보충제를 통해 1년 내내 비타민 D를 하루 400IU씩 복용하라고 권장한다. 비타민 D와 태양의 손상에 관한 이처럼 혼란스러운 정보 속에서 이치 있는 답은 아마도 그 중간쯤에 해당될 것이다. 음식과 보충제, '보호 장치가 있는 조건에서의' 태양 노출을 골고루 조합할 때 이 필수 비타민을 충분히 얻을 수 있다. 행복감, 휴식과 운동을 위해서는 매일 밖에 나가서 어느 정도 시간을 보내야 하지만 체내 비타민 D 수준을 '최고조로' 끌어올리기 위해 적극적으로 태양을 찾아다닐 필요는 없다. 살갗이 타거나 화상을 입지 않도록 극히 주의하고 안전하고 건강에도 이로운 비타민 D 보충제를 이용한다. 특히 비타민 D 결핍인 경우 이를 지키는 것이 중요하다. 피부는 이카루스의 아버지처럼 우리에게 중도를 택해야 한다는 가르침을 준다. 태양에 너무 가까이 다가가지도 말고 너무 멀리 떨어져서도 안 된다.

피부는 인생이다

chapter

# 5

# 피부 노화
## 주름 그리고 죽음과의 전쟁

───────────

○　○　○　○　○
　●　●　●　●

시간이 약이다.

작자 미상

시간이 지나면 다 낫는다.

도로시 파커Dorothy Parker

The Remarkable
Life of the Skin

An intimate journey
across our surface

낸시는 호스피스 병동을 잠깐 방문했을 때 딱 한 번 만난 환자였다. 병실 끝 쪽 창가에 놓인 침대에 베개 두 개를 쌓고 누워 있었다. 뼈만 앙상한 팔뚝은 흰색과 보라색으로 얼룩덜룩한 피부가 얇게 덮인 채로 면 담요 위에 놓여 있었다. 볼이 쑥 들어가 얼굴에 얇게 덮인 피부에도 자글자글한 주름이 잡혀 있었다. 의대 공부를 시작한 첫 주였고 나는 마침내 교과서에서 벗어나 '진짜' 환자를 만날 수 있는 기회가 온 것이 뛸 듯이 반가웠다. 하지만 의학적으로 거의 아는 것이 없었던 그 당시에도 나는 뭔가 단단히 잘못됐음을 느낄 수 있었다. 내가 뒤에서 졸졸 따라다니던 일반의는 나를 쿡 찌르며 낸시의 상태를 살펴보라고 했다.

"안녕하세요, 우드 부인. 청진을 좀 해도 될까요?"

"네, 그럼요." 낸시는 흐릿한 눈을 내 쪽으로 돌리며 중얼대듯 대답했다. 얼굴에 자상한 미소가 떠올랐다.

몸을 앞으로 기울여 잔뜩 긴장한 자세로 낸시의 느릿하고 희미한 심장박동을 듣는 동안 갑자기 또 다른 감각이 확 깨어났다. 가까이 다가가자 '지독한' 악취가 풍겨 온 것이다. 간호사와 의사는 낸시의 복부와 다리 피부를 자세히 살펴보았고 조심스럽게 낸시의 몸을 돌린 후에야 문제가 드러났다. 허리 아래, 꼬리뼈 바로 위쪽에 동그

랗고 조그만 궤양이 보였다. 빨갛게 염증이 생긴 가장자리와 여러 층을 관통한 깊은 구멍이 흡사 누군가 낸시의 허리에 큰 펀치로 구멍을 뚫었나 싶을 정도였다. 열린 구멍으로 고름이 조금씩 흘러나와 시트에 축축하고 끈적끈적한 자국이 남아 있었다. 거의 같은 자세로 침대에 며칠씩 누워 있으면서 발생한 압력으로 꼬리뼈 위쪽 피부로 공급되는 혈관이 막힌 탓에 생긴 결과였다. 산소와 영양소가 공급되지 않자 얇고 연약한 피부가 죽어 가기 시작한 것이다. 게다가 궤양 가장자리 피부는 낸시가 침대에 앉아 있거나 휠체어로 옮겨졌다가 다시 돌아올 때 계속 쓸려서 상처가 점점 커지는 상황이었다.

몇 주 후에 의사와 이야기를 나누던 나는 낸시가 세상을 떠났다는 소식을 들었다.

"궤양 때문에 죽음이 앞당겨진 건 아닐세." 내가 가능성을 제기하자 의사는 이렇게 설명했다. "직감은 우리의 무의식적 인식과 연결되어 있고 그래서 자네는 그날 낸시가 죽어 가고 있다는 걸 느꼈을 거야. 하지만 그런 상태라는 단서는 궤양을 발견하기 훨씬 전부터 피부에 나타났지. 팔에 얼룩덜룩하게 나타난 보라색 반점을 보았나? 그건 죽음의 조짐이야. 혈액순환이 다 무너졌음을 보여 주지. 과학적으로 명확하게 밝혀지지는 않았지만 사망 1주일 전쯤 그런 증상이 나타나는 경우가 많아."

우리 피부는 우리와 함께 나이가 들고 좋은 이야기건 나쁜 이야기건 우리 이야기를 드러낸다. 영국에서는 노인 열 명 중 일곱 명이 가려운 옴부터 정맥류 습진, 목숨을 위협하는 피부암까지 다양한 피부질환을 앓는다. 낸시가 앓던 욕창은 의대생들이 시시하다며 간과할 만큼 별것 아닌 문제로 여겨지고 요양 시설에서 지내는 노인 환자 중 최대 30퍼센트에서 발생한다. 그러나 이런 유형의 궤양은 치료가 극도로 까다롭고 형용할 수 없는 통증과 절망을 야기한다. 심지어 감염으로 사망에까지 이를 수도 있다. 영국에서만 욕창으로 인한 입원 치료와 붕대, 항생제에 소요되는 비용이 한 해 40억 파운드를 넘어설 정도다.[1] 연구 결과를 보면 노인 환자들이 자신의 피부 증상을 너무 부끄럽게 여기고 밝히지 않는 경우가 많아서 의학에서도 썩 달갑지 않은 영역이 되어 오랫동안 도외시됐다.

'노화 방지'라는 말을 들었을 때 관절염이나 치매, 청력 손실을 해결해 줄 새로운 치료법을 떠올리는 사람은 별로 없다. 외모는 우리의 존재를 나타내는 중요한 부분이고 심지어 죽음의 위험보다 우선시되는 경우도 있다. 앞서 chapter 4에서 살펴보았듯이 사람들은 선크림을 발라야 생명을 위협하는 피부암을 예방할 수 있다고 이야기할 때보다 그래야 피부 노화를 늦출 수 있다고 이야기할 때 실제로 선크림을 바를 확률이 훨씬 더 높다. 올더스 헉슬리Aldous Huxley의 1931년 소설 『멋진 신세계Brave New World』에는 '세계국' 시민들이 인위적으로 영원히 젊음을 유지하고 서른 살 이상부터는 누구도 나이가 들고 있다는 사실조차 알아볼 수 없다는 이야기가 나온다.[2] 문명화가 진행되지 않은 서쪽 땅에서 세계국을 찾아온 린다를 보고 시민들을 기겁한다.

탄탄하고 젊은 몸과 완벽한 얼굴들 사이에서, 펑퍼짐하고 축 늘어진 얼굴로 중년이라는 낯설고 끔찍한 사실을 상기시키는 린다가 방 안으로 들어서면서 애교 넘치지만 일그러지고 변색된 미소를 지어 보였다.

각종 크림부터 성형수술까지 노화 방지에 집착하는 세태와 노화를 막기 위한 기술이 크게 발전한 오늘날의 상황을 보면 헉슬리가 묘사한 디스토피아적 예언이 최소한 어느 정도는 실현된 것 같다. 현대 의학은 '노년'의 정의를 계속해서 멀찍이, 더 먼 곳으로 밀어내고 있지만 인생의 가을과 겨울에 해당하는 노년기는 서구 사회에서 갈수록 두려워해야 할 일로 여겨진다. 전통적으로는 지혜와 공경의 이미지와 연결되었고 여전히 일부 문화권에서는 그렇게 여기는데 말이다. 그렇다고 주름을 팽팽하게 펴려는 시도가 노년기의 긍정적 측면까지 다 지워 버린다고 할 수 있을까?

젊음을 숭배하는 현대사회의 열망에 힘입어 화장품 산업의 규모가 4,000억 달러에 이른 지금, 수백만 명의 피부에서 죽음과 맞서려는 뚜렷한 전투가 벌어지고 있다. 텔레비전에서는 매일 흠 한 점 없는 얼굴이 쉴 새 없이 등장하고 소셜 미디어는 이 불확실한 세상에서 외모를 변화시키는 것으로 우리 운명도 바뀔 수 있다고 부추긴다. 노화에 거스르는 문화는 해롭다고, 주름은 그냥 생기는 대로 받아들이라고 말하기는 쉽지만 실제로 그러기는 쉽지 않다. 피부는 우리 자신이고 피부를 바라보는 방식이 달라지면 사실상 존재의 일부가 변한다고 볼 수 있다. 젊음에 열광하는 사회에서 피부를 최대한 젊게, 건강한 모습으로 유지하려는 열망이 드는 것도 아주 당연한 일이고 그만큼 나이 드는 것을 긍정적으로 바라보기도 아주 힘든 일이다. 정말 진지하게 젊음을 꿈꾸는 사람들은 피부 노화의 징후를 늦출 수 있는, 과학적으로 검증된 방법들을 활용할 수 있다. 이번 장에 소개되는 항노화학의 정보를 전부 또는 일부나마 활용하려는 사람들이 있을 것이고 반대로 전혀 그럴 생각이 없는 사람들도 있을 것이다.

10대 청소년이 아닌 이상 우리는 모두 피부에 주름이 나타나는 불가피한 과정을 인지하게 된다. 그리고 상당수가 이 과정과 맞설 수 있는 적극적인 조치를 취한다. 그런데 피부가 어떻게 나이 드는지, 현재 우리는 어디까지 알고 있을까?

시간이 흐르면 전혀 막을 방법이 없는 나이, 즉 '내재적' 연령 또는 '생활' 나이로 불리는 나이가 늘어난다. 이렇게 나이가 들면서 우리 피부에는 수많은 변화가 일어난다. 표피 외부를 이룬 피부 세포는 보통 30~40일이면 재생되지만 그 소요 기간이 늘어나고 표피와 진피를 연결하는 층이 평퍼짐해지면서 피부가 얇아진다. 그러나 가장 중요한 변화는 진피 깊은 곳에서 진행된다. 진피의 피부 건설업자인 섬유모세포가 슬슬 은퇴를 생각하면서 콜라겐(피부를 힘 있고 팽팽하게 만드는 단백질)과 엘라스틴(피부가 늘어났다가도 다시 원상태로 되돌아가게 하는 단백질), 글리코사미노글리칸(피부로 수분을 끌어들여 매끄럽게 하는 분자)의 생산 속도가 느려지기 시작한다. 특히 놀라운 통계 하나를 소개하면, 20대 초반부터 매년 피부의 콜라겐이 대략 1퍼센트씩 사라지기 시작하고 마흔 살이 지나면 이 속도가 점점 빨라진다. 석유를 과도하게 채취해 황량해진 유전처럼 땀샘과 지방 분비샘도 마르기 시작한다. 생애 후반기에 이르면 피부혈관 벽도 얇아져서 쉽게 멍이 들고 피부 아래층에 자리했던 지방이 점차 빠지면서 피부 형태는 무너지고 얼굴이 홀쭉해진다. 전체적으로 피부 두께와 탄탄함, 탄력이 사라지고 건조해지기 시작한다.

내인성 노화의 속도는 성별과 인종마다 다양하게 나타나고 심지어 한 가족끼리도 차이가 있다. 피부에서는 여러 종류의 에스트로겐 수용체가 콜라겐과 피부의 수분 보유 능력을 높이는 히알루론산 생성을 촉진하므로 여성은 폐경기 이후 성호르몬이 감소하면 노화도 가속화되기 시작한다. 피부색을 기준으로 하면 '흑인은 흠이 없다'는 옛말이 정확히 들어맞는다.[3] 흑인 피부는 지질과 보호 기능을 발휘하는 멜라닌 농도가 더 높아서 평균적으로 피부 노화의 영향도 가장 덜 받는다. 그 순위의 끄트머리는 백인이 차지한다. 개개인의 유전적 특성이 복잡하게 뒤섞인 결과도 우리가 나이 드는 방식에 영향을 주지만 아직까지는 우리가 밝혀내지 못한 부분이 많다. 게다가 내인성 노화는 동일인의 피부에서도 다양한 양상을 보이는데, 눈꺼풀처럼 피부가 다른 곳보다 얇은 부위에 가장 먼저 노화가 시작된다. 그리고 어떤 시점이 되면 내인성 노화에서 최종적으로 맞닥뜨리는 적, 중력이 전세를 장악해 피부를 축 늘어지고 처지게 한다. 지금도 내인성 노화 과정을 늦출 길을 찾기 위한 희망으로 새로운 노화 기전을 밝혀내려는 연구가 계속 진행되고 있다. 2018년 샌

피부는 인생이다

디에이고의 캘리포니아 대학교 연구진은 진피의 일부 섬유모세포가 지방세포로 바뀔 수 있고 이를 통해 피부가 더 젊고 탄탄해진다는 사실을 확인했다.[4] 나이가 들면 이렇게 섬유모세포가 지방세포로 바뀌는 기능도 사라진다. 한 가지 놀라운 사실은 이 전환 과정을 차단하는 '변환 성장인자 베타$^{TGF\beta}$'라는 단백질이 섬유모세포의 항균 분자 생성까지 중단시킨다는 점이다. 노년층이 왜 피부감염에 더 취약한지 알 수 있는 부분이자 TGFβ의 기능이 차단되면 더 멋진 외모를 유지하는 동시에 항균 효과도 얻는 치료법이 될 수 있음을 암시한다.

나이가 들면서 얼굴 피부가 갈라지고 쪼개지는 현상을 어떻게 막을 수 있는지 본격적으로 살펴보기 전에 먼저 주름의 명칭부터 알아보면 유용할 것이다. '깊은 주름'은 보통 '동적으로' 시작되어 '정적으로' 끝난다. 청소년기에는 웃을 때 눈 바깥쪽에 '동적인' 선이 살짝 나타났다가 금세 사라진다. 그러다 시간이 흐르면 그 주름이 정적인 '눈가 잔주름'이 된다. '옅은 주름'은 일반적으로 피부의 수분 손실과 피부가 비정형적으로 두꺼워지는 현상 그리고 우리가 '외부' 요소로 분류하는 요인과 연관되어 있다. 우리 몸의 모든 장기는 대체로 막을 수 없는 내인성 노화를 겪지만 피부는 그 타격을 두 배로 받는다. 인체 바깥쪽에 정교하게 자리한 기관인 만큼 환경에도 노출되기 때문이다. 인체 맨 바깥층에 생긴 주름을 없던 일로 만들고 싶다면 환경이 노화를 촉진한다는 사실을 인지할 필요가 있다.

주름을 기준으로 하루 일상을 짚어 보면 하루 동안 피부에 얼마나 다면적으로 물리적 공격이 가해지는지 알 수 있다. 아침에 일어나 씻고 옷을 챙겨 입고 아침 식사를 마친 후 집 밖으로 나서면 피부 노화를 유발하는 가장 큰 원인인 태양과 만나게 된다.

아직 어릴 때였던 의대생 시절 병원을 찾아온 한 모녀와의 만남이 지금도 생생하게 기억난다. 상담을 시작하고 2분 정도 지났을 때 나는 주름도 많고 피부가 꼭 가죽 같은 느낌이 드는 데다 얼룩덜룩한 쪽을 보면서 이렇게 물었다. "그럼 자녀분은 스테파니 한 명뿐인가요?" 잠시 당혹스러운 침묵이 이어지고(이 순간은 곧 어색한 침묵으로 이어졌다) 그제야 나는 40대 초반인 딸이 60세 어머니보다 훨씬 더 나이 들어 보인다는 사실을 깨달았다. 스테파니는 지난 30여 년의 세월 중 상당 기간 동안 인공 선탠을 즐겼고 시간이 날 때마다 스페인 해안에서 지냈다. 반면 스테파니의 어머니는 태양을 적극적으로 피하지도 않았지만 일부러 해를 쬐러 다니지도 않으면서 평생을 살았다. 내가 만나는 환자 중 실제보다 나이가 더 많아 보이는 사람들은 정원사, 공사 현장 근로자, 군인 등 태양에 장시간 노출된 상태로 생활한 경우가 대부분이다. 또는 수시로 인공 선탠을 하거나 휴가는 '거의 대부분' 해변에서 보낸 사람들이 그렇다. 1970년대부터 1980년대까지 피부를 더 잘 타게 해 준다는 오일을 바르고 일광욕을 즐기던 사람들은 이제 누구보다 깊은 주름을 안고 살고 있다.

일광 화상과 피부암의 주된 원인은 자외선 B$^{UVB}$이지만 피부 노화의 측면에서는 그동안 과소평가된 자외선 A$^{UVA}$에 주목해야 한다. UVA는 UVB보다 약하지만 더 멀리까지 도달할 수 있어서 진피를 구성하는 세포외 기질의 중요한 지지 구조까지 깊숙이 파고든다. 또한 UVA는 염증 반응을 일으켜 '세포외 기질 금속 함유 단백질 가수분해효소'라는 분자의 분비를 유발하는 방식으로 진피를 손상한다.[5]

이는 피부에 콜라겐이 공급되는 소중한 과정에 악영향을 끼쳐 그렇지 않아도 해마다 1퍼센트씩 사라지는 마당에 섬유모세포의 콜라겐 합성 속도를 늦추는 결과를 초래한다. UVA의 또 다른 영향은 진피 혈관을 팽창시키고 망가뜨려 코와 볼에 주로 나타나는 '거미 정맥'을 발생시킨다는 것이다. 레티노산 수용체를 파괴하여 피부의 비타민 A 결핍을 야기하는 것도 UVA로 인해 발생하는 중요한 손상에 포함된다. 이와 같이 광노화 과정에서 UVA는 피부에 일광 화상이 발생하거나 눈에 띌 만큼 피부가 타지 않아도 피부에 노화로 인한 손상을 유발한다는 점이 핵심이다.

UVB와 달리 UVA는 유리 너머로도 침투할 수 있으므로 창문을 닫고 있을 때 일광 화상을 입을 확률은 거의 없을지 몰라도 창문 너머로 햇빛에 노출되면 노화는 계속 진행된다. 그래서 미국 중서부를 횡단하는 나이 지긋한 트럭 운전수들을 보면 얼굴 반쪽은 축 처지고 주름도 많은데 다른 반쪽은 20년 가까이 더 젊어 보이는 경우가 많다. 내인성 노화와 달리 태양 노출로 인한 손상은 피부 세포의 과도한 증식과 돌연변이를 야기하여 전체적으로 피부가 불균일하게 두꺼워지고 흔히 발생하는 전암성 병소(광선 각화증으로도 불린다)를 유발할 뿐만 아니라 태양 노출과 대부분 직접적 관련이 있는 피부암을 일으킨다. 태양 노출에 따른 손상으로 피부가 가죽처럼 변하고 주름이 자글자글해지면서 두꺼워지는 현상은 섬유증에 따른 결과다. 광노화는 치유 속도가 굉장히 느리므로 주름과 얼룩덜룩한 자국은 곧 노화 속도가 빨라지면서 생긴 흉터로 볼 수 있다.

피부 노화를 알리는 또 한 가지 증거는 검버섯으로도 불리는 작은 갈색 반점이다. 진한 갈색 반점들은 이제 노화에 두 손 두 발 다 들게 만드는 계기로 여겨진다. 하지만 영어에서 나이 들면서 생기는 반점이 'age spot(노화의 흔적)'으로 불리는 것은 자칫 오해를 일으킬 수 있다. 사실 검버섯은 나이가 아닌 태양 노출과 직접적으로 관련이 있기 때문이다. 주로 얼굴과 손 등 자외선에 자주 노출된 피부에서는 멜라닌세포가 멜라닌을 과량으로 만들어 내고 이로 인해 피부에 침착된 색소가 점차 영구적으로 남는다.

햇빛은 시간의 흐름을 포함해 피부 노화를 일으키는 다른 모든 원인을 다 합친 것보다도 더 큰 영향을 주는, 피부 노화의 가장 큰 원인이다. 그러므로 피부를 젊게 만드는 열쇠는 햇빛에게서 피부를 보호하는 것이며 가장 효과적인 노화 방지 크림은 선크림이다.

아침에 집을 나서서 태양과 만나고 일터에 도착하면 컴퓨터 전원을 켠다. 그리고 남은 하루 중 대부분의 시간을 인공조명이 쏟아져 나오는 기계와 30센티미터 이내에서 마주 본 채로 보낸다. 최근 들어 일각에서는 햇빛과 컴퓨터, 스마트폰의 LED 디스플레이에서 방출되는 고에너지 가시광선[HEV] 또는 청색광이 피부 주름을 촉진할 수 있다는 주장이 등장했다. 우리가 거의 전적으로 의존하다시

피 하는 이런 기기들이 정말 얼굴을 더 늙어 보이게 만들 수 있을까? 우리가 사용하는 선크림은 자외선만 차단할 수 있으므로 스크린에서 뿜어져 나와 피부를 축 늘어지게 하는 빛에는 아무 효과가 없다. 피부과 전문의들도 HEV로부터 피부를 보호해야 하는지 논쟁을 벌이고 있으나 아직 판정은 내려지지 않았다.[6] HEV가 피부 콜라겐을 없애는 세포외 기질 금속 함유 단백질가수분해효소를 증가시킨다는 증거가 몇 건의 연구로 확인되었지만 컴퓨터 사용으로 검버섯이 생긴다거나 피부암이 발생한다고 할 만한 증거는 전혀 없고 인체 피부에 중대한 영향을 준다는 증거 또한 확인되지 않았다.

자, 이제 점심시간이 되면 구내식당으로 향한다. 자연광은 거의 들지 않는 곳인 만큼 구내식당에서는 주름을 피할 수 있지 않을까? 확신은 이르다. 음식으로 섭취하는 당류는 단백질과 결합하여 '최종 당화산물AGEs'을 형성하는데 AGEs와 콜라겐이 결합하면 콜라겐은 불안정한 상태가 된다. 체내에 AGE가 축적되면 피부가 뻣뻣해지고 탄력이 사라지며 색소침착도 증가한다는 사실이 확인됐다. 특히 당뇨병 등 혈당이 높은 특정 질환자에게 이런 문제가 발생한다.[7] 설탕이 피부 노화에 얼마나 영향을 주는지는 알 수 없지만 그럼에도 설탕 섭취를 제한해야 하는 이유는 많다. 저지방 식품에 집착하고 무엇이 어떻게 되는지도 모르는 채로 정제된 탄수화물에 손을 뻗는 서구 사회의 식생활은 사실 피부가 필요로 하는 방향과는 정반대라 할 수 있다. 우리에게 필요한 것은 피부와 털을 유지할 수 있는 단백질이 충분히 함유된 균형 잡힌 식단이다. 색이 선명한 과일과 야채가 인체의 가장 큰 기관인 피부 건강에 유익한 효과를 발휘한다는 사실도 여러 번 밝혀졌다. 이런 효과는 산화 스트레스(생체 조직을 손상하는 분자인 자유라디칼이 축적되는 현상)를 물리치는 직접적 경로나 인체 면역계 강화 등 피부 건강과 연관된 더 느리고 구불구불한 간접적 경로를 통해 나타난다. 가장 비싼 안티에이징 크림을 사서 바르고 1주일에 한 번씩 피부과를 다닌다고 해도 식생활이 형편없으면 그 영향은 피부에 고스란히 나타난다.

다시 오후 업무가 시작될 시각이 되면 책상 앞으로 돌아온다. chapter 7에서 살펴보겠지만 정신적인 스트레스도 피부의 겉모습에 영향을 줄 수 있다. 그래서 스트레스가 더 쌓이기 전에 잠깐 나가서 담배나 한 대 피우고 싶다면? 흡연은 태양 손상과 더불어 피부 노화를 촉진하는 아주 강력한 원인이다. 흡연을 시작하고 몇 년만 지나면 때 이른 주름이 나타나기 시작하며 안색도 칙칙하고 누런빛을 띤다.[8] 쌍둥이로 태어나 일생을 거의 비슷하게 살았지만 한 명은 흡연을 하고 한 명은 흡연을 하지 않은 두 사람의 사진을 비교해 보면 이런 영향이 명확하게 나타난다. 담배에 들어 있는 4,000여 종의 화학물질은 콜라겐과 엘라스틴을 손상하는 세포외 기질 금속 함유 단백질가수분해효소를 증가시킨다. 또한 니코틴은 피부혈관을 좁혀 산소와 영양소 공급이 줄어드는 문제를 야기한다. 담배를 끊어서 건강에 어떤 도움이 되는지 확실하게 알 수 없다고 생각한다면 일단 금연 후에 훨씬 건강하고 젊어 보인다는 사실은 반박할 여지가 없는 사실임을 기억하길 바란다. 그리고 담배는 빨리 끊을수록 좋다.

담배를 피울 때면 입술을 반복해서 오므리게 되는데 이 또한 생각해 볼 문제다. 어릴 때 내가 삐치거나 짜증을 부리느라 얼굴을 잔뜩 찌푸리면(부모님이 충분히 괴로워할 만큼 좀 자주 그러는 편이었다) 할머니께서는 이렇게 경고하셨다. "그런 표정을 지으면 안 돼. 바람이 불면 그 상태로 굳어 버릴지도 몰라!" 몇 가지 기초적 실험을 해 본 결과 이 말은 사실과 다르다는 것을 알 수 있었지만 수십 년간 얼굴에 동일한 움직임이 반복되면 정말로 그 흔적이 얼굴에 그대로 남는다. 예뻐지고 싶다면 담배를 피울 때 하게 되는 얼굴의 움직임을 얼마나 줄이거나 중단해야 할까? 패션 잡지마다 행복하거나 좌절했을 때 또는 어리둥절할 때 얼굴 표정을 어떻게 지어야 하는지에 관해 온갖 제안을 하지만 감정이나 타인과 소통하기 위한 피부의 섬세한 움직임 방식마저 절제해 가면서까지 피부 주름을 늦추는 것이 과연 얼마나 의미 있는 일일까? 이런 생각을 하다 보면 피부 노화에 관한 근본적 의문으로 이어진다. 살아 있는 동안 그 삶을 오롯이 살지 않는다면 겉으로 보이는 모습에 젊음을 유지하는 것이 무슨 의미일까? 젊음을 유지하고 피부를 아름답게 가꾸려는 노력은 충분히 이해할 수 있는 일이다. 하지만 그 목적을 위해 인간 본연의 감정 표현을 억누르려고 열심히 애를 쓴다면 '주름은 미소가 머물렀던 곳에만 생긴다'는 지미 버핏Jimmy Buffet의 시적인 표현에 담긴 의미를 거역하는 일이 될지도 모른다.[9]

하루가 끝나 가고 퇴근 시간이 다가오면 사무실 문을 박차고 거리로 나선다. 한창 러시아워라 자동차에서 나온 자욱한 매연이 먼지 가득한 희뿌연 안개처럼 공기를 채우고 있다. 폐와 마찬가지로 인체 피부 역시 아직은 매연과 독성 물질이 존재하는 환경을 이겨 낼 수 있을 만큼 적응되지 않았다. '도시인의 피부'에 나타나는 영향을 밝힌 증거는 그리 많지 않지만 이산화질소$NO2$와 같은 일부 대기 오염 물질이 피부 주름에 영향을 준다는 과학적 증거가 몇 건 밝혀졌다.[10] 이런 독성 물질이 피부로 유입될 수 있고 자유라디칼을 발생시켜 일련의 염증 반응을 촉발한다는 사실도 이제는 다 알려져 있다. 게다가 이런 오염 물질은 사방에 존재한다. 런던 옥스퍼드 스트리트의 경우 2017년 새해가 시작된 첫 주에 이산화질소 농도가 연중 제한 수치를 넘어섰다.[11]

퇴근 후 집에 도착하면 저녁 식사를 마치고 씻은 후 잠자리에 들 준비를 한다. 이제는 주름에 악영향을 줄 만한 일이 없지 않을까? 피부에 가해지는 물리적 압력은 자국을 남기고 그 영향은 나이가 들수록 더 가시적으로 나타난다. 피부과 전문의 데브라 잴리먼Debra Jaliman은 얼굴 한쪽이 베개에 반복적으로 눌리면 '수면 주름'이 생긴다고 주장한다.[12] 내가 직접 대화를 나눠 본 피부 미용사들, 피부과 전문의들 중에는 고객이나 환자와 만나면 얼굴 어느 쪽을 베개에 대고 자는지 알 수 있다고 이야기하는 사람도 있었다. 보통 베개 자국은 일시적으로 남지만 하루 대부분의 시간 동안 그대로 드러나서 다른 사람들이 알아볼 정도라면 영구적 자국이 되었을 가능성이 크다. 얼굴에 수면 주름이 생기는 것이 진지하게 고민인 사람은 U자 모양 베개나 수면 주름을 줄일 수 있도록 디자인된 베개를 활용해

피부는 인생이다

서 등을 대고 자는 것이 가장 좋은 해결 방법이다. 같은 의미로 실크 베개가 좋다고 이야기하는 사람들도 많다.

'미인은 잠꾸러기'라는 말도 과학적으로 뒷받침되는 사실이 됐다. 2010년 스웨덴에서 실시된 한 연구 결과, 수면이 부족한 사람들은 푹 잘 잔 사람들보다 덜 건강해 보이고 매력도 떨어지는 것으로 나타났다.[13] 해당 연구진은 이후 실시된 다른 연구에서 사람들 눈에 수면이 부족하다는 인상을 주는 사람들은 '눈 아래 다크서클과 창백한 피부, 깊은 주름이나 옅은 주름이 더 많은' 눈에 띄는 피부 변화가 나타난다고 밝혔다.[14] 2015년 만성적으로 수면이 부족한 사람들의 피부를 분석한 연구에서도 피부 장벽이 약해지고 내인성 노화의 징후가 늘어난다는 사실이 확인됐다.[15] 잠을 충분히 못 자면 면역 기능과 신진대사, 정신 건강에 악영향이 발생하고 이는 피부 노화 촉진이라는 불가피한 결과로 이어진다.

피부에 자리를 잡는 자국을 줄이려면 먼저 환경 요소, 즉 햇빛, 흡연, 식생활, 수면 등 '외인성' 요소에 대처하는 것이 현명하다. 그중에서도 가장 중요한 요소는 햇빛이다. 그런데 과연 우리가 일상생활에서 나이와 함께 찾아오는 주름을 늦추거나 심지어 생긴 주름을 없앨 수 있는 방법이 있을까?

안티에이징 크림의 경우 각종 상점과 슈퍼마켓, 텔레비전에 경쟁적으로 쏟아져 나오는 광고를 보면 하나같이 자사 제품은 피부를 '다시 팽팽하게' 만들어 주름을 없애고 피부 '탄력'을 끌어 올린다고 주장한다. 뿐만 아니라 피부 '활력'을 되찾아 준다는, 단골 문구임에도 무슨 의미인지 도통 정확히 알 수가 없는 주장을 펼쳐 우리를 혼란스럽게 한다. 여기에다 거의 3개월 단위로 유명 연예인이 나이를 거스르는 비법을 새롭게 찾아내는 기분이 든다. 냉동 챔버를 비롯해 늙지 않는 '뱀파이어 얼굴'로 유명한 킴 카다시안이 밝힌 비법, 즉 혈액을 뽑아서 원심분리기에 돌려 적혈구와 혈장을 분리한 후 미세침을 이용해 혈액을 뽑은 그 자리를 통해 혈장만 다시 피부에 주입하는 방식까지 다양하다. 악어 배설물로 채운 욕조에서 목욕한 고대 로마인들부터 15세기에 등장한 연쇄 살인마 엘리자베스 바토리Elisabeth Bathory가 젊음을 유지하기 위해 처녀들을 죽이고 그들의 피로 자기 몸을 덮었다는 이야기까지 예뻐지는 최신 미용 비법이 유행처럼 등장하는 것은 그리 새로운 현상이 아니다. 내가 특히 흥미롭게 여기는 사례는 19세기 오스트리아의 엘리자베스 여제가 사용했다는 '크렘 셀레스테Crème céleste'다. 고래왁스(향유고래의 머리에서 발견되는 물질)와 아몬드유, 장미수를 섞어서 만든 크림으로도 모자랐는지 여제는 생송아지 고기와 으깬 딸기를 섞어서 얼굴에 꼭 맞게 만든 가죽 마스크를 얼굴에 올린 채로 잠자리에 들었다고 한다.

미용을 위한 이 같은 괴상한 시도를 접하면 웃음이 터지기도 하고 움찔 놀라기도 하지만 그런 우리 역시 아름다워지려는 열망에 여전히 취약하다. 가장 비싼 치료법 또는 가장 극적인 변화를 얻을 수 있는 치료법이 더 효과적이고 낫다고 믿게 만드는 미용 산업계의 주장에 어느 정도는 세뇌된 상태인 것도 사실이다. 그러나 그런

피부는 인생이다

주장은 사실과 다르다. 몇 가지 연구 결과만 봐도 저렴한 수분을 공급하는 저렴한 화장품이 '안티에이징'이라는 문구가 달린 값비싼 화장품과 똑같은 효과를 발휘한다는 사실을 알 수 있다.[16] 고급스러운 노화 방지 크림은 인간의 여러 가지 심리학적 맹점을 이용한다. 백화점에 들어가 주름 방지 크림들만 모아 놓은 전용 진열대 앞에 서서 살펴보면 서로 다른 업체에서 만든 두 제품이 나란히 놓여 있다. 하나는 별다른 특색이 없어 보이지만 가격이 적당하고 다른 하나는 최신 실험 결과가 반영됐다는 문구와 함께 훨씬 세련되고 눈에 확 띄는 제품인데 가격이 다섯 배는 더 비싸다. 이럴 때 우리가 원래 생각했던 예산을 훌쩍 뛰어넘는 비싼 제품을 사고 싶어지는 이유는 그런 제품이 우리의 불안감을 건드리기 때문이다. 고급 화장품들은 독점적 제품을 통해서만 더 높은 차원의 아름다움을 얻을 수 있다는 환상을 불어넣고 우리는 지금 우리가 생각하는 피부 상태와 원하는 피부 상태 사이에 존재하는 큰 격차를 메꿔야 한다고 느낀다. 우리 자신을 더 볼품없게 느끼도록 만들어 제품 구입을 유도하는 것이다. 현대 화장품 산업을 일으킨 사람 중 하나인 찰스 레브슨 Charles Revson은 다음과 같은 말로 진실을 드러낸 적이 있다. "우리가 파는 것은 립스틱이 아닙니다. 우린 꿈을 팔죠."

그래서 더 번듯해 보이는 제품을 집어 들면 포장에 잔뜩 적힌 강조 문구가 눈에 들어온다. 식품업계에서는 특정 성분이 몸에 좋다는 문구를 쓰려면 충분히 탄탄한 과학적 근거로 그 사실을 입증하도록 의무화되어 있다(당연히 필요한 절차임에 틀림없다). 하지만 영국에서 피부 제품에는 그런 규정이 적용되지 않는다. 명백한 허위 주장은 광고심의 위원회가 제재할 수 있으나 약삭빠른 화장품업체들은 꼭 사실인 것처럼 거짓을 내세울 줄 안다. 매장에서 집어 든 크림에 적힌 '임상에서 입증된 주름 감소 효과'라는 문구도 마찬가지다. 사실일 수도 있지만 '임상'에서 나타난 변화가 현미경으로 봐야만 확인이 가능하고 육안으로는 절대로 알아차릴 수 없는 수준에 그칠 수도 있다. '피부과 테스트 완료'라는 문구는 어떨까? 원칙적으로 이 문구는 딱 한 명의 참가자를 대상으로 며칠 동안 피부에 시험해 본 경우에도 사용할 수 있다. 어쩌면 마케팅 담당자가 자신의 무심한 아버지를 그 대상으로 삼았는지도 모른다. 여러 종류의 '활성 성분'이 들어 있다는 제품은 '실험관 안에서'(즉 실험실에서) 검증된 것이 전부이고 실제 사람의 피부에서는 같은 효과가 한 번도 관찰된 적이 없을 가능성이 있다.

아직은 기적의 묘약이 그리 가까이 오지 않았다. 노화를 늦추는 가시적 효과가 나타난 성분들(선크림, 레티노산 등)이 함유된 제품들도 있고 구입한 사람에게 만족감과 자신감을 안겨 주는 제품들도 있다. 그것만으로도 충분한 가치는 있지만 그저 돈을 쓰는 것이든 진실을 찾고 싶은 것이든 건전한 의구심을 조금은 남겨 두어야 한다.

하지만 엄청난 가격으로 판매되는 안티에이징 크림도 이집트의 클레오파트라 여왕이 젊음을 되찾기 위해 찾은 방법과 비교하면 별것 아닌 듯 느껴질 것이다. 그는 마구간을 하나 마련하여 당나귀 700마리를 기르면서 매일 당나귀 젖으로 목욕을 했으니 말이다. 송아지 고기를 얼굴에 붙인 엘리자베스 여제 못지않게 어처구니없다고 생각하겠지만 클레오파트라의 시도에는 뭔가 특별한 것이 있다. 젖에는 오늘날까지도 스킨 크림 제품의 성분으로 인기가 높은 알파하이드록시산^AHA이라는 글리콜산이 들어 있다. 글리콜산은 각질 제거와 표피 피부 세포 재생을 촉진하는데, 어떻게 진피까지 침투해 확고한 영향을 주는지는 밝히기 어려운 부분이다. 각질 제거 효과란 피부 맨 바깥층에 있는 죽은 피부 세포를 없앤다는 의미로 피부과 전문의들은 1주일에 한두 번 피부에 부드럽게 압력을 가해 문지르는 것만으로도 각질이 충분히 제거된다는 데 대체로 뜻을 함께한다. 피부를 자극하는 물질들, 감염원에서 피부를 지킬 수 있는 탄탄한 방어막을 형성하기 위해 피부가 얼마나 엄청나게 노력해야 하는지를 생각하면 전부 다 벗겨지지는 않게 해야 한다.

클레오파트라가 시도한 방법에 담긴 과학적 원리는 실제로 노화에 긍정적 영향을 주는 분자가 있을 수도 있음을 시사한다. 과학적으로 밝혀진 근거가 충분하고 수많은 피부과 전문의들이 효과가 입증된 유일한 물질로 여기는 성분은 바로 레티노산이다. 비타민 A의 분해 산물인 레티노산은 피부와 인체 건강에 꼭 필요한 물질로 당근처럼 색깔이 선명한 채소에 함유된 베타카로틴에서 얻을 수 있다. 비타민 A와 화학적으로 연관되어 있는 레티노이드계 물질 중 하나가 바로 레티노산이다. 1960년에 앨버트 클리그먼^Albert Kligman 은 레티노산의 파생 물질 중 하나인 트레티노인(클리그먼이 '레틴 A'라는 상표명을 붙인 물질)이 중등도에서 중증에 이르는 여드름 치료에 매

우 효과적이라는 사실을 발견했다.[17]

그리고 10여 년쯤 후에는 레티노산에 그보다 수익성이 훨씬 더 좋은 잠재력이 숨어 있다는 사실도 알아낸다. 콜라겐 합성을 증가시키고 진피를 두껍게 만드는 동시에 표피 바깥쪽에 쌓인 각질을 제거하고 주름을 눈에 띌 만큼 개선하는 효과가 있다고 밝혀진 것이다. 그러나 클리그먼이 스스로 밝혀낸 사실을 활용한 방식은 그리 적절하다고 할 수 없었고 연구 동의 절차와 관련된 현재의 의료 법학 분야가 탄생하는 기틀이 되었다. 클리그먼은 1950년대부터 1970년대까지 필라델피아 홈스버그 교도소에 수감된 죄수들을 대상으로 미용 피부과학 실험을 여러 차례 진행했다. 그는 교도소에 처음 방문한 후 다음과 같은 감상을 남겼다. "내 앞에 피부가 드넓은 땅처럼 펼쳐진 것 같았다… 난생처음으로 비옥한 땅을 본 농부가 된 기분이었다."[18]

클리그먼이 교도소에서 맨 처음 도전한 것은 수감자들 사이에 생긴 무좀을 치료하는 일이었다. 그러나 책임 의식이 무너진 그는 수감자들이 약자일 수밖에 없는 상황을 이용하여 서서히 실험 참가자들을 피부감염원에 노출시키기 시작했다. 나중에는 자신의 전문 분야도 아닌 향정신성 약물 시험까지 진행했다.

레티노산은 피부 맨 바깥층 두께가 대략 3분의 1 정도 줄어들게 하므로 피부의 자연적 자외선 차단 기능이 다소 약화된다. 이로 인해 피부가 일광 화상을 더 쉽게 입는 상태가 되므로 레티노이드계 물질은 일반적으로 자기 전에, 밤새 피부에서 진행되는 자체적 회복 과정이 시작되기 전에 바른다. 레티노이드 중에서도 특히 큰 논란을 일으킨 물질이 하나 있다. 수많은 선크림 제품에 함유된 레티닐 팔미테이트retinyl palmitate로 제조업체들이 이 성분이 포함된 제품을 두고 노화 방지 효과가 있다고 주장한 것이 문제였다. 안타깝게도 레티닐 팔미테이트는 레티노이드 중에서도 주름을 펴는 효과가 가장 약한 물질에 속하고 피부암과도 연관성이 있다. 미국에서 '국가 독성학 프로그램'의 일환으로 진행된 몇 건의 연구에서는 피부에 레티닐 팔미테이트를 문질러서 바른 마우스 그룹이 대조군보다 피부암 발생률이 더 높다는 결과가 나왔다.[19] 2010년 비영리단체인 EWGEnvironmental Working Group는 이 성분이 포함된 선크림은 사용하지 말라고 소비자들에게 권고했다.[20]

여러 연구 결과를 놓고 과학자들, 피부과 전문의들 사이에 뜨거운 설전이 이어지고 있고 그 연구들 중 일부는 경제적 이득을 위해 화장품업계가 관여했다는 사실이 알려지면서 논란이 더욱 가열되고 있다. 한 가지 확실한 사실은 선크림 때문에 피부암이 생기지는 않는다는 점이다. 그러나 낮 시간에는 레티닐 팔미테이트가 함유된 선크림을 피하는 것이 좋다. 피부과 전문의이자 레티노이드 전문가인 레슬리 바우만Leslie Baumann은 이 성분이 암을 유발하느냐 아니냐와 상관없이 분명 더 나은 레티노이드가 존재한다는 점을 강조한다. "이것 때문에 피부암이 생긴다는 증거는 충분치 않다. 하지만 굳이 사용해야 할 이유가 있을까?"[21]

선크림 외에 논쟁의 여지없이 노화 방지 효과를 인정받는 물질은 탄탄한 증거들로 효과가 입증된 레티노산이 유일하다. 그럼에도 지나치게 열광적인 반응은 금물이다. 완두콩 한 알 정도의 크기만 짜서 얼굴 전체에 바르는 것으로도 충분하며 운동을 할 때와 마찬가지로 달리기 전에 먼저 걷는 법부터 배워야 한다. 권장 용량을 여러 날에 걸쳐 늘려야 한다는 뜻이다. 레티노산을 더 많이 바른다고 해서 주름이 줄어드는 것도 아니다. 오히려 피부가 더 잘 타고 따끔거리고 벌겋게 변할 가능성이 커진다.

노화 방지 크림의 조제 방식과 구성 성분은 수천 가지가 존재하지만 이렇게 만들어진 제품들은 고작 몇 종류로 분류된다. 항산화 물질의 경우 무수한 사람들이 찬사를 쏟아 내지만 몇 건의 한정된 연구들에서 나온 과학적 증거를 보면 피부 노화로 인한 외적 변화를 약화하는 효과는 별로 없음을 알 수 있다. 그런 근거가 가장 많이 확인된 물질은 니코틴산아미드와 비타민 C, 비타민 E, 셀레늄, 코엔자임 Q10이다. 주된 문제는 노화 방지 크림에 사용되는 비타민 성분 중 다수가 불안정해서 효과가 단기로 그친다는 점 그리고 피부에 얼마나 깊이 침투하는지 확실하게 알지 못한다는 점이다. 새로운 조제 방식이 등장하면 이런 문제가 해결될 수도 있으나 아직까지는 노화 방지 목적으로 비타민을 활용해야 한다는 과학적 근거가 충분히 모이지 않았다. 급속히 발전 중인 또 한 가지 흥미로운 물질은 합성 단백질이다. 단백질에 지방산이 결합된 물질인 팔미토일 펜타펩타이드palmitoyl pentapeptides도 그중 하나다. 일부 연구에서는 이런 합성 단백질이 표피를 관통해 콜라겐 생성을 촉진한

피부는 인생이다

다고 밝혔다.[22] 정말 기적 같은 변화를 일으키는 물질을 밝혀내기란 어려운 일이지만 항산화 물질과 펩타이드, 그 밖에 여러 화학물질이 포함된 크림은 주름 감소에 어느 정도 긍정적 영향을 주는 것으로 나타났다. 맨체스터 대학교의 크리스 그리피스Chris Griffiths 교수는 연구 참가자 중 그 같은 복합 성분이 함유된 세럼(No7 브랜드의 '프로텍트 앤드 퍼펙트 뷰티 세럼Protect & Perfect Beauty Serum 제품)을 바른 사람들의 70퍼센트가 1년 후 위약군보다 주름이 유의미하게 감소했다고 밝혔다.[23] 화장품업계의 공룡이나 다름없는 회사들이나 잡지들이 떠들어 대는 이야기와 상관없이 아직은 특효약이 발견되지 않았고 이런 상황은 수년간 지속될 수 있다. 환경적 요소와 우리 손으로는 어떻게 할 수 없는 유전학적 암호 그리고 피부 노화의 진실을 모두 고려하면 기꺼이 듣고 싶은 마음이 사라질 만큼 훨씬 더 복잡한 문제가 된다.

1895년 전설로 불리는 세균학자 로베르트 코흐Robert Koch의 제자였던 에밀 반 에르멘험Émile van Ermengem은 벨기에의 한 장례식장에 펼쳐진 섬뜩한 상황을 조사해 달라는 요청을 받았다.[24] 초상집에서 하룻밤을 꼬박 새우는 것만으로도 충분히 힘든 일인데 밤이 절반 정도 흐른 무렵 서른 명 남짓한 조문객들의 얼굴에서 일제히 표정이 사라지기 시작했다. 눈꺼풀이 축 늘어지고 앞이 보이지 않는 사람들이 있는가 하면 음식을 삼키지 못하고 목에 걸려 괴로워하거나 바닥을 향해 헛구역질을 해 대는 사람들도 생겼다. 급기야 세 명은 호흡이 중단되어 결국 목숨을 잃었다. 흉부 근육이 기능을 완전히 잃은 상태였다. 재앙이나 다름없는 이 상황을 면밀히 조사한 반 에르멘험은 그다지 신선하지 않은 햄에 숨어 있던 세균이 원인임을 밝혀냈다. 나중에 보툴리누스균Clostridium botulinum으로 명명된 이 균에서 만들어진 신경독소는 인체를 마비시키며 특정한 양 이상 체내에 유입되면 사망에 이를 수 있다.

이 끔찍한 장례식 사태가 지나고 1세기 후에는 각각 안과의사, 피부과 전문의인 진 캐루더스Jean Carruthers와 알리스테어 캐루더스 Alistair Carruthers 부부가 눈꺼풀이 떨리는 증상(안검경련)이 나타난 환자들이 소량의 보툴리눔 독소로 치료를 받고 부가적으로 따라온 효과에 즐거워한다는 사실을 알게 됐다. 얼굴의 노화가 중단된 듯한 상태가 된 것이다.[25] 미간에 생긴 주름이 시간의 흐름과 상관없이 그대로 얼어 버린 것 같았다. 그로부터 20년 뒤 반쯤은 우연히 발견된 보툴리눔 독소(보톡스)의 주사 효과는 전 세계적으로 가장 흔한 미용 시술로 자리 잡았다. 보톡스는 얼굴 근육을 마비시켜 미간과 얼굴이 움직일 때 생기는 주름이 보이지 않게 만든다. 16세기 유럽 여성들이 납과 식초로 만든 새하얀 반죽을 얼굴에 덕지덕지 바른 것 (영국 엘리자베스 1세의 전형적인 모습)과 전략적으로는 동일한 방법이다. 이런 화장을 한 상태에서는 얼굴이 조금만 움직여도 화장에 균열이 생기고 망가지는 수가 있기 때문에 얼굴을 꼼짝도 안 했다고 한다. 그러나 보톡스는 놀림의 대상이 되어 아주 작은 얼굴 표정도 짓지 못하는 배우들, 아나운서들은 소위 '로봇톡스'라 불린다. 해가 갈

피부는 인생이다

수록 크림보다 침습적이지만 더욱 안전하고 노화의 징후가 나타나는 속도를 늦추는 효과도 더 뛰어난 치료법들이 등장하고 있다. 클레오파트라가 택한 터무니없는 목욕의 뒤를 이어 화학적 방법이나 기계적 형태로 각질을 제거하는 기술로 효과를 보는 사람들도 있다(각각 필링과 미세 박피술로 불린다). 보통 진피의 필수 분자인 콜라겐이나 히알루론산으로 구성되는 필러는 명칭에서 충분히 알 수 있는 기능을 발휘한다. 즉, 옅은 주름과 깊은 주름을 메우고 노화가 진행 중인 피부를 반반하게 펴는데, 이 기능은 일정 기간 동안만 유지된다. 그 밖에 레이저와 전자기파를 이용하여 피부 형태를 만들고 활기를 되찾는 치료법도 있다. '주파수 피부 타이트닝'은 진피와 진피 아래 조직에 열을 가해 진피의 콜라겐과 엘라스틴 생성을 촉진하고 표피 아래 형성된 지지 구조가 재구성되는 치유 과정이 원활히 일어나도록 한다. 더불어 셀룰라이트를 분해하는 용도로도 활용되며 신생 분야인 미용의학의 문을 열었다.

일부 사람에게 놀라운 효과를 안겨 준 크림이라도 다른 사람에게는 아무 효과도 없을 때가 많다. 과거나 지금이나 유명인들은 햇볕에 피부가 노출되지 않도록 조심하는 습관과 개개인의 유전학적 특성이 더해져 주름이 없는 외모를 유지할 수 있는지도 모른다. '타고난 피부'라는 말이 사실일 수도 있다는 말이다. 정말 그런 기능이 있다고 믿기지 않는 크림(특히 수익 창출이 목적인 업체에서 판매하는 제품)이 있다면 당신의 직감이 옳을 수도 있음을 기억하기 바란다.

인류는 노화와 전쟁 중이며 피부는 최종 전투가 벌어지는 싸움

터다. 현대 기술 덕분에 언젠가는 우리가 '승리'하는 날이 올지도 모른다. 2016년 하버드 대학교와 매사추세츠 공과대학 연구진이 착용 가능한 '제2의 피부'를 합성하면서 주름과 잡티를 눈에 확 띨 만큼, 동시에 자연스럽게 제거할 수 있는 새로운 기술이 도래할 가능성이 생겼다.[26] 주름과의 전쟁을 위해 항노화 치료에 쓰인 돈의 규모는 실제 미군이 알면 깜짝 놀라 무안해질 정도다. 이 전쟁에서 이기고 우리가 헉슬리의 소설에 나오는 '세계국' 시민처럼 살 수 있게 된다면, 내부 장기는 다 썩어 가기 시작하는데 외모는 영원히 서른 살 정도로 보인다면 그 비용이 경제적이었다고 말할 수 있을까? 헉슬리가 그린 디스토피아에서 세계국 시민들은 나이 드는 현상에 분개해야 한다고 배운다. 그리고 절대 죽지 않을 것처럼 살아간다. 주름은 '치료'되어야 하는 문제일까? 아니면 나이를 어떻게 바라봐야 하는지에 관한 사회적 논의가 이루어져야 할까? 인생이 마감되고 죽음이 찾아오는 일이 절대 일어나지 않을 것처럼 돌아가는 세상에서는 피부가 우리에게 죽음과 맞서 싸우라고 종용한다.

피부는 인생이다

# 첫 번째 감각

## 접촉의 역학과 마법 같은 영향

─────────

저것 봐, 뺨에 손을 갖다 대는군.
아, 내가 저 손에 낀 장갑이라면
저 볼과 닿을 수 있을 텐데!

윌리엄 셰익스피어, 『로미오와 줄리엣』

# The Remarkable
# Life of the Skin

An intimate journey
across our surface

운 좋게 바티칸의 시스티나성당을 방문할 기회가 생기면, 무조건 고개를 들고 천상의 세계를 올려다보게 된다. 미켈란젤로의 〈아담의 창조〉가 장대한 천장 중심에 그려져 있기 때문이다. 세상에서 가장 강렬하고 인상적인 시각예술 중 하나인 이 작품에서 신은 천사 같은 존재들에 둘러싸인 채 지구 가장자리에 기운 없이 비스듬하게 누워 고분고분 내민 아담의 손 쪽으로 검지를 뻗고 있다. 언뜻 보면 둘의 손가락이 닿은 것처럼 보이지만 자세히 살펴보면 왜 이 작품이 그토록 유명한지 느낄 수 있다. 아담과 생명을 불어넣으려는 신의 손가락 사이에 남은 아주 좁은 간격에서 짜릿한 긴장감과 기대가 생생하게 느껴진다.

이 책이 다루고 있는 피부 이야기가 물리적 영역에서 심리적, 사회적 영역으로 넘어가려면 촉각이라는 다리를 건너야 한다. 이 다리는 수용체, 신경 그리고 뇌 조직을 통해 바깥세상과 우리 마음, 우리 존재를 잇는다. 주로 손가락과 손바닥, 발바닥에 해당하는 평활(털이 없는) 피부에는 네 종류의 기계적 감각 수용체가 존재한다. 모두 피부에 발생한 압력 변화와 구부러짐에 반응하려면 꼭 필요한 구성 요소다. 기계적 감각 수용체는 진짜 기계처럼 외부 세상에서 일어나는 움직임을 감지하여 전기 정보 형태로 개별 신경을 통해 뇌로 전달한다. 그러면 인체는 그에 맞게 반응을 한다. 네 종류의 수용체마다 정해진 기능이 있고 강점과 약점도 모두 다르다.[1] 이 네 가지 수용체가 함께 기능하면 거의 기적과 가까운 멋진 일이 벌어진다. 촉각의 복잡한 특성을 제대로 이해하고 경탄하려면 먼저 우리가 일상적으로 만나는 기적을 자세히 살펴볼 필요가 있다. 이제 외출했다가 집에 막 들어오려고 하는 순간을 떠올려 보자.

아침에 집을 나서면서 열쇠를 넣어 둔 주머니 속에 손을 넣어 열쇠를 찾을 때 우리는 사탕 껍질과 펜, 동전 틈을 비집고 열쇠 비슷한 물건이 잡힐 때까지 빠른 속도로 눈에 보이지 않는 주머니를 뒤진다. 어떻게 보지도 않고 손에 잡힌 물건이 열쇠라고 확신할 수 있을까? 열쇠의 툭 튀어나온 부분과 움푹 들어간 부분, 전체 모양을 감지하는 피부 수용체는 메르켈소체다. 독일 해부학자 프리드리히 메르켈Friedrich Merkel의 이름을 따서 명명된 작고 별 특징 없는 둥근 원반 모양의 세포는 처음에 '촉각 세포Tastzellen'로 불렸다. 표피 중에서도 기저층에 존재하는 메르켈소체는 다른 세 종류의 기계적 감각 수용체보다 피부 표면 가까이에 위치하며 특히 손가락 끝에 다량 존재한다. 이 수용체는 저주파수로 발생하는 극히 작은 진동도 감지할 수 있으며 압력이 1마이크로미터(0.001mm) 정도로 아주 조금만 바뀌어도 기가 막히게 감지하여 활성화된다.[2] 메르켈소체가 늘어나면 세포외액에 있던 나트륨이 세포 내부로 유입되면서 '활동전위'라 불리는 전기적 스파이크가 발생하고 신호가 신경으로 전달된다. 이 과정은 1밀리미터의 1,000분의 1에 해당하는 극히 작은 압력

피부는 인생이다

변화로 생길 뿐만 아니라 1초의 1,000분의 1에 해당하는 시간 동안 일어난다. 메르켈소체는 피부 표면에 압력 변화가 지속되는 한 계속해서 뇌에 신호를 보내면서 '천천히 적응'한다. 이를 통해 뇌에게 손에 닿은 물체의 형태와 가장자리에 관한 세부 정보를 연이어 보낼 수 있는 것이다.

열쇠 가장자리가 손에 닿았다면 이제 적당한 힘을 가해서 움켜쥘 차례다. 손가락 사이로 빠져나가서도 안 되고 너무 힘주어 쥐어서도 안 된다(시어머니가 애지중지하는 값비싼 접시를 다룰 때만큼 아주 조심스럽고 섬세한 터치가 필요한 순간이다). 이런 균형은 마이스너소체(또는 촉각소체)라고 하는 수용체 덕분에 가능하다. 마이스너소체는 메르켈소체보다 조금 더 깊숙이 자리하며 돌돌 말려 피막에 둘러싸인 둥글납작한 모양의 신경 말단이다. 이곳에서는 진동을 감지하고 피부에 압력이 가해져 눌림이 시작되는 순간과 끝나는 순간만 기록하므로 메르켈소체와 달리 '빠르게 적응'한다. 옷을 갈아입을 때 처음에는 옷이 느껴지지만 그 후에는 하루 종일 옷이 있는지조차 느끼지 못하는 것도 이런 이유 때문이다. 마이스너소체의 가장 인상적인 기능은 우리가 넘어질 때마다 매번 붙잡아 준다는 것이다. 즉, 열쇠를 집을 때 실제로는 손에서 열쇠가 1밀리미터의 1,000분의 1씩, 1초에 수도 없이 계속해서 미끄러지는데 마이스너소체가 재빨리 연속적으로 반사작용함으로써 피부를 긴장시켜 물건을 놓치지 않게 한다. 이 모든 과정은 전부 무의식적으로 일어난다.

우리는 메르켈소체 덕분에 열쇠가 있는 곳을 가까스로 찾았고

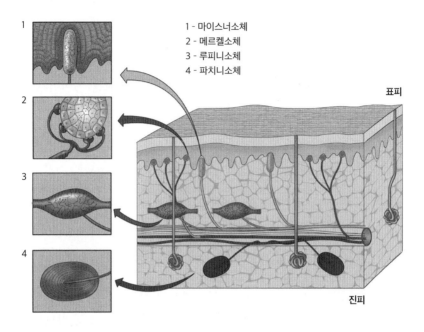

1 - 마이스너소체
2 - 메르켈소체
3 - 루피니소체
4 - 파치니소체

표피

진피

마이스너소체의 신속한 적응 덕분에 열쇠를 손에 꽉 붙들고 있다. 이제 열쇠를 구멍에 끼워 넣는 엄청나게 힘든 과제가 남았다. 이 시점에서 필리포 파치니Filippo Pacini를 소개한다. 1831년 열아홉 살이었던 이탈리아의 이 의대생은 사람 손을 해부하면서 극히 사소한 부분까지 샅샅이 살펴보던 중 피부에서 길이가 1밀리미터쯤 되는 덩어리를 발견했다. 피렌체 대학교 해부학 박물관을 방문했을 때 나는 '파치니소체'로 불리는 이 멋진 피부 수용체의 모형을 본 적이 있다. 여러 겹으로 된 소체는 피부 깊숙이 진피에 자리하며 어떻게 보면 양파처럼 생겼다. 피부에 정말 희미한 압력만 주어져도 파치니

피부는 인생이다

소체를 이룬 여러 층이 한꺼번에 눌리면서 소체의 형태가 변형되고 뇌로 전달될 신호가 발생한다. 파치니소체는 광범위한 압력과 진동을 감지할 수 있어서 손가락 어디에서 진동이 발생하든 조그만 양파 같은 기관에 다 포착된다. 손가락으로 붙들고 있는 모든 물건에서 나오는 진동을 전부 감지할 수 있다고 보면 된다. 이는 인간이 가진 고유한 촉각을 만든 지극히 중요한 특징이다. 도구를 손에 쥐고 있을 때 그것이 외과의사가 손에 쥔 메스이건 지금 열쇠 구멍에 집어넣으려는 열쇠이건 손에 쥔 도구의 끝부분은 마치 피부가 거기까지 연결된 것처럼 움직임을 '느낄' 수 있다.

열쇠를 구멍에 끼워 넣었으니 이제 엄지와 검지로 돌려서 열어야 집 안으로 들어갈 수 있다. 피부에 있는 네 번째이자 마지막 기계적 감각 수용체, 루피니소체가 나설 차례다. 피부 표면과 나란히 수평으로 놓여 있는 실패 모양의 루피니소체는 피부가 압력으로 눌리는 데는 덜 민감한 대신 가로로 당겨지는 힘을 감지한다. 다른 세 가지 기계적 감각 수용체보다 수가 적고 뇌가 루피니소체의 신호를 감지하는 방식에도 알려진 내용이 많지 않지만 피부의 신장을 느끼고 손의 각도, 관절 위치 변화에 따라 반응하는 두 가지 기능을 모두 수행하는 것으로 보인다. 이를 통해 우리는 열쇠를 열쇠 구멍에 넣고 돌릴 때 손이 어디로 움직이는지 알 수 있다.[3]

19세기에 살았던 독일인 두 명과 이탈리아인 두 명의 이름이 붙어 있는 피부의 기계적 감각 수용체에 관해 밝혀진 내용은 거의 없지만 물건을 조작하는 작은 기적과도 같은 기능을 우리에게 부여하는 것은 분명하다. 도구를 이토록 기민하게 다루고 마치 피부가 연장된 것처럼 느낄 수 있는 능력 덕분에 인간은 동물 그리고 (이 글을 쓰는 현시점에서는) 로봇과는 다른 존재가 됐다.

'판타스틱 4'로 칭해도 손색이 없는 기계적 감각 수용체의 놀라운 반사작용으로 촉각이 발생하는 것까지는 이해할 수 있지만 이것만으로 촉각이 발생한 위치를 뇌가 어떻게 알게 되는지는 설명할 수 없다. 외부 세계의 물리적 현실과 우리 뇌가 현실을 인지하기 위해 만들어 낸 그림에는 사실상 큰 차이가 있다. 초기 탐험가들과 지도 제작자들은 우리가 사는 세상을 이해하고 고향 사람들도 다 이해할 수 있게끔 시각적으로 세상을 나타내려고 노력했다. 우리 마음은 촉각의 세상을 두 종류의 지도를 통해 이해한다. 피부 그리고 뇌에 있는 '감각 호문쿨루스'다.

1950년대 캐나다의 저명한 신경외과 전문의 와일더 펜필드Wilder Penfield는 난치성 뇌전증 환자들을 치료하느라 늘 분주했다.[4] 그런데 그를 찾아온 환자 중 많은 수가 공통적으로 일종의 조짐을 느끼는 것으로 나타났다. 발작이 곧 시작될 것 같다고 환자 스스로 느끼는 것이다. 펜필드는 환자의 두개골을 열고 의식이 완전히 깨어 있는 상태에서 뇌의 여러 부위를 전극으로 건드려 그 조짐을 활성화할 수 있다면 뇌 어느 부위가 발작을 유발하는지 찾을 수 있다는 가설을 세웠다. 이 실험은 그럭저럭 무난한 성공을 거두는 데 그쳤지만 그는 훨씬 더 놀라운 사실을 우연히 발견했다. 뇌 수술 과정에서 환자의 뇌 표면 여러 곳을 자극하면 환자가 각기 다른 부위의 피부에

피부는 인생이다

감각을 느낀다는 사실이었다. 펜필드는 자극이 주어지는 뇌 부위마다 피부의 어떤 곳에 감각을 일으키는지 기록하는 고된 작업을 시작했다. 흥미롭게도 이렇게 나온 피부감각과 뇌에 관한 지도는 뒤죽박죽인 형태가 되었는데 이는 뇌에서 차지하는 면적과 피부가 덮고 있는 신체 표면적이 관련 없기 때문에 나타난 결과였다. 예를 들어 검지 끝부분 피부에는 감각 수용체가 아주 밀도 높게 빼곡히 자리하므로 뇌의 '피부 지도'에서 굉장히 넓은 면적을 차지해야 한다. 그 비율은 등처럼 피부가 넓은 부위보다도 더 크다. 펜필드는 이런 상황을 나타내기 위해 뇌에서 차지하는 면적을 중심으로 한 인체 모형을 만들었고 팔다리가 확 줄어들거나 비대해진 모습의 모형이

**❙ 뇌의 피부 지도 ❙**

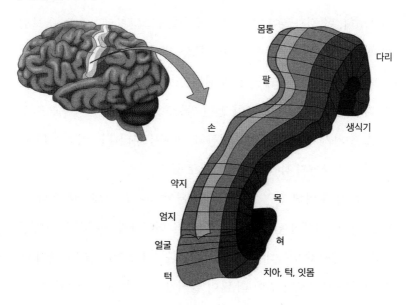

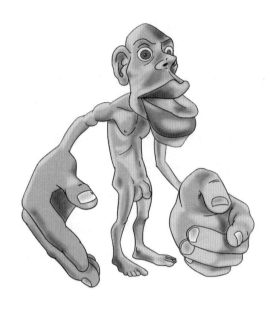

탄생했다. 이 결과물이 바로 감각 호문쿨루스(소형 인간)로 언뜻 보면 깡패 느낌이 물씬 나는 불균형한 몸을 가진 '기괴한 생물체'(펜필드가 쓴 표현이다)다. 큼직하게 커진 부위는 기계적 감각 수용체가 밀도 높게 자리하는 곳(손, 발, 입술)인 반면 가늘고 작게 표현된 부위는(몸통, 팔) 그 숫자가 훨씬 적음을 의미한다. 신체를 나타내는 이 뇌 지도는 그 이후 지금까지 감각 호문쿨루스로 불린다.

피부 각 부위에 신경 말단이 밀집된 수준은 감각의 정확도에 영향을 준다. 여성이 남성보다 촉각이 더 뛰어나다는 사실은 오래전부터 잘 알려져 있는데 충분히 근거 있는 이야기다. 술 한 잔의 양이 같아도 토닉보다 진이 더 많이 들어가면 더 독한 술이 되듯이 크

피부는 인생이다

기가 더 작은 손가락에 동일한 개수의 기계적 감각 수용체가 자리하면 더 민감한 도구가 된다. 촉각의 정확도는 손가락과 손의 크기와 반비례하므로 체격이 작은 사람일수록 이 부분에서는 자신감을 가져도 좋을 것이다. 촉각은 성별과 신체 크기와 더불어 연령에 따라서도 달라진다. 나이가 들면 피부 수용체의 수가 줄고 그만큼 밀도도 서서히 감소한다. 노인들이 손의 정교한 움직임이 필요한 일에 대체로 덜 능숙한 이유도 이 때문이다. 노년기가 되면 자꾸 넘어지는 원인을 두고 다른 감각, 주로 시각과 균형 감각 쇠퇴가 지목되지만 손과 발의 피부 수용체 숫자가 감소하는 것도 원인으로 작용한다. 그렇다고 촉각이 수용체 숫자로만 좌우되는 것은 아니다. 수용체를 어떻게 활용하는지도 중요하다. 시각장애인들은 시력이 있는 사람들보다 무언가를 만져서 구분하는 감각이 뛰어나 점자를 아주 예리하고 빠르게 읽어 낼 수 있다고 밝혀졌다.[5] 뇌의 '가소성', 즉 소실된 감각을 보완하기 위해 뇌가 재배전된다는 사실을 잘 보여주는 예로 피부 역시 부족한 부분을 채우는 데 일조할 수 있음을 알 수 있다. 우뇌에 뇌졸중이 발생한 한 서른여섯 살 교수의 사례에서도 우리 뇌의 재배전 능력이 얼마나 뛰어난지 확인할 수 있다.[6] 이 여성 환자는 좌반신 전체에 촉각이 거의 다 사라져 '편측감각소실(반무감각증)'을 겪었다. 왼쪽 시각도 더 이상 아무것도 인식하지 못하게 되어 문부터 길을 지나면서 마주치는 사람들까지 걸핏하면 왼쪽에 있는 무언가에 부딪혔다. 다행히 18개월이 지나자 이런 증상은 크게 호전됐지만 그때부터 피부로 소리를 느끼기 시작했다. 몇몇

소리들, 특히 어떤 라디오 방송 진행자의 음성만 들으면 왼손 피부 전체가 심하게 따끔거렸다. 뇌 스캔 결과 이 환자의 신경 연결에 해부학적 재배치가 일어났다는 사실이 발견됐다. 뇌졸중을 겪고 몸이 치유되는 과정에서 뇌의 청각(듣기)과 체성감각(피부로 느끼는 감각) 영역 사이에 신경 연결이 형성된 것이다. 이 독특한 현상은 청각과 촉각의 공감각, 즉 '감각 결합'으로도 알려져 있다.

그러나 기계적 감각 수용체와 신경 연결이 흡사 컴퓨터처럼 인터페이스를 형성하는 것이 우리 피부가 촉각을 느끼는 유일한 방법은 아니다. 목욕을 하고 나면 손가락 끝이 왜 쪼글쪼글해지는지 궁금했던 적이 있는가? 어릴 때는 도저히 풀 수 없는 과학적 미스터리처럼 여겨질 만큼 신기한 현상이다. 일종의 삼투압 효과로 피부에서 수분이 조금 빠져나가 생기는 것처럼 보일 수도 있지만 이런 현상이 손바닥과 손가락 끝부분, 발 등 털이 없는 피부에서만 일어난다는 점에 주목해야 한다. 1930년대 외과의사들은 손가락 신경이 절단되면 물에서 피부에 주름이 생기는 반응도 사라진다는 사실을 알아챘다. 이제는 물속에서 피부에 주름이 생기는 이유가 평소와 다른 촉각 과제, 즉 젖은 물건을 꼭 쥐어야 하는 과제를 해낼 수 있도록 돕기 위해서라고 여겨진다. 신경생물학자인 마크 챈기지 Mark Changizi는 2011년 손가락에 나타나는 주름 모양이 네트워크를 이룬 하천 모습과 유사하며 타이어가 바닥과 닿는 접지 면의 홈 같은 기능을 한다는 사실을 발견했다.[7] 피부라는 동적인 풍경에 일시적으로 산맥이 나타나고 이 산맥에 포함된 분수계가 새로운 하천으

피부는 인생이다

로 제각기 분산되는 것이다. 그로부터 1년 뒤 뉴캐슬 대학교 연구진은 실험 참가자들을 모아 따뜻한 물에 손을 30분간 담갔다가 물 묻은 구슬을 옮기게 하는 실험을 실시했다.[8] 손을 담근 후 손가락에 주름이 생긴 참가자들은 피부가 젖지 않은 상태로 구슬을 옮긴 사람들보다 훨씬 더 빠른 속도로 구슬을 집어서 옮길 수 있었다. 구슬이 물에 젖지 않은 경우 피부에 주름이 있다고 해서 집는 능력이 더 나아지지는 않았다. 그러나 최근에 실시된 다른 연구들에서는 구슬 옮기기 실험과 상충되는 결과가 나왔다.[9] 챈기지는 작고 섬세한 물체를 조작하기 위해서가 아니라 맨발로 젖은 땅을 걷거나 젖은 나무 또는 바위 위를 기어오를 수 있는 운동 능력을 갖추고 체중을 지탱하기 위해 이 같은 촉각의 적응 능력이 나타난다고 설명한다. 실제로 그런지 확인하려면 조금 더 오랜 기간 동안 위험한 과제를 수행할 때의 상황을 평가하는 실험이 진행되어야 할 것이다.

어마어마하게 높은 감도로 주변을 감지하는 분별 촉각은 거의 기적처럼 느껴질 만큼 놀랍다. 그러나 우리 몸에서 가장 다양하게 존재하는 감각은 더 많은 층으로 이루어진다. 촉각의 생리학적 특성은 털이 없는 피부에 높은 밀도로 자리한 기계적 감각 수용체가 A 베타 신경섬유를 통해 뇌와 연결되어 있는 것이라고 간단히 정리할 수 있다. 이 신경섬유는 레이싱 카가 전속력으로 달리는 수준의, 거의 시속 250킬로미터가 넘는 속도로 신호를 전달한다. 그런데 인체에는 또 다른 촉각 시스템이 존재한다는 사실이 과학계에서 이제 막 밝혀지기 시작했다. 분별 촉각을 가능하게 하는 수용체와 뇌의 연결망처럼 색다른 감각인 정서 촉각도 그런 장치들로 뒷받침된다.[10] 'C 촉각 섬유'로 알려진 이 정서 촉각의 신경은 털이 있는 피부에서 발견된다. C 촉각 섬유는 가벼운 접촉도 민감하게 감지하며 이 섬유에서 발생한 신호는 훨씬 더 느긋하게 시속 3킬로미터 정도의 속도로 뇌에 전달된다.[11] 이 신호는 우리가 접촉한 것이 무엇인지 가려내는 신호가 아닌 그 접촉으로 발생한 정서 신호에 해당한다. 섭씨 32도에서 초당 2~10센티미터의 속도로 닿는 것이 이 감각을 촉발하는 가장 이상적 조건이라고 하니 살결이 서로 닿을 때 완벽한 손길을 느끼고 싶다면 이 기준을 참고하기 바란다.[12] 이렇게 천천히 전달된 신호는 변연계 등 감정과 더 깊이 연관된 뇌 부위에서 처리된다.[13] 최근에는 이 정서적 촉각 시스템이 활성화되어 기분 좋은 감각이 발생하면 자신의 몸에 대한 소유 감각도 긍정적으로 조정된다는 연구 결과도 발표됐다.[14] 이 같은 사실은 '고무손 착각 현상'에서도 드러났다. (혹시 진짜 손과 꼭 닮은 고무손이나 고무발이 있다면 파티에서 사람들을 놀라게 하는 마술처럼 한번 시도해 봐도 좋을 것이다.) 이 현상에 관한 실험에서 참가자들은 먼저 오른손을 바로 앞에 놓은 테이블에 올려놓고 왼손은 테이블에 설치된 스크린 뒤로 눈에 보이지 않도록 감추었다. 참가자의 왼손이 있어야 할 위치에는 고무손이 놓인다. 실험자는 참가자 눈에 보이지 않는 진짜 왼손과 고무손을 동시에 쓰다듬는다. 이때 정서적 촉각을 일으킬 수 있는 속도와 강도로 접촉이 이루어지면 대부분의 참가자들이 고무손을 자신의 손으로 인식한다.[15] 정서적 접촉은 자아 감각을 강화한다.

피부는 인생이다

하지만 왜 사랑하는 사람이 팔을 쓰다듬을 때 드는 느낌은 병원에서 진찰받느라 의사가 똑같은 부위를 만질 때(즉, 동일한 수용체가 활성화될 때), 혹은 승객으로 붐비는 전철에서 낯선 사람의 몸에 동일한 부위가 닿았을 때의 느낌과 그토록 다를까? 누군가 우리 피부를 건드리면 피부뿐만 아니라 우리 뇌도 건드린다고 볼 수 있다. 두 기관은 지금 인체가 무엇과 닿았고 어떻게 반응해야 하는지 알아내기 위해 끊임없이 대화를 나누기 때문이다. '누가 우릴 만지려고 하지?' '지금 누가 우릴 만졌어! 친근한 손길인가?' 뇌는 시각과 청각의 도움을 받아 지금 우리와 접촉한 대상이 친구인지 적인지 구분하기 위한 정황 파악에 나선다. 애정 어린 손길이 닿았으리라는 기대가 생기면 피부의 조성도 즐거움을 수용할 수 있는 상태로 바뀌지만 고통이 예견되면 피부가 느끼는 신체적 불편감도 더욱 악화된다. 그리고 실제로 접촉이 일어나면 압력, 속도, 온기에 관한 정보가 무수히 발생하여 뇌로 전달되고 이 접촉을 어떻게 해석해야 하는지 정황을 판단하는 토대로 활용된다. 기대와 환상, 현실이 뒤엉키는 우리의 피부 표면은 삶이라는 극이 벌어지는 무대와도 같다.

친구가 간지럼을 태우면 간지러운 느낌이 드는데 왜 동일한 촉각을 자신이 직접 일으킬 수는 없을까? 호기심을 유발하는 이 차이를 생각해 보면 예측과 기대가 피부와 뇌 사이에서 어떤 게임을 벌이는지, 그 매력적인 관계를 확인할 수 있다. 우리는 우리 자신의 움직임으로 촉발된 감각과 '다른 사람'이 일으킨 감각을 구분하는 놀라운 능력을 갖고 있다. 우호적 감각이든 잠재적 위협이 될 만한 감각이든 모두 마찬가지다. 이 기능은 뇌 아랫부분에 자리하고 우리로 하여금 균형을 유지하게 하면서 움직임을 모니터링하는 소뇌에서 비롯된다. 사라 제인 블랙모어Sarah-Jayne Blakemore 교수가 이끄는 UCL 연구진은 우리가 손가락과 팔다리를 움직일 때마다 소뇌에서 그 움직임이 정확하게 반영된 심상이 만들어지고 이어 '그림자 신호'가 뇌의 감각영역으로 전달되어 피부가 느끼는 감각이 약화된다는 사실을 발견했다.[16] 이는 피부가 더 중요한 접촉, 즉 적일 가능성이 있는 다른 존재와의 접촉에 더 적절히 대응하도록 하는 데 도움이 된다.

블랙모어 교수는 '간지럼 태우는 로봇을 이용하면 뇌를 속일 수도 있지 않을까' 하는 아이디어를 떠올렸다. 조정 가능한 타이머에 설정된 간격으로 작은 폼이 뱅글뱅글 돌아가면서 피부를 쓰다듬도록 하면 피부를 쓰다듬는 간격이 길어질수록 더 간지러운 느낌이 든다. 로봇과 접촉할 때는 우리 뇌가 곧 어떤 감각이 발생할지 예상하는 것과 실제로 피부에서 느껴지는 감각 사이에 형성되는 관계가 깨지기 때문이다. 나는 스스로 자기 몸을 간지럽히는 데 성공한 사람을 딱 한 번 본 적이 있는데, 극심한 조현병을 앓는 환자였다. 아마도 몸에 닿는 손가락의 움직임이 자기 몸에서 나온 것임을 뇌가 완전히 인지하지 못해서 나타난 현상으로 보인다.

우리가 스스로 간지럼을 태우지 못하는 것은 우리 스스로 통제할 수 없는 신체감각에 뇌가 무의식적으로 영향력을 발휘한다는 사실을 보여 준다. 그러므로 피부감각은 뇌에 종속되어 있다는 것, 다

피부는 인생이다

시 말해 인체는 마음의 영향에 휘둘린다고 보는 편이 논리적인 생각일 것이다. 그렇지 않다고 손쉽게 확인할 수 있는 몇 가지 착각 현상을 통해 이런 생각을 반박할 수 있다. 먼저 얼음물과 뜨거운(데지 않을 정도로) 물을 준비하고 왼손과 오른손을 각각 집어넣는다. 2분을 꽉 채워서 그대로 있다가 손을 꺼내 실온과 같은 미지근한 물이 담긴 세 번째 그릇에 양손을 모두 담근다. 그러면 잠깐 동안 현실에 대한 지각이 혼란스러워진다. 한쪽 손은 새로 접촉한 물을 차갑게 느끼고 다른 한 손은 뜨겁게 느끼면서 불안정한 상태가 된다. 마찬가지로 한쪽 손을 매끄러운 플라스틱 조각으로 문지르고 다른 한 손은 거칠거칠한 카펫으로 문지른 뒤 두 손을 벽에다 대면 한 손에서는 벽이 거칠게 느껴지고 다른 손에서는 벽이 매끄럽게 느껴진다. 두 가지 실험 모두 동일한 온도 또는 동일한 표면에서 두 손에 감각이 발생하지만 두 손이 뇌에 보내는 신호는 각기 다르다. 양손에서 각각 느끼는 것을 뇌가 그대로 받아들이고 피부가 필요로 하는 대로 뇌가 맞춰 간다는 점을 알 수 있는 현상이다.

접촉은 아주 정교한 감각을 일으킨다. 이 감각은 정서적이며 우리의 생각과 스스로에 대한 감각에 영향을 준다. 또한 설명이 불가능하다. 물리적인 것부터 신비로운 것까지 우리가 감지하고 느끼는 모든 것들을 떠올려 보면 피부감각에서 가장 두드러지는 위치에 우뚝 서 있는 두 개의 탑과 같은 감각으로 귀결된다. 바로 즐거움과 통증이다.

'서로 닿았을 때 불꽃이 튄다'는 표현은 성적 접촉이 일어날 때 사람들이 느끼는 바를 묘사하는 말로 자주 쓰인다. 마법과 초자연적 영역을 아우르는 표현들이 사용되는 것만 봐도 성적 접촉은 인간의 다른 어떤 감각보다도 말로 표현하기 어렵다는 사실을 알 수 있다. 그럼에도 표현이 불가능한 그 느낌은 무수한 시가 탄생하는 잉크가 되었고 인류가 창조한 모든 문화에서 음악과 예술을 만들어 내는 요소가 되었다. 수도 없이 많은 전쟁의 출발점이 된 것도 사실이다. 성적 접촉에서 오는 비현실적인 느낌, 다른 세상에 온 것 같은 느낌은 욕구, 기대가 신체감각과 만나는 피부에서 우리 마음이 찾아낸 것이다. 살과 살이 맞닿으리라는 기분 좋은 성적 기대는 분별 촉각과 정서 촉각 시스템을 동시에 활성화할 뿐만 아니라 인체의 가장 큰 생식기관인 피부 전체의 특성을 변화시킨다. 혈류가 피부로 흐르면서 표면이 따뜻해지고 땀 분비가 늘어나며 피부 전체의 털이 바짝 일어난다. 이 모든 변화는 닿았을 때 느끼는 감각을 한층 더 강화한다. 뇌 역시 피부감각에 대비한다. 실제로 접촉이 이루어지면 신속하게 대응하는 기계적 감각 수용체와 천천히 반응하는 정서적 신경섬유 그리고 엄청나게 민감한 '자유 신경 말단'(입술, 유두, 생식기에 다량 분포되어 있다)이 일제히 활성화된다.

자유 신경 말단은 여러 가지 기분 좋은 감각과 고통스러운 자극을 감지하는 수용체로 앞서 살펴본 네 가지 기계적 감각 수용체처럼 특수화된 세포에 부착되어 있지 않다. 그리고 몸 전체가 고유한 지문이 된 것처럼 분포한다는 특징도 있다. 감각이 아주 예민한 곳, 누군가에게는 즐거움을 안겨 주지만 다른 누군가에게는 그 사실이

피부는 인생이다

당혹스럽게 느껴질 수 있는 곳에 이런 자유 신경 말단이 존재한다. 왜 이런 다양성이 나타나는지는 아직 밝혀지지 않았으나 피부의 성적 감각에 관한 은밀한 특성은 아주 오래전부터 알려진 것 같다. 자유 신경 말단에 자극이 주어지면 엔도르핀(행복 호르몬)부터 옥시토신(포옹 호르몬)까지 기분을 황홀하게 만드는 여러 호르몬들이 분비된다. 피부와 뇌 사이에 오가는 이 대화는 신체 접촉을 통해 상대방과도 오가는 대화가 된다. 또한 피부를 통해 상대방이 내게 보이는 반응을 인지하면 신체감각도 더욱 강화된다. 데이비드 린든David Linden이 저서『접촉: 손과 심장, 마음의 과학Touch: The Science of Hand, Heart and Mind』에서 밝혔듯이 성적 접촉은 "마음의 만남일 뿐만 아니라 피부의 만남"이다.[17] 피부가 외부 세계에서 '우리'의 존재를 설명해 준다면 서로가 합의한 성적 접촉은 '타인'을 궁극적으로 수용하는 것이다. 표면적으로는 접촉이 일어날 때 피부가 하는 역할이 신경 말단끼리 최종적으로 닿게 하는 것이 전부라고 보여질 수 있으나 성적 접촉을 들여다보면 이것이 얼마나 틀린 생각인지 잘 알 수 있다.

통증이 없다면 더 즐겁게 살 수 있지 않을까? 아주 단순해 보이는 이 질문을 암자드에게 던지면 어떤 답이 돌아올까. 파키스탄인 집안에서 태어난 이 영국인은 가족 중 소수만 이어받는 '선천성 무통각증'이라는 희귀한 유전질환을 물려받았다.[18] 암자드와 만나면 먼 파키스탄의 유명한 선조들 이야기를 들려줄지도 모른다. 한껏

매료된 관중 앞에서 피부에 바늘을 꽂고 칼로 찔러 가며 피를 흘리고 벌겋게 달궈진 석탄 위를 거의 눈 하나 깜짝하지 않고 걸어가는 일로 생계를 이어 갔다는 이야기가 나오리라. 이런 거리 공연은 물질보다 마음의 힘이 더 강력하다는 사실을 증명한다는 말로 홍보되었지만 실제로는 신체 통증을 아예 느끼지 않아서 가능한 일이었다. 같은 이유로 거리 공연을 벌이는 사람 중 대다수는 성인기까지 살지 못한다. 선천성 무통각증이 보기 드문 병인 이유이기도 하다. 암자드를 비롯해 이 병을 앓는 환자들은 통증 없는 삶은 '끔찍한 지옥'이자 '악마의 저주'라고 이야기한다. 혹시라도 유리를 밟거나 손에 불이 붙어 다 타 버리진 않았는지 늘 어깨 너머로 돌아보고 몸 구석구석을 살펴봐야 하기 때문이다. 이들은 인체를 보호하는 통증의 역할을 시각적 확인으로 대체하는 법을 배워야 한다. 통증은 불쾌한 감각이지만 생체 조직이 손상되었음을 알려 주는 중요한 경고 신호이고, 이 신호 없이는 살 수 없다.

병 때문에 통증을 느끼는 피부감각이 사라진 사람들도 있다. 내가 직접 만나 본 사람 중에 나병으로 그런 상태가 된 환자가 있었다. 이 남성 환자는 손가락 끝으로 아무것도 느끼지 못하고 미처 알아차리지 못한 상태로 몸을 다치는 일이 반복되어 신체가 변형되기에 이르렀다. "이런 고통스러운 수치심에 시달리느니 차라리 모든 것을 다 느껴 버렸으면 좋겠어요." 그는 내게 이렇게 이야기했다. 분명 통증은 삶에 반드시 필요하다.

과거에는 통증이 피부의 기계적 감각 수용체가 과도하게 활성

피부는 인생이다

되어 발생한다고 여겨졌다. 그러나 이제는 피부에 통각 수용체 nociceptor라는, 통증을 인지하는 고유한 수용체가 있다는 사실이 명확히 밝혀졌다. 영어에서 'nociceptor'라는 낯선 이름은 '위험'을 의미하는 라틴어 'nocere'에서 비롯됐다. 선천성 무통각증을 앓는 환자들도 미세한 접촉이나 진동 등 다른 감각은 느끼는데, 이는 통증 수용 신경에서 주로 발견되는 특정한 종류의 나트륨 이온 통로(신경 신호를 개시하고 전달하는 단백질)가 암호화된 SCN9A 유전자에 발생한 돌연변이가 병의 원인이기 때문이다. 대부분의 통각 수용체는 자유 신경 말단에 속하며 피부에 마치 식물 뿌리처럼 존재한다. 이 각각의 말단이 척수로 이어지는 신경의 한 부분을 이루고 척수에서 다른 신경과 연결된 후(시냅스) 뇌로 계속 이어진다.

통각 수용체는 기계적 수용체와 온도 수용체, 화학적 수용체까지 세 종류로 나뉜다. 기계적 통각 수용체는 피부가 과도하게 뭉개지거나 베일 때 이를 감지한다. 즐거움과 마찬가지로 통증도 두 가지 시스템으로 구성되는데, 나는 이 사실을 직접경험으로 깨달았다. 웨일즈 해안가에서 자갈이 깔린 해변을 걸어갈 때의 일이었다. 바로 뒤에서 따라오던 남동생이 내 슬리퍼 뒷부분을 밟는 바람에 나는 순간적으로 균형을 잃고 휘청대다 그만 오른쪽 엄지발가락이 돌 사이에 쿡 박혔다. 곧바로 날카로운 감각이 온 머리를 지배했고 나는 서둘러 발을 뒤로 빼냈다. 맨 처음 몰려온 통증은 A 베타 섬유의 빠른 반응에서 나온 것으로 피부가 손상됐다는 사실을 알려 준다. 이 극심한 고통이 휩쓸고 지나간 뒤 1초도 채 안 되는 시간차를 두고 다소 멍한 통증이 덮쳤고 나는 꽥 비명을 질렀다. 두 번째 통증 정보는 정서적 접촉 시스템과 마찬가지로 느릿하게 움직이는 C 섬유에서 나온 것이다. 두 시스템의 협력이 중요하다는 사실은 또 다른 희귀질환인 '통각 마비'에서 확인할 수 있다. 통각 마비 환자들은 나처럼 바닷가에서 돌에 발가락이 찍히면 통증을 감지할 수 있지만 그 감각이 불쾌하다고는 전혀 느끼지 못한다. 그저 낯선 느낌, 웃기기까지 한 진동만 느낄 뿐이다. 첫 번째로 대응하는 '감각 구별' 경로는 멀쩡한데(발가락에 압력이 가해졌음을 감지하는 것) '원인-영향'(또는 '아야' 소리가 튀어나오는 느낌) 경로가 제대로 기능하지 않기 때문이다.

온도 통각 수용체는 고통스러울 만큼 뜨겁거나 차가운 온도를 감지한다. 특히 TRPV1 수용체가 가장 두드러지는 기능을 한다. 이 수용체는 섭씨 43도보다 높은 온도를 감지하며 동시에 고추의 활성 성분인 캡사이신에 의해서도 활성화된다. 고추를 먹거나 고추가 피부에 닿으면 타는 듯한 느낌이 드는 것도 같은 수용체가 뜨거운 온도에도 활성화되어 반응하기 때문이다. 마찬가지로 피부에 존재하는 주된 '냉기' 수용체는 TRPM8이다. 이 수용체는 섭씨 20도 이하에서 활성화되고 민트에 함유된 멘솔에도 활성화된다. 그래서 치약이나 멘솔이 함유된 크림, 로션에 온도계를 갖다 대보면 실온으로 나오지만 피부에 바르면 시원한 느낌이 든다.

피부에서 감지되는 통증이 모두 외부에서 주어진 자극에 대한 반응인 것은 아니다. 학생 시절 나는 시험 기간을 1주일 앞두고 교과서와 피자 상자에 파묻혀 지낸 적이 있다. 미루고 미루다 겨우 샤

피부는 인생이다

워를 하고 거울을 보니 오른쪽 어깨 바로 아래쪽 등 부분에 작은 돌기와 수포(지름이 1센티미터보다 작은 물집)가 작은 띠 모양으로 돋아나 있었다. 대상포진이었다. 스트레스 때문인지, 시험 기간에 맞춘 식단 때문인지 아니면 다른 이유 때문인지 알 수가 없었다. 약간 가렵긴 했지만 내 몸에 있던, 세 살 때 수두를 앓은 후 피부와 연결된 신경에 잠자코 잠들어 있었을 수두 대상포진 바이러스가 마침내 모습을 드러냈다는 사실은 의대생으로서 흥미진진한 일이었다.

대상포진을 통해 우리는 피부에 신경이 어떻게 분포되어 있는지 눈으로 확인할 수 있다. 척수에서 뻗어 나온 단일 신경과 연결된 피부 부위를 '피부 분절'이라고 한다. 인체에는 머리부터 발가락까지 총 서른 곳의 피부 분절이 있고 원래는 눈에 보이지 않는 그 경계를 볼 수 있는 유일한 기회가 바로 대상포진이다. 수두에 걸리면 보통 피부의 넓은 면적이 영향을 받고 한 차례 지나가고 나면 원인 바이러스인 수두 대상포진 바이러스는 척수의 단일 신경 뿌리에서 수년 동안 동면 상태로 머문다. 정확한 이유는 거의 알려지지 않았지만 면역계가 약화되는 것과 관련성이 크다고 보여지는 어떤 계기에 의해 이 바이러스는 척수에서 나와 신경을 타고 피부로 이동한다. 그리고 몸 한쪽에 뚜렷하게 구분되는 한정된 영역에 증상을 일으킨다. 대상포진으로 물집이 생기고 피부가 벌겋게 되는 것 자체는 그리 힘들지 않다. 하지만 가시적 증상이 가라앉고 1주일쯤 지나자 대상포진 후 신경통으로 불리는 증상이 시작됐다. 결국 남은 시험 기간은 물론 그 후로도 며칠 동안 나는 허리 부위에 찾아온 날카롭고 타는 듯한 통증에 시달렸다. 압력이 조금이라도 가해지면 견딜 수 없이 아파서 잠을 자기도 힘들었으므로 낮 동안 고통을 잊으려 애쓰는 괴로움이 더욱 가중됐다. 이 통증은 피부에서 주로 나타나는 '신경병증' 통증의 한 예다. 즉, 통증 자극을 감지하도록 특화된 통각 수용체와 달리 이런 신경병증 통증은 통증 신호를 뇌로 올려 보내는 신경 말단이 손상되면서 발생한다.

위해를 감지한다는 의미의 통각은 통증과 동의어가 아니다. 통증은 하나의 현상으로 신체의 신경 자극과 우리 감정, 정신 상태가 그려 내는 그림이다. 통증의 다면적 특성은 굉장히 복합적이지만 간단하게 혹은 단순화한 비유로 응축할 수 있다. 통증에 대한 신체적, 정서적 느낌이 최종적으로 기록되는 의식적인 마음을 성이라고 하면, 이 요새로 들어오려는 통증이라는 전령을 통제하기 위한 경비가 강화된 문이 여러 개 존재한다. 피부에 존재하는 이 문들은 대부분 기계적, 온도, 화학적 자극이 역치에 달하면 마침내 열린다. 그리고 문을 구성하는 벽돌과 다양한 자극에 대한 벽돌의 상대적 강도는 성별, 유전, 문화마다 차이가 있다. 어릴 때 내가 놀던 놀이터에서도 싸움은 피할 수가 없었는데 특히 스코틀랜드인인 덩치 큰 빨간 머리 던칸은 꼭 피해야 할 아이로 꼽혔다. 나를 비롯한 다른 아이들보다 머리 하나는 더 컸던 던칸은 자신의 괴력이 '스코틀랜드인들은 고통을 느끼지 않는다!'는 특징에서 비롯되었다고 주장했다. 그 말을 증명하듯 던칸의 펀치는 정말 강력했다. 놀랍게도 최근 실시된 연구들에서 머리카락 색이 붉은 사람들은 실제로 전기적

피부는 인생이다

통증을 비롯한 여러 가지 통증에 더 큰 저항성을 갖고, 반면 열 통증에는 더 민감하게 반응한다는 사실이 확인됐다.[19] 아직은 거의 밝혀지지 않았지만 이런 특징은 머리카락의 붉은 색소를 만들어 내는 멜라노코르틴 1 수용체$^{MC1R}$에 돌연변이가 발생하면서 나타날 가능성이 있다.

계속해서 성에 비유해 생각해 보자. 성문은 어느 정도 우리가 알아서 열고 닫을 수 있다. 통증 수용체가 아닌 다른 수용체들은(진동을 감지하는 수용체 등) 신체 자극이 주어지면 통증을 감소시킨다. 무릎을 어딘가에 세게 부딪혔을 때 얼른 손을 대고 문지르면 일시적으로나마 통증이 약화되는 것도 이런 이유 때문이다. 직업이 의사이다 보니 내게 채혈과 주사 놓는 일은 양치질만큼 익숙한 일이 됐다. 그럼에도 내가 환자가 되어 의사를 만나러 가면 어릴 때부터 쭉 그랬듯 한결같이 바늘이 무섭다. 두려움은 병원 현관을 들어갈 때부터 시작되어 대기실에서 기다리는 동안 점점 더 올라오고 "라이먼 선생님, 3번 진료실로 가세요"라고 담담히 알려 주는 목소리에 맥박과 심장이 마구 고동친다. 과도한 걱정과 감정이 뒤엉키면서 바늘이 꽂히면 나는 흡사 말 탄 기수가 내리꽂은 창에라도 찔린 것처럼 느낀다. 내게는 상당히 성가신 일이지만 대부분의 사람들은 그런 기분이 들 수 있다는 것조차 생각하지 못한다. 하지만 내가 왜 아직까지도 주사를 겁내는지는 다른 문제다. 내가 그토록 겁내는 주사를 놓는 의사나 간호사가 '혹시 의대 시절에 보았던 의료인으로서 자격 미달인 사람 중 한 명은 아닐까' 하는 두려움이 이런 반응을 야기하는지도 모른다.

이와 정반대인 상황은 '영국식 대화의 최고봉'이라 꼽히는 사례일 것이다. 1815년 영국 귀족이자 관리였던 억스브리지 경은 워털루전투에 참가하여 말을 타고 웰링턴 공작과 나란히 달리고 있었다. 그는 프랑스에서 수많은 기병대를 지휘하고 막 돌아온 참이었다. 머리 위로 대포가 날아다니다 그의 양옆으로 떨어져 부대원들 쪽에서 마구 터지는 상황 속에, 억스브리지 경은 아래쪽에서 공격해 오는 말 여덟 마리를 쓰러뜨렸다. 아드레날린이 최대치로 상승해야만 했던 상황이 지나고 완전히 기운이 빠진 그는 순간순간 눈앞에 닥친 일에만 겨우 집중할 뿐이었다. 그래서 프랑스군이 쏜 대포에 오른쪽 다리가 완전히 박살 났다는 사실도 한참 뒤에야 깨달았다. 그러자 그는 영국인 특유의 억양으로 말했다. "신이시여, 공작님, 제가 다리를 잃었군요." 그러자 웰링턴 공작은 이렇게 대답했다. "신이시여, 정말 그렇군요!"[20] 실제로 버밍엄에 위치한 세계적으로 손꼽히는 군 병원에서 내가 만난 군인들은 전투가 한창일 때는 엄청나게 큰 부상을 입어도 고통이 크게 느껴지지 않는다고 이야기했다. 고대 로마 철학자 루크레티우스는 "기다란 낫이 달린 마차가 무차별적 살육을 예고하며 나타나 순식간에 사람들의 팔다리를 잘라 버리는" 상황을 기록했다. "살고자 하는 희생자들의 갈망"은 "통증을 느끼지도 못한 채 그 상태로 다시 전투와 살육의 현장에 뛰어드는" 광경을 연출했다고 한다.[21]

피부는 인생이다

델 만큼 뜨거운 접시에 손이 닿았을 때 실제로 손가락에 그 열기로 인한 통증이 느껴지기도 전에 먼저 손을 홱 빼내는 반응이 어떻게 일어나는지 생각해 본 적이 있는가? 생각하기 전에 몸이 먼저 반응하는 이런 사례를 보면 마치 피부가 시간 여행이라도 한 것처럼 보인다. 피부에 있는 수용체가 뜨거운 접시의 열을 감지하면 신경 신호를 발생시키고 그것이 손가락에서 팔을 타고 척수를 거쳐 감각 뉴런에 전달된다. 척수 내에서는 이 신호가 작은 연합뉴런을 통해 운동뉴런으로 전달된다. 운동뉴런에 신호가 도달하면 근육이 활성화되면서 위험한 대상에서 얼른 손을 빼내는 반응이 나온다. 이 중에 뇌가 관여하는 부분은 전혀 없고 전적으로 무의식중에 이루어진다. 신호가 천천히 활성화되는 통증 신경인 C 촉각 섬유를 거쳐 뇌에 도달한 후 대략 1초 정도가 지나서야 통증이 느껴진다.

기분 좋은 느낌은 금세 사라지는데 고통은 오래도록 남는 경우가 너무 많다는 것도 참 의문스러운 일이다. 고통은 피부에 흔적을 남길 수 있으며 때때로 그 흔적은 평생 동안 사라지지 않는다. 피부에 손상이 발생하면 어느 정도 시간이 흘러야 변화가 일어나고 그 시간 동안 우리는 다시는 이런 일이 일어나지 않아야 한다는 생각을 하게 된다. 일광 화상을 입은 곳은 일상적 접촉에도 손바닥으로 매섭게 한 대 맞은 것처럼 느껴지고 온수에 샤워라도 하면 펄펄 끓는 용암에 들어간 것처럼 고통이 밀려온다. 이렇게 대부분 무해한 감각이 통증을 일으키는 것을 이질 통증이라고 한다. 먼저 생긴 손상 부위에(일광 화상이든 가시가 박힌 상처든) 염증 반응을 일으키는 각종 분자가 모여드는데, 그중 사이토카인과 통증 수용체의 역치를 낮추는 프로스타글란딘이라는 지질 때문에 피부의 신경 말단이 일정 기간 동안 과민해진다. 앞에서도 설명했듯이 신경과의 대화는 쌍방향으로 이루어지므로 신경 말단이 이렇게 통증을 느끼면 염증을 유발하는 분자가 분비되어 피부 전체의 통증 역치는 더더욱 낮아진다. 통증에 대한 반응으로 피부 전체에 나타나는 이런 변화는 손상된 조직을 보호하고 우리에게 깨달음을 안겨 준다.

하지만 이 현상으로는 수개월, 심지어 신체 손상은 흔적도 없이 다 사라진 후까지 수년 동안 사라지지 않는 만성 통증을 설명할 수 없다. 피부의 신경 말단이 자극을 받고 손상되면 반대쪽 끝, 즉 척수에 있는 신경에 장기적인 영향이 발생할 수 있다. 연결된 신경 간에 오가는 신호가 변화하고 새로운 연결이 생기면 척수에는 영구적인 '통증 기억'이 남을 가능성이 있다. 이 기억으로 인해 뇌로 통증 신호가 끊임없이, 손상된 피부가 완전히 회복된 후까지 계속 전달되는 것이다. 최근 연구에서는 통증과 신경 손상으로 신경계에 '후생적' 변화가 발생할 수 있다는 결과도 나왔다. 세포의 구성이 변하고 그 상태가 이후 생애 동안 지속되면서 통증의 흔적이 계속 남는다는 의미다.[22] 흥미로운 사실은 시냅스 간의 소통 방식에 일어나는 변화가 뇌에 새로운 기억이 형성되는 방식과 비슷하다는 점이다. 이는 통증을 경험한 후 형성되는 인지적, 정서적 기억에도 해당된다.

인도 어느 오지의 병원을 찾았을 때 나는 피부가 더 이상 그 자리에 없는데도 피부 통증을 그대로 기억하고 있는 환자를 만났다. 아

피부는 인생이다

만이라는 이름의 남성 환자는 10년 전 경쾌한 색이 돋보이는 트럭을 몰고 인도 북동쪽 평야에서 미얀마 국경 인근 정글로 덮인 히말라야 기슭까지 열 시간에 걸쳐 이동 중이었다. 날씨는 좋았지만 산 옆구리를 따라 달리는 가파르고 구불구불한 길은 온통 진흙투성이였다. 나라면 잔뜩 겁을 먹어 다시는 그런 아찔한 경험을 하고 싶지 않을 만한 길이었다. 아만은 계절풍이 세차게 몰아치는 가운데 산을 오르느라 애를 먹고 있었다. 그런데 반쯤 올라갔을 때 바로 위쪽 산이 갑자기 무너졌고 진흙과 암석 더미가 아만이 타고 있던 오렌지색 트럭 쪽으로 마구 떨어져 차가 산비탈로 내동댕이쳐졌다. 수 미터 아래 벼랑에서 하늘로 뻗어 자란 굵은 나무들에 트럭이 세게 부딪히면서 걸리지 않았다면 아만은 그대로 추락해 목숨을 잃었을 것이다. 하지만 아만의 오른팔이 차가 충돌하면서 받은 힘을 전부 다 떠안는 바람에 팔뚝과 팔꿈치가 완전히 으스러졌다. 깎아지른 듯한 절벽에 위태롭게 걸린 상태라 오랜 시간에 걸쳐 구조가 완료된 후 아만을 본 지역 의사들은 어깨 아래쪽 팔을 절단하기로 결정했다. 내게 이야기를 들려주는 동안 아만의 얼굴에 비통한 심정이 계속 스치듯 지나갔다. 수술 후 하루에도 몇 번씩 오른팔이 그 자리에 그대로 있는 것처럼 느껴지고 있지도 않은 손가락이 끓는 물에 덴 것 같은 고통을 느낀다고 했다. 사지절단술을 받은 환자의 절반 이상이 이와 유사한 '환지통'을 경험하는 것으로 보인다. 나는 오래전부터 이 특이한 증상의 원인이 절단 부위의 손상된 신경 말단이 뇌로 잘못된 통증 신호를 보내는 것이라고 추정해 왔다. 그러나 이와 관련된 연구 문헌들에 따르면 남아 있는 신경 말단까지 제거되도록 추가로 절단술을 실시한 후에도 통증은 사라지지 않으며 오히려 통증이 더 악화되는 경우가 많다. 외과 전문의들이 밝혀낸 흥미로운 사실은 절단될 부위에 국소마취를 실시하면(전신마취와 함께) 환지통 발생률이 크게 줄어든다는 것이다. 뇌에서 기억이 형성되는 과정과 비슷한 방식으로 인체가 사지절단 시 '통증 기억'을 형성한다는 사실을 보여 주는 결과다. 아만의 경우 이 기억이 보이지 않는 피부가 타는 듯한 고통에 시달리는 느낌으로 남았다.

그러나 피부에는 통증보다 더 괴로운 감각이 찾아올 수 있다고 많은 사람들이 이야기한다. 성경에서는 사탄이 하나님을 독실하게 믿는 욥에게 믿음이 부족하다며 벌을 내리는데 그 방법으로 가려움을 느끼게 하는 것을 택한다. 단테의 『신곡』 중 「지옥」편에서는 최악의 죄를 저지르고 지옥의 여덟 번째 원으로 들어온 죄인들이 '그 무엇으로도 나아질 수 없는 극심한 가려움'에 시달린다. 가려움은 가볍게 지나갈 수도 있지만 최악의 괴로움을 안겨 줄 수도 있다. 북아프리카 리비아사막에서 만난 한 역사가는 주로 제2차세계대전을 연구해 온 사람이었는데 내게 당시 사막에서 작은 파리가 셀 수도 없이 날아다니면서 군인들에게 가려움증을 유발해 프랑스어로 'le cafard'로도 불리는 사막 광기에 시달린 군인들이 많았다고 이야기했다. 영국군 중 한 사람은 이 공기 중에 떼로 몰려다니는 벌레들의 예측할 수도 없고 끝도 없을 뿐만 아니라 멈추지도 않는 공격을 견

피부는 인생이다

디지 못하고 리볼버로 모두 쏴 죽이려 했다고 한다.

　외부에서 찾아온 불청객만 가려움을 유발하는 것도 아니다. 때로는 피부 '안쪽'에서도 가려움이 시작된다. 오른쪽 발목 부위 피부를 너무 심하게 긁다가 감염이 일어나 오른발을 거의 잃고 만 여성 환자가 있었다. 가려움을 진정시키려는 헛된 시도가 낳은 결과였다. 이런 내적 가려움은 철분 부족이나 빈혈, 간질환 등 여러 질환으로 유발된다. 그중에서도 특히 희한한 질병 중에 '수인성 가려움증'이라는 것이 있다. 피부가 물과 접촉한 후 찾아오는 미스터리하고 극심한 가려움증이다.

　이 괴로운 느낌은 다양한 원인으로 촉발된다. 가장 잘 알려진 원인은 피부의 비만세포에서 분비되는 히스타민이라는 분자일 것이다. 피부에 염증 반응이 일어나면 분비되는 이 분자 때문에 알레르기성 발진이나 모기에 물렸을 때 느끼는 가려움증이 발생한다. 가려움증이 우리에게 강력한 영향을 미치는 이유 중 하나는 시급성이다. '싸우고 싶어서 몸이 근질근질하다'라든가 권태기를 '결혼 7년차에 몸이 근질근질해지는 변화'로 표현하는 등 다양한 언어와 문화권에서 도저히 참을 수 없는 욕구가 온몸에 드러난다는 의미로도 가려움이란 느낌을 사용한다. 그러니 가려움에 뒤따르는 반응인 긁기는 극도의 만족감과 함께 죄책감을 동반한다. 프랑스 철학자 미셸 드 몽테뉴<sup>Michel de Montaigne</sup>는 이를 다음과 같이 표현했다. "긁는 행위는 가장 달콤한 만족감을 안겨 주고 이 만족감은 언제든 간편하게 얻을 수 있지만 실행에 옮긴 즉시 너무나 짜증스러운 후회가 따라온다."[23]

전통적으로 가려움은 약한 통증에 해당된다고 여겨졌다. 그 이유는 쉽게 짐작할 수 있다. 통증과 가려움 모두 우리를 불편하게 하고 곧바로 스스로를 보호하기 위한 반응을 유발하며(통증은 뜨거운 접시에서 얼른 손을 떼게 하고 가려움은 독이 있는 전갈이나 병을 옮길 수 있는 파리를 긁어서 떼어 내게 만든다) 둘 다 인지 기능과 감정으로 매개된다. 그러나 1987년 독일 과학자 H. 한트베르커H. Handwerker가 이 두 가지 느낌에서 재미있는 차이점을 발견하면서 이런 생각도 뒤집히기 시작했다.[24] 가려움이 실제로 '약한 통증'에 해당된다면 '가려움'이 증가하면 더 실질적인 통증으로 이어질 것이다. 그러나 한트베르커가 이끄는 연구진이 참가자들의 피부에 히스타민의 양을 더 늘려서 투여하자 가려움은 점차 증가했지만 통증은 느끼지 않았다. 이제 가려움은 통증과 완전히 별개인 시스템이고 뇌로 전달되는 정보 역시 통증과는 전혀 다른 경로를 거쳐 이동하는 것으로 알려져 있다. 가려움이 아주 심해졌다가 서서히 가라앉는 이유는 가려움과 관련된 신경섬유가 피부에서 넓은 면적을 관장하고(통증 섬유는 밀리미터 단위인 데 반해 이 섬유는 센티미터 단위로 자극을 감지한다) 가려움에 따른 신경 신호도 훨씬 더 느리게 발생하기 때문일 것이다.

최근 한 연구에서는 가려운 느낌을 피부에서 뇌로 통증과 무관하게 전달하는 분자인 'B형 나트륨 이뇨펩타이드BNP'가 가려움증을 해소할 새로운 치료법의 문을 열 수 있다는 가능성이 확인됐다.[25] 통증과 가려움 모두 불쾌한 느낌이지만 아주 인상적인 차이점 중

피부는 인생이다

하나는 통증의 경우 가스 불에 손이 데는 상상을 하거나 폭력이 난무하는 할리우드 전쟁 영화를 본다고 해서 몸에 통증이 느껴지지는 않는데 '이'라는 단어를 떠올리기만 해도 몸이 간지러운 느낌이 든다는 점이다.[26] 독일의 한 교수가 강의를 하면서 벌레와 사람들이 몸을 긁는 이미지가 담긴 슬라이드를 보여 주고 이어서 아기 피부가 담긴 '편안한' 이미지를 보여 주자 몰래카메라에 담긴 영상을 통해 첫 번째 슬라이드를 보면서 무의식중에 몸을 긁는 학생들의 숫자가 훨씬 더 많은 것으로 나타났다.[27] 지금 이 글을 읽는 것만으로도 갑자기 몸이 가려운 사람들도 있으리라.

벌레 사진이나 다른 사람들이 가려워하고 몸을 긁는 사진만 봐도 몸이 간지러운 느낌이 드는 이유는 밝혀지지 않았다. 한 이론에서는 공동체 내에 유입됐을지 모를 피부 기생충을 제거하기 위한 반응이라고 설명한다. 사회적 전염성이 나타나는 이런 반응은 인간이 같은 그룹에 속한 다른 사람들에게 갖는 연민을 보여 주는 것이라고 여겨졌다. 자신도 가려움을 느끼는 반응을 통해 공동체 내의 기생충에 감염될 확률이 줄어들 수 있다는 것이다. 하지만 실제로는 그보다 더 충동적인 반응일 수도 있다. 2017년 미국 세인트루이스 워싱턴 의과대학의 천저우핑Zhou-Feng Chen은 만성 가려움증에 시달리는 마우스가 있는 우리 바로 옆에 다른 마우스를 두면 그 마우스도 몸을 긁기 시작하는 경우가 많다는 사실을 발견했다.[28] 가려움의 사회적 전염성은 우리 뇌에 각인된 내재적 행동일 수도 있다. 그래서 친구가 몸을 긁는 모습을 본 마우스의 뇌에서는 곧바로 특정 분자(가스트린 방출 펩타이드)가 분비되고 이로 인해 몸을 긁게 된다. 이 분자가 분비되지 않도록 차단하자 사회적인 이유로 몸을 긁는 반응은 사라졌지만 히스타민 등 가려움을 유발하는 자극 물질에 노출되면 가려움을 느꼈다. 이처럼 가려움을 유발하는 기전이 분리되어 있다는 사실은 하품이 옮는 것처럼 다른 사회적 확산 행동을 밝힐 단서가 될 수도 있다.

통증과 가려움의 복잡한 세계를 들여다보면 피부와 마음이 수백만 개의 각기 다른 경로로 소통하고 있음을 알 수 있다. 이 경로들은 수용체에서 시작되어 신경을 따라 아직 다 밝혀지지 않은 뇌의 여러 부분으로 이어진다. 그리고 각각의 여정 중 상당수가 온갖 감정과 기억, 인지에 따라 제각기 다른 영향을 받는다. 피부와 뇌 사이에는 철학적인 거리도 존재한다. 우리는 세상을 있는 그대로 보고 느낀다고 생각하지만 우리 마음속에 구축되는 세상의 모습은 필요에 의해 만들어진 환상에 가깝다. 누구나 경험하는 환상 가려움증은 진짜처럼 느껴지지만 마음이 만들어 낸 것이다. 아만의 경우 그가 느끼는 환상 피부는 그의 뇌가 이제 더는 존재하지 않는 팔의 기억으로 만든 것이다. 비슷한 다른 감각을 생각하면 현실에 대처하기 위해 환상이 필요한 이유를 알 수 있다. 누군가 박수 치는 모습을 보면 보는 동시에 소리까지 떠오르는 것도 그런 예다. 뇌에서 처리하는 두 가지 별개의 정보는 각기 다른 속도로 전달되고 따라서 우리 마음은 사실 실제로 일어난 일을 대략 0.5초 뒤에 이 세상에서 일어나는 일로 바라보게 된다. 뇌의 시각영역과 연결된 전체

피부는 인생이다

신경섬유 중 눈에서 시작된 것은 20퍼센트에 불과하고 나머지는 뇌의 기억 영역에서 비롯되기 때문이다. 우리의 현실은 감각을 통해 마음속에서 구축된 세상의 이미지에서 나온 결과물이며 뇌는 한정된 신호로 생긴 틈을 무의식적으로 메운다. 피부가 감지하는 신호는 때때로 굉장히 긴 시간이 걸릴 수도 있지만 바깥세상의 물리적 실재와 그것을 인지하는 우리 지각, 즉 우리 머릿속에 만들어지는 세상 사이를 연결하는 다리가 된다. 그러므로 피부는 마음이 확장된 것으로 볼 수 있다.

촉각만큼 놀라운 감각은 없다. 이 감각은 피부를 우리 삶의 여정을 감지하고 보호하는 예리한 도구로 만든다. 하지만 피부와 피부가 닿으면 신비스럽고 거의 마법처럼 느껴지는 힘의 전달이 일어난다. 1960년대 캐나다 심리학자 시드니 주라드Sidney Jourard 박사는 대부분의 학자들이 꿈꾸던 실험을 시작했다. 전 세계를 유랑하며 (주로 아주 멋진 장소를 골라) 사람들을 관찰하는 실험이었다. 그는 카페 한쪽에 앉아 그 지역 사람들 사이에서 시간당 몇 번이나 개인 간 신체 접촉이 이루어지는지 세어 보았다. 1위를 차지한 푸에르토리코에서는 한 시간에 180회의 접촉이 관찰되었고 파리도 110회라는 상당한 숫자를 기록했다. 그러나 내 고향인 런던은 특유의 꼿꼿하고 서로 손대는 것을 싫어하는 성향답게 한 시간 동안 관찰된 접촉 횟수가 딱하게도 0회로 나타났다.[29] 악수를 하거나 등을 토닥이는 행동이 어떤 영향을 주는지 우리는 별로 생각하지 않고 살지만 연구 결과들을 보면 일상적 촉각은 사회적 판단에 지대한 영향을 준다.

파리에 '카페 터치'라는 가상의 카페가 있고 여러분이 그곳 한구석의 작은 테이블에 앉아 있다고 상상해 보자. 주라드 박사가 그랬던 것처럼 여러분도 사람들 사이에 스치듯 지나가는 접촉을 주시하고 있다. 지금부터 여러분이 눈으로 보게 될 모든 접촉은 심리학계에서 관련 연구가 진행됐다.[30] 먼저 왼쪽 테이블에 한 쌍의 연인이 앉아서 다가오는 연휴에 돈이 많이 드는 계획을 실행에 옮길 것인지를 두고 말다툼을 벌이고 있다. 남자가 휴대전화 화면을 보면서 '결제' 버튼을 누를까 말까 망설이자 여자가 팔을 뻗어 남자의 다른쪽 손등을 꼭 쥔다. 남자는 곧 결제를 마치고 두 사람은 손을 맞잡은 채로 카페를 나선다. 그 접촉이 남자로 하여금 위험을 감수하도록 자극하고 다른 방향으로 향하지 않도록 만들었을 가능성이 있다는 점은 무척이나 흥미롭다.[31] 두 사람이 손을 잡은 것은 사회적 '유대'를 나타내며 서로 특별한 관계라는 사실을 드러낸다. 이제 오른쪽을 보니 웨이트리스가 손님과 열심히 대화를 나누고 있다. 그러다 테이블에 계산서를 올리면서 가볍게 그의 팔을 만진다. 무의식적으로 순식간에 지나간 이 사회적 접촉은 손님이 건네는 팁을 최대 20퍼센트까지 끌어올린다. 고개를 들어 창가와 멀리 떨어진 반대쪽을 바라보자 잔뜩 긴장한 초보 요리사가 레스토랑에 취직하기 위해 주방장과 마주 앉아 면접을 보고 있다. 주방장의 손에는 두툼한 클립보드가 들려 있다. 연구 결과들을 보면 면접관이 이렇게 두툼한 클립보드나 폴더를 들고 있으면 가벼운 것을 들고 있을 때보다 지원자를 고용할 가능성이 높다.[32] 촉각을 통해 물리적 무게감이 인지되면 상대방의 지적 또는 실무적 실력을 판단하는 능력에 편향이 발생할 수 있고 단단한 것에 대한 촉감이 상대방을 평가하는 데 그대로 반영된다는 것이 이에 관한 한 가지 설명으로 제시된다.

카페 문 바로 옆에 있는 작은 테이블에는 영업 사원이 여성 고객과 마주 앉아 있다. 처음으로 직접 만나는 자리이지만 고객의 손에 들려 있는 따뜻한 커피는 좀 더 다정한 태도로 그를 대하게 하고 고객이 앉아 있는 푹신한 쿠션은 영업 사원이 제시하는 상품을 흔쾌히 받아들일 가능성을 높인다. 이야기를 마치고 자리에서 일어난 두 사람은 짧게 악수를 나누고 영업 사원은 확신에 찬 느낌으로 고객의 팔뚝을 잠깐 꼭 쥔다. 그리고 두 사람은 미소 띤 얼굴로 카페를 나선다. 무의식중에 의도 없이 이루어진 짧은 접촉을 통해 영업 사원은 차후에 다시 거래에 관해 이야기할 자리를 만들 것임을 고객에게 확신시킨다. 그 뒤로 한 남자가 카페에 들어선다. 오랜 대학 친구가 그를 반기며 요란한 몸짓으로 덥석 껴안는다. 포옹은 옥시토신, 엔도르핀 등 '행복'을 느끼게 하는 여러 종류의 강력한 분자를 배출해 두 사람 사이의 유대를 더욱 튼튼하고 *끈끈하게* 만든다. 저쪽 바 뒤에는 앞치마를 두른 여러 명의 바리스타와 웨이터가 주문을 처리하느라 정신없이 움직이고 있다. 서로 대화를 나눌 틈도 없지만 한 번씩 서로 등을 토닥이고 장난스럽게 몸을 쿡 찌른다. 이런 행동은 바 뒤에서 일하는 팀의 유대를 키우고 업무 환경을 향상시키는 데 도움이 된다. 야구 팀을 대상으로 한 연구들을 통해 경기장에서 신체 접촉이 많은 팀일수록(하이파이브, 주먹을 서로 맞부딪치는 동작 등) 그런 접촉이 적은 팀보다 좋은 결과를 얻을 확률이 높게 나타났다.[33] 테니스 복식경기에 함께 출전한 선수들끼리 주먹을 맞대는 동작도 비슷한 영향을 주는지 여부도 흥미로운 연구 주제가 될 것이다.

캘리포니아 대학교 버클리 연구진은 처음 만난 두 사람 사이에 얇은 벽을 두어 분리한 후 벽에 뚫린 구멍을 통해 한 사람이 벽 너머에 있는 사람 쪽으로 팔을 뻗도록 했다.[34] 다른 한 사람은 딱 1초 동안 자신 쪽으로 뻗은 이 팔을 만지는 것으로 자신의 감정을 전달했다. 놀랍게도 팔을 뻗은 사람은 상대가 전한 연민, 감사, 사랑, 분노, 두려움, 혐오 같은 각기 다른 감정을 찰나의 접촉만으로 거의 다 구분할 수 있는 것으로 나타났다.

접촉은 소통 기능과 더불어 치유 기능도 발휘한다. 1200년대 초 신성로마제국의 황제 프리드리히 2세는 오늘날 시도했다면 윤리 위원회의 승인을 절대 받지 못할 실험을 실시했다. 인류 최초의 언어를 찾기 위해 아기가 태어나자마자 엄마와 떼어 놓은 후 학자 겸 양육자가 된 사람들이 아기 앞에서는 말을 하지도 않고 아기를 만지지도 않으며 키운 것이다. 이 실험을 최초로 기록한 중세 이탈리아의 연대기 기록자 살림베네 디 아담Salimbene di Adam에 따르면 프리드리히는 이 아기들에게 단 한 마디의 말도 듣지 못했다고 한다. "신체 접촉 없이 아기들은 생존할 수가 없었"기 때문이다.[35] 아기들은 먹을 것이 주어졌음에도 말문을 열기도 전에 세상을 떠났다. 이 괴상한 실험 결과는 오랜 역사를 거치는 동안 여러 차례 반복해서 확인됐다. 지금도 루마니아에는 접촉이 결핍된 환경의 상처를 안

피부는 인생이다

고 살아가는 수천 명의 사람들이 있다. 니콜라에 차우셰스쿠<sup>Nicolae</sup> Ceausescu 대통령이 인구를 늘리기 위한 정책을 적극 추진한 20세기 중후반 루마니아 고아원은 극심한 인력 부족에 시달렸고 그런 시설에서 자란 사람들은 당뇨부터 조현병까지 다른 인구군보다 확연히 높은 신체적, 정신적 질환에 시달렸다.[36] 루마니아에서 벌어진 이 사태의 경우 언어 소통 결핍과 같은 다른 요소도 영향을 주었지만 신체 접촉이 신체와 정서의 건강에 반드시 필요한 요소라는 것은 분명한 사실이다. 사랑과 연민이 오가는 언어와도 같은 신체 접촉은 인간의 발달에 꼭 필요하다.[37]

접촉이 인간의 발달과 생존에 주는 영향이 상당 부분 양육과 관리가 위태로운 환경에서 확인됐다는 사실은 우리를 숙연하게 만든다. 1978년 콜롬비아 보고타에 위치한 모자병원은 인력뿐만 아니라 인큐베이터를 설치할 공간이 부족해 애를 먹고 있었다. 그러나 가장 큰 문제는 환자 사망률이 거의 70퍼센트에 육박한다는 것이었다. 결국 에드거 레이 사나브리아<sup>Edgar Rey Sanabria</sup> 박사는 극단적 대책을 시도해 보기로 하고 엄마가 가슴에 아이의 피부가 닿도록 조산아를 꼭 안고 있게 했다. 온기를 주는 동시에(인큐베이터를 대체할 수 있는 효과적인 방법이었다) 모유 수유를 촉진하기 위한 방법이었다. 그러자 사망률이 단시간에 무려 10퍼센트까지 떨어지는 예상치도 못한 결과가 나타났다.[38] 아기와 엄마의 피부 접촉이 놀라운 치유 효과를 발휘했다는 사실이 뚜렷하게 확인된 결과였다. '캥거루 케어'로 알려진 이 방식은 이후 수십 년간 전 세계적으로 인기를 얻었고 수많은 연구를 통해 엄마나 양육자의 피부가 커다란 영향력을 발휘한다는 사실이 밝혀졌다.[39] 2016년 나온 리뷰 논문에 따르면 캥거루 케어는 활력징후(심장박동 수, 호흡률 등)를 개선하고 수면과 체중 증가에도 도움이 된다.[40] 다른 연구에서는 개발도상국에서 태어난 아기들의 경우 생후 첫 1주일 동안 캥거루 케어를 실시하면 생후 한 달 내에 숨질 확률이 51퍼센트 감소하는 것으로 나타났다.[41] 살과 살이 맞닿는 접촉은 양방향으로 작용한다. 즉, 아기를 안아 주는 부모에게도 불안 감소, 양육 기술에 관한 자신감 증대 등 심리적으로 유익한 영향이 발생한다(아빠도 아기와 피부 접촉을 통해 동일한 효과를 얻는다).

접촉에서 얻는 치유 효과가 조산아들에게만 국한되는 것은 아니다. 의대 시절 한 가정의학과의사의 강의에 참석했던 날이 기억난다. 그는 환자들에게 손을 잡거나 친근하게 등을 토닥이는 행동이 유익하다는 점을 적극적으로 알리는 사람이었음에도 '피부를 통해 사랑이 전달된다'는 표현이 비의학적이라는 점에 회의감을 나타냈다. 하지만 얼마 후 나는 여러 환자들을 대상으로 실험한 결과 MRI 장치에 눕게 한 후 이제 전기 충격이 가해질 것이라고 말했을 때 사랑하는 사람이 곁에서 손을 잡아 주면 스트레스가 크게 감소함을 밝힌 연구 결과를 발견했다.[42] 오랜 기간 동안 서로의 정서적 감각을 자극하려면 어떤 방식으로 신체 접촉을 해야 하는지 보여 준 커플이 그러지 못한 대조군보다 스트레스와 혈압이 낮다는 연구 결과도 있다.[43] 학계에서는 살과 살이 맞닿는 접촉과 서로 껴안는 행동이 신경을 자극하고 엔도르핀과 옥시토신을 분비하며 뇌의 보상 센

피부는 인생이다

터와 연민 센터를 활성화한다는 사실이 계속해서 입증되고 있다. 이렇게 얻는 단기 행복이 감염을 치유하거나 암을 예방하지는 못해도 스트레스를 줄이고 심리 건강을 개선하는 효과는 얻을 수 있다. 이 두 가지 모두 면역 기능 강화로 이어질 수 있다. 그렇다고 이런 화학적 변화가 단기적으로 일어나는 데 그치지는 않는다. 동물을 길들이는 과정에서 밝혀진 것처럼 엄마의 다정한 손길은 자식에게 오래도록 지속되는 '후생적' 변화를 일으키고 아동기에 경험한 보살핌은 지문처럼 평생 남아 건강 개선과 스트레스 감소에 도움이 된다. 연령 범위의 반대쪽 끝에서도 알츠하이머 환자들이 신체 접촉을 경험하면 상대방과의 정서적 유대가 발전하고 이 병에 따르는 파괴적 증상이 약화될 수 있다.

10대 시절 나는 수영장 바닥에 선명하게 그어진 검은색 선을 응시하거나 비가 잦은 영국 날씨 탓에 진창이 된 운동장을 달리면서 또는 주룩주룩 내리는 빗속에서 자전거 페달을 열심히 밟으며 앞으로 나아가려고 애쓴 시간이 꽤 많았다. 영국 트라이애슬론 대표 팀에 들어가고 싶었기 때문이다. 자연히 스포츠마사지도 아주 많이 받았는데, 근육을 풀어 주는 효과는 뚜렷하게 느끼면서도 마사지 과정에서 이루어지는 피부 접촉이 내 건강에 긍정적 영향을 줄 수 있다고는 한 번도 생각해 보지 않았다. 마이애미 대학교 티파니 필드Tiffany Field 교수가 이끄는 연구진은 마사지의 여러 가지 건강 효과를 밝혔다.[44] 노인 환자들의 경우 사회복지 차원에서 방문했을 때 마사지를 제공하면 마사지 없이 찾아갈 때보다 인지 기능과 정서 기능이 훨씬 더 개선되는 것으로 나타났다. 또한 일부러 감정을 담아서 하는 마사지가 그렇지 않은 마사지보다 더욱 효과 있고 따라서 같은 자극을 마사지 의자에 앉아서 받을 때보다 더 큰 효과를 얻을 수 있다. 과거 자폐증을 앓는 사람은 사람과의 접촉에서 어떤 형태로든 거부감을 느낀다고 알려져 왔으나 실제로는 많은 환자들이 마사지로 큰 진정 효과를 얻는다.

손을 얹으면 치유 효과가 발휘된다는 것은 수백 년 전부터 알려졌다. 하지만 그런 효과가 어떻게 나타나는지는 이제 겨우 밝혀지기 시작했다. 신체 접촉은 생물학적 측면에서나 인지적 측면에서 모두 감정에 강력한 영향을 발휘하여 사랑받는 느낌, 편안한 기분을 느끼게 하고 이는 스트레스 감소로 이어진다. 또한 뇌와 인체의 소통을 원활하게 만들어서 혈압 감소부터 면역력 개선까지 인체에 다양한 형태로 변화가 나타난다. 신체 접촉에 담긴 치유 효과가 우리 마음과 감정에 영향을 주는 것은 분명하다. 연구가 이어질수록 접촉이 가진 더욱 놀라운 힘이 드러나 우리를 놀라게 할 것이다.

피부의 놀라운 기능(감각적으로 그리고 전체적으로)은 인류 문명의 발달을 이끌고 인간이 자연을 지배하는 바탕이 됐다. 영어에서 기술 technology(그리스어 'techne'와 'logía'에서 유래했다)은 대략적으로 '손으로 만드는 것에 관한 연구'라는 의미다. 우리는 손가락으로 정보를 만들고 통제할 수 있으며 덕분에 사회를 이룰 수 있었다. 수백 년 전 도구를 조작하고 상형문자를 새겨 넣을 때부터 스마트폰 터치스크린

피부는 인생이다

이라는 마법 거울 같은 도구를 이용해 1분에 100단어씩 터치하는 것만으로 타이핑하는 오늘날까지 변함없이 활용된 능력이다. '감압식' 터치스크린은 유리로 된 화면을 누를 때 유리가 구부러지는 변화를 감지하고 장치의 컴퓨터에 해당되는 곳으로 전자신호를 보낸다. 최근 등장한 '정전식' 터치스크린은 이와 달리 많이 알려지지

**▌ 인간을 위한 터치스크린 ▌**

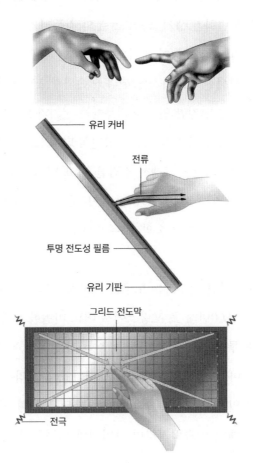

않은 피부의 특징을 활용한다. 정전식 터치스크린의 유리 바로 아래에는 뉴욕 시의 거리 지도와 비슷한 무언가가 깔려 있고 맨 위에서 아래까지 '구동 라인'으로 불리는 가느다란 전도성 금속이 '차로'처럼 길게 이어진다. 이 금속에는 전류가 계속해서 공급된다. 그리고 왼쪽에서 오른쪽으로 이어지는 '감지 라인'이 이 전류를 감지한다. 손가락이 화면에 닿을 때마다 이 전류가 손가락 쪽으로 흐르고 전압이 감소한다. 이로 인해 격자로 자리한 전선들로 형성되어 있던 정전기장에 변화가 생기고 스마트폰의 컴퓨터 장치로 접촉이 일어난 위치와 힘 그리고 쓸어 넘기는 동작을 한 경우 그 방향까지 담긴 무척이나 세세한 정보가 전달된다.[45] 손가락으로 제우스처럼 번개를 일으킬 수는 없지만 인간의 피부에는 전기가 흐른다는 특징이 있다. 전기전도성이 없는 물질로는 정전식 터치스크린에 아무리 힘을 가해도 소용이 없다. 그래서 장갑을 끼고 터치스크린을 누르면 아무것도 할 수 없는 것이다. 이제 스마트폰을 들고 화면을 터치할 때는 우리 피부가 전자 기술의 한 부분으로 활용되고 있다는 점을 기억하기 바란다.

엄청나게 민감한 피부라는 도구는 메시지를 받는 기술과도 연계가 가능하다. 1800년대 초 프랑스에서 어느 비범한 사람이 이 사실을 발견했다. 루이 브라유Louis Braille의 아버지는 파리 동부 지역에서 가장 뛰어난 마구 제작자로 꼽히는 사람이었다. 브라유는 어릴 때부터 아버지 일을 반드시 물려받겠다는 다짐을 하며 성장했다. 가죽 작업장을 괜히 어슬렁거리며 아버지의 노련한 솜씨를 따라 해

피부는 인생이다

보기도 했다. 브라유가 세 살이 되던 해 어느 날 아버지가 가게 밖에서 손님과 잠시 이야기를 나누는 동안 브라유는 끝이 뾰족한 송곳으로 가죽을 쿡쿡 찍어서 구멍을 내고 있었다. 그러다 꼭 쥐고 있던 송곳이 미끄러지며 그만 왼쪽 눈을 찌르고 말았다. 상처에서 생긴 감염이 오른쪽 눈까지 퍼지는 바람에 다섯 살이 되었을 때 브라유는 시력을 완전히 잃고 말았다. 당시에는 눈이 보이지 않으면 대부분 거리에 나가 구걸을 해서 겨우 목숨을 이어 갔지만 다행히 브라유에게는 나무 지팡이도 만들어 주고 손으로 주변을 더듬어 가면서 다녀 보라고 격려해 주는 부모님이 있었다. 열 살이 되자 브라유는 발랑탱 아우이Valentin Haüy가 시각장애인을 위해 파리에 설립한 학교에 입학했다. 그 학교에는 눈이 보이지 않는 사람들도 읽을 수 있는 책이 몇 권 마련되어 있었는데, 아우이는 납으로 만든 알파벳이 돋을새김으로 큼직한 판에 돋아 있는 복잡한 방식을 선호했기 때문에 책 한 권의 무게가 어마어마했다. 아우이가 제공하는 글을 읽어 나가는 속도는 브라유의 머릿속에서 흘러가는 생각의 속도와 견디기 힘들 만큼 크게 벌어졌다. 그러다 브라유는 열두 개의 점으로 '야간 문자'를 개발하여 기밀 정보를 담는 군사 암호로 활용한 육군 장교 샤를 바르비에Charles Barbier와 우연히 만났다. 아우이가 택한 방식보다는 낫다고 할 수 있었지만 야간 문자 역시 번거롭고 이해하기가 매우 어려웠다. 브라유는 천재성을 발휘해 점을 여섯 개로 줄이고 두 줄로 돋아난 형태로 간소화하여 손가락 하나로 만지면 어떤 글자인지 알아볼 수 있도록 만들었다.[46] 그리고 기초적이지만 독창적인 이 기술을 토대로 수없이 많은 시각장애인들이 터치로 글을 읽을 수 있는 시스템을 고안했다.

터치를 통해 정보를 전달받는 현대 기술은 촉각 기술에 해당하지만 이용자는 진동과 움직임의 형태로 정보를 전달받는다. 내가 10대 시절 가지고 놀던 비디오게임기가 있는데 자동차경주 게임에서 내 차가 트랙을 벗어나거나 상대편이 쏜 불길에 휩싸이면 컨트롤러가 거칠게 진동하던 떨림이 아직도 기억난다. 이제는 기술이 극적으로 발전해 터치를 통한 커뮤니케이션은 가상현실VR의 최종 개척지가 되었다. VR 헤드셋으로 시각적, 청각적인 자극을 그대로 모방하여 제공할 수 있지만 촉각 없이는 그 감각에 완전히 빠져들 수 없다. "촉감이 없으면 VR의 믿기지 않는 상황이 주는 서스펜스도 사라진다." 펜실베이니아 대학교의 캐서린 쿠첸베커Katherine Kuchenbecker가 한 말이다.[47] 쿠첸베커가 이끄는 연구진은 극히 다양한 주파수로 진동을 발생시켜 터치하면 여러 가지 물체를 만진 것처럼 느끼게 하는 골무 형태의 디지털 컨트롤러 개발에 참여했다.[48] 이 장치는 공간에서 손가락의 위치를 감지하고 손가락의 방향이 바뀔 때 가상 물체를 어떻게 다르게 느끼는지 나타내는 일종의 파력(동적 촉각 파장이라 불린다)을 계산한다. 움직임에 진동이 따르고 여기에 다른 시각적, 청각적 정보가 함께 제공되면 실제로는 허공을 쥐고 있지만 뇌는 마치 물리적 실체가 있는 무언가를 붙잡고 있다고 착각한다. 이런 기술은 온라인 쇼핑을 할 때 집에서 옷의 촉감을 느껴 보거나 의대 외과 지망생들이 진짜 환자들을 대상으로 수술을 해 보기 전에 인체 장기를 끄집어내서 '느껴 보는' 기회를 부여하는 등의 용도로 활용될 수 있다.

로봇을 인간과 더 가깝게 만들려는 노력에도 엄청난 발전이 이루어졌다. 이제는 로봇이 자동차를 만들고 놀라울 만큼 정확한 실력으로 수술도 할 수 있다. 대화를 나누고 자신들만의 언어도 개발할 수 있다. 체스에서도 인간의 실력을 넘어서고 병을 진단하는 실력 역시 의사들보다 앞설 가능성이 있다. 로봇이 쓴 소설이 일본의 어느 문학상 결승까지 오른 적도 있다. 로봇이 인간의 촉감을 그대로 느끼게 하려는 연구도 대거 진행되어 왔는데 이런 노력에는 인공 팔이나 다리를 실제와 비슷하게 만들 수 있을지도 모른다는 희망이 담겨 있다. 나는 최근에 로봇 연구소에 근무하는 친구와 미래에 로봇 분야가 어떻게 될 것인지, 우리가 사는 세상을 어떻게 바꾸어 놓을 것인지에 관해 흥미로운 대화를 나누었다. '로봇이 내 일자리를 빼앗을까?' 내지는 '로봇이 세상을 지배할까?' 같은 일반적인 질문에 이어(짐작건대 나 외에 그 누구에게도 그런 질문을 받아 본 적이 없는 것 같았다) 나는 외부 표면에 사람의 피부가 그대로 재현된 로봇이 등장할 것인지, 그래서 인체 접촉의 정교한 특성을 모방할 수 있게 될 것이라고 생각하는지 물었다. 그러자 이런 답변이 돌아왔다. "피부가 신경 말단이 위치한 신경의 끝부분이라고 생각하면 촉감이 얼마나 어려운지 알 수 있지. 로봇이 열쇠를 집게 하는 것도 굉장히 어려운 일인데 손에 잡히는 것을 '느끼게' 한다는 건 또 다른 문제야." 언젠가는 손에서 미끄러지는 것을 감지하는 기능부터 힘을 조절하는 기능까지 '판타스틱 4'에 비견되는 기계적 감각 수용체의 기능을 정확히 그대로 본뜬 생체공학적 피부가 개발되어 로봇에 적용될 날이 올지도 모른다.[49, 50] 2017년에는 로봇용 늘어나는 피부가 개발되어 전단력과 진동 변화를 어설프게나마 감지할 수 있는 길이 열렸다.[51] 그러나 피부 전체에서 감정이 전해지고 전달되고 또 돌아오는 기능과 이것이 엄청나게 복잡하고 다양한 방식으로 우리의 물리적, 사회적 삶과 통합되는 과정은 현시점에서 공학적으로 해결 가능한 범위를 벗어나는 것 같다. 어쩌면 피부가 가장 인간다운 장기인 이유는 촉각 때문인지도 모른다.

최근 개발된 터치 기술이나 로봇의 터치 기능에는 모순이 숨어 있다. '접촉이 사라질' 위험이 큰 사회가 되었다는 말처럼 실제로 우리는 누군가와 껴안고 위로하거나 등을 두드리며 확신을 전하는 행동보다는 손가락으로 스마트폰 화면을 통해 소통하는 방식을 더 편하다고 느낀다. 그러나 고대부터 전해지는 인간의 감각은 신비한 구석이 있고 때로는 설명이 불가능하다. 중요한 것은 정서적 소통과 사회적 유대가 건강과 생존에 주는 영향을 잊지 말아야 한다는 점이다. 촉감은 계속해서 피부의 물리적, 정서적, 초월적인 힘을 유지시킨다. 시스티나성당 천장에 초자연적인 접촉을 그려 넣은 이탈리아 화가는 이런 사실을 잘 알고 있었는지도 모른다. '접촉을 통해 생명을 불어넣을 수 있다'고 한 것을 보면 말이다.

피부는 인생이다

# 심리적 피부

## 마음과 피부가 서로를 형성하는 방식

───────────

은폐 전략은 여러 갈래로 나누어지고,
자기 성찰은 끝이 없다.

존 업다이크John Updike, 『자의식Self-Consciousness』 중
건선과의 신체적, 정신적, 사회적인 싸움에 관해 쓴
「내 피부와의 전쟁에서」의 한 부분

# The Remarkable Life of the Skin

An intimate journey
across our surface

세렝게티와 맞닿은 곳에 바다처럼 펼쳐진 초원에 유일한 마을, 그곳 한구석에 마사이족 오두막 한 채가 서 있었다. 나는 함께 초대받은 지역 의사 앨버트와 함께 바닥에 책상다리를 하고 주인인 레미와 마주 앉아 있었다. 레미는 우리에게 마사이족의 약초 요법에 관한 방대한 지식을 알려 주었다. 사바나에서 자란 식물을 인체에 약용하는 기술은 그 지역 주민들의 건강에 아주 중요한 문제였다.

어느 정도 대화를 나누던 중 레미가 오두막 안쪽으로 손짓을 하자 열네 살 된 사내아이가 나왔다. 마을 사람들과 가족들 모두 '치유 불가능한 피부병'을 앓고 있다고 여기는 아이였다. 이마와 양쪽 볼 전체에 보라색을 띠는 불룩한 발진이 물집과 함께 올라와 있었다. 몸의 다른 부분은 멀쩡했다. 물집이 눈꺼풀 주변에 유독 빼곡히 생기는 바람에 아이는 눈을 깜빡일 때마다 움찔했다. 몇 개월 전에 처음 증상이 나타나더니 계속 악화되고 있다는 이야기도 들을 수 있었다. 앨버트는 내게 진단을 내릴 수 있겠느냐고 물었지만 아이의 얼굴에 나타난 희한한 패턴은 상당히 당황스러운 현상이었다. 앨버트를 흘낏 쳐다보니 그 역시 적잖이 혼란스러운 것 같았다. 진단에 도움이 될 만한 몇 가지 질문을 던져 보니 소년은 곧 '모란moran'이라 불리는 마사이족 전사가 될 예정인 듯했다. 전사가 된다는 것은 수개월 동안 집과 멀리 떨어진 곳까지 걸어서 이동하는 테스트를 거쳐야 한다는 의미였다. 먼 옛날에는 창으로 사자를 찔러야 했다는데 그것보다 썩 낫다고 할 수도 없는 과제였다. 소년의 지난 이야기를 하나하나 듣는 과정에서 그가 사바나에서 찾은 어떤 식물의 잎으로 얼굴을 몰래 문질렀다는 사실이 드러났다. 햇빛에 민감 반응을 일으키고 물집을 유발한다고 널리 알려진 화학물질이 함유된 식물이었다. 전사가 되기 위한 통과의례를 피하고 집에 남기 위해 고의적으로 피부질환을 일으켰는데 결과가 아주 성공적이었던 셈이다.

이처럼 환자가 의도적으로 피부를 손상해 발생한 병을 '인공 피부염'이라고 한다. 인공 피부염은 심리적 문제가 신체적으로 나타난 것이다. 이는 병으로 가장하려는 목적뿐만 아니라 여러 가지 마음 상태로 인해 발생할 수 있다. 학대나 트라우마를 겪은 사람이 관심을 필요로 할 때도 나타날 수 있고, 뮌하우젠 증후군(실제로는 병이 없지만 아프다고 거짓말을 하고 자해까지 시도함으로써 사람들의 관심을 모으려고 하는 정신질환─옮긴이)처럼 의학적인 관심을 얻고 싶은 마음이 간절한 사람에게서 나타나기도 한다.[1] 앨버트는 우리가 만난 소년의 증상에 장난삼아 '월요병'이라는 이름을 붙였다. 아이들이 학교에 가기 싫어서 월요일마다 아프다고 떼쓰는 것과 같다는 이유에서였다. 하지만 피부질환은, 특히 겉으로 드러나는 질환은 단순히 신체 범위만이 아니라 심리학적 범위까지 확장되는 경우가 많다.

피부는 마음이라는 바다와 몸이라는 육지 사이의 흐릿한 경계에

피부는 인생이다

자리한 큰 대륙의 곳과도 같다. 심리피부학이라는 비교적 새로운 분야에서는 보이는 것과 보이지 않는 것 사이에 존재하는 이 경계를 탐구한다.[2] 한 가지 흥미로운 사실은 배아를 이룬 세포층 중에서도 외배엽에서 뇌와 피부가 발달한다는 점이다. 오랜 친구와도 같은 이 둘은 일생 중 여러 지점에서 다시 만나는 것으로 보인다. 한때는 연구에 회의적이며 수수께끼로 여겨지던 영역인 피부와 마음의 동적 관계는 이제 과학을 통해 계속해서 입증되고 있다.

피부와 마음의 상호 관계는 매우 보편적으로 드러남에도 놀라울 정도로 간과되어 왔다. 총 세 가지로 나눌 수 있는 이 관계를 살펴보면 피부와 마음이 결코 상호 배타적이지 않다는 사실을 알 수 있다.

1. 마음은 피부와 접촉한다: 정신 상태는 피부의 물리적 상태에 영향을 줄 수 있다. 심리적 스트레스로 건선이 악화되는 것이 그 예에 해당한다.

2. 피부는 마음과 접촉한다: 겉으로 드러나는 피부 증상이 생기면 정서적, 심리적으로 다양한 영향이 발생할 수 있다. 여드름에 우울증이 따라오는 경우가 많다는 데서도 알 수 있다.

3. 정신의학적 증상이 피부로 나타난다: 강박적으로 피부를 뜯는 행동(강박적 피부 뜯기dermatillomania)부터 마사이족 소년의 인공 피부염까지 1번과 2번보다는 흔치 않지만 그렇게 드문 증상도

아니다. 파괴적 결과로 이어질 수 있다.

나와 앨버트는 마사이족 마을의 유쾌한 노인들과 나란히 앉아서 시간을 보냈다. 당신도 우리와 함께 그곳에 있다고 상상해 보라. 물집이 잔뜩 잡힌 소년에게 무슨 일이 일어났는지 수수께끼가 풀리자 안도하는 분위기가 공기 중에서도 느껴진다. 시내로 다시 가려면 먼 길을 가야 했기에 우리는 작별 인사를 전하고 주차해 둔 곳으로 향한다. 마침 해가 지평선 너머로 뉘엿뉘엿 넘어가며 세렝게티 전체가 환한 빛에 잠겨 있다. 납작하고 넓게 퍼진 아카시아 나무에서 길고 부드러운 그림자가 드리워진 모습도 보인다. 가기 전에 마지막으로 사진을 한 장 찍어야겠다는 생각이 든다. 그래서 무리에서 잠시 떨어져 나와 완벽한 위치를 찾는다. 5분쯤 뒤 마침내 먼지가 풀풀 날리는 언덕 위에 홀로 서서 카메라를 들고 자세를 잡는다.

그런데 저 멀리서 뭔가가 시선을 사로잡는다.

50미터도 채 떨어지지 않은 곳에 초원의 풀들로 살짝 가려지긴 했지만 분명 덩치 큰 사자가 나타났다. 게다가 그 암사자는 당신을 뚫어져라 보고 있다.

온몸이 바짝 긴장한다. 마치 정지 화면에 갇힌 것처럼 몸은 꼼짝도 하지 않지만 심장이 쿵쿵 뛰고 폐가 크게 확장되는 것이 느껴진다. 온몸의 근육 하나하나가 또렷하게 감지되는 듯하고 여차하면 전속력으로 달아날 참이다. 지금 중요한 문제는 달아날 것인지, 맞서 싸울 것인지 결정하는 일이다. 방광과 위장은 내용물을 다 비울

피부는 인생이다

준비를 한다. 심장은 더 강력하게, 더 빨리 뛰면서 근육 전체가 싸울 태세를 할 수 있도록 열심히 산소를 공급한다. 얼굴에는 핏기가 사라지고 그 자리를 엄청난 양의 땀이 대신 채운 것만 같다. 온몸의 털도 바짝 서서 모낭 하나하나가 지금 몸에 일어나고 있는 일들을 그대로 축소해 놓은 듯한 상태가 된다.

스트레스가 일으키는 변화는 이런 모습과 느낌으로 나타난다. 스트레스는 당연히 너무나도 중요한 문제다. 대부분 특정 신경(교감신경계)에서 무의식적으로 일어나는 활성화에서 시작되는 '투쟁-도피' 반응fight-or-flight response은 우리에게 단시간에 초인적인 힘을 불어넣으며, 이는 오래전부터 인류의 생존에 중추적 역할을 해 왔다. 통계적으로 보면 우리가 실제로 사자와 마주 보고 생사를 가늠해야 할 일은 없지만 취업을 위해 중요한 면접을 볼 때, 사람들 앞에서 발표를 해야 할 때 이와 비슷한 증상들이 나타난다. 짧게는 몇 초, 길어야 몇 분간 지속되는 이 반응에서 피부는 중요한 역할을 담당한다. 땀은 체온을 식혀 싸울 수 있는 상태로 만들고 얼굴에서 빠져나간 혈액은 근육으로 공급된다. 그리고 이런 피부의 기능은 몇 시간, 며칠이 지나도 이어진다. 투쟁-도피 반응이 지나가고 나면 피부의 면역 기능 전체에 변화가 일어난다. 심리적 스트레스는 며칠에 걸쳐 피부의 염증 반응을 증가시킨다. 사자에게 물리리라 예상하고 감염에 대비할 준비를 하는지도 모른다.[3] 그런데 심리적 스트레스가 피부에 영향을 주는 방식은 이런 투쟁-도피 반응으로만 국한되지 않는다.

스트레스가 발생하면 시상하부라는 뇌의 아주 작은 부위에서 부신피질자극호르몬 방출호르몬CRH이 생성되어 두개골 안쪽에 자리한 뇌하수체를 자극한다. 이렇게 분비된 부신피질자극호르몬ACTH은 신장 맨 위쪽에 있는 부신으로 흘러가서 코르티솔을 만들도록 유도한다. 코르티솔과 CRH는 모두 피부에 염증을 일으키는 강력한 영향을 발휘하는데, 둘 다 특정한 상황에서는 염증을 증대하지만 경우에 따라 약화하기도 하는 매우 혼란스러운 특징을 보인다. 코르티솔은 면역 기능과 염증 반응을 강화하지만 과량 존재하면 염증이 약화될 수 있다. 염증의 하나인 습진에 스테로이드 크림을 바르면 증상이 나아지는 것이 이런 특징을 보여 주는 가장 흔한 예다. 스테로이드 크림에는 코르티솔이 다량 함유되어 있고 인체의 자연적 면역반응을 약화하는 목적으로 쓰인다. 흔히 신경성 염증(신경계에서 시작되는 염증)으로 불리는 문제도 정신적 스트레스가 피부에 영향을 주는 또 다른 경로에 해당한다. 피부의 신경 말단에는 수많은 염증성 물질이 포함되어 있는데 대부분 'P 물질'로 알려져 있다.[4] 스트레스가 발생하면 신경 말단에서 이 P 물질이 분비되어 스트레스로 인한 대혼란에 한몫한다. 아드레날린, CRH 같은 호르몬과 P 물질을 비롯한 신경전달물질은 '비만세포'(피부에 존재하는 지뢰라고 보면 된다)를 자극하여 강력한 염증 물질이 방출되게 한다. 비만세포에서 분비된 염증성 물질은 피부혈관의 지름과 투과성을 높여 인체 면역계 세포들이 최대한 빨리 문제가 발생한 현장으로 올 수 있는 길을 열어 주지만 동시에 신경 말단을 자극한다. 이로 인해 가려움증이

피부는 인생이다

발생하고 염증성 물질이 더 많이 분비되는 결과가 따라온다. 그렇게 우리 몸은 절망적인 염증의 소용돌이에 휩쓸린다.

정신적 스트레스는 피부 염증계의 특성도 변화시킨다. 피부에 있는 중요한 면역 세포 중 하나인 '도움 T세포$^{T \, helper \, cell}$'는 여러 가지 하위 유형으로 나뉘고 제각기 '성격'이 다르다. 대부분의 사람들은 세포 내부에 서식하는 바이러스나 세균과 싸우는 '도움 T세포 1$^{TH1}$'과 세포 외부의 세균, 기생충 공격에 더 집중하는 '도움 T세포 2$^{TH2}$'가 균형을 이룬다. 그런데 정신적 스트레스는 이 균형이 TH2 쪽으로 치우치도록 유도하여 습진 증상처럼 붉고 가려운 염증 반응을 일으킨다.[5] 휴대전화 벨소리가 여러 번 반복해서 울려 퍼지는 소리를 들을 때와 같은 중간 수준의 스트레스 상황도 피부의 염증 특성을 완전히 바꿀 수 있다고 밝혀졌다.

급성(단기) 심리적 스트레스가 발생하면 면역반응이 증가한다. 피부에 있는 면역 세포(비만세포 등)가 활성화되고 인체 다른 곳에 있던 면역계 용병들도 혈액을 타고 피부로 모여든다. 그리고 사자에 물릴 때와 같은 감염에 대비하는 동시에 '보조' 효과를 발생시키기 위한 염증 반응도 준비 상태에 들어간다. 보조 효과란 스트레스가 인체 면역계를 자극해서 피부를 뚫고 몸속으로 침입한 새로운 외래 미생물에 좀 더 철저히 대비하게 하는 것이다. 2017년 발표된 한 연구에서는 피부 줄기세포가 염증 반응을 '기억'하여 한번 염증이 일어난 곳에 향후 또다시 상처가 발생하면 더 빠른 속도로 상처를 봉합하고 해결하는 것으로 나타났다.[6] 즉, 염증 반응이 단시간 동안 중대되면 인체를 보호하는 효과가 발휘되는 것이다. 그러나 이미 앓고 있는 피부질환이 있는 사람에게는 건선이나 여드름이 짧은 시간 동안 견디기 힘들 만큼 급속히 악화된다.

만성(장기) 스트레스는 며칠에서 몇 개월까지 지속된다. 때로는 그보다 더 길게 이어지기도 한다. 또한 만성 스트레스는 단기 스트레스와는 차원이 다른 괴물이다. 염증은 증가할 수도 있고 줄어들 수도 있는데 어느 쪽이건 해롭다. 피부 균형이 깨지면서 피부질환이 악화되는 악순환이 시작될 수 있다. 습진의 경우 장기 스트레스로 인해 TH1과 TH2의 균형이 깨지고 TH2 쪽으로 치우치면서 습진이 더욱 악화된다. 또한 만성 스트레스는 피부와 피부 부속기관의 노화를 촉진한다. 버락 오바마가 8년간 미국 대통령을 지내며 찍힌 사진을 보면 머리카락 색깔에 흡사 다양한 페인트 색조를 보여 주는 카탈로그에서 회색 부분을 잘라 온 것 같은 변화가 나타난다. 대통령이라는 직책이 그에게 부과한 무게는 얼굴 피부 전반에 뚜렷하게 드러나는 크고 작은 주름이 일반적으로 나이를 먹을 때 나타나는 속도보다 훨씬 더 빨리 깊어진 점으로도 알 수 있다. 네덜란드 사진작가 클레어 펠리시Claire Felicie는 네덜란드 해군 병사들을 대상으로 아프가니스탄에 주둔하기 전과 주둔 기간 그리고 제대 이후 각각 촬영한 사진으로 이런 변화가 단 1년 만에 나타날 수 있다는 사실을 확인했다. 펠리시의 사진에는 스트레스로 인한 노화의 엄청난 효과가 너무나도 선명하고 강력하게 담겨 있다.[7]

건선은 스트레스와 가장 밀접한 관련이 있는 질환 중 하나로 미

피부는 인생이다

국과 유럽에서 실시된 여러 연구를 통해 정서적 스트레스가 건선의 갑작스러운 재발을 유도하는 가장 강력한 원인으로 확인됐다.[8] 2008년 금융 위기 이후 건선과 습진으로 병원을 찾은 환자 수가 기록적으로 증가한 것도 놀라운 일은 아니다.[9] 너무나 많은 사람들이 악순환이 지속되는 건선 때문에 괴로워한다. 아예 통제가 안 되는 경우도 있다. 더욱이 건선으로 생긴 딱지는 신체적으로도 불편하지만 환자를 사회적으로 불안하게 만들고 그로 인한 스트레스가 병을 더 악화해 눈에 더욱 잘 띄는 부위까지 퍼지는 경우가 많다. 이는 더 큰 스트레스와 사회적 고립, 우울증, 불안감으로 이어진다.

장기 스트레스가 피부 면역 세포들로 구성된 요새를 무너뜨리고 기능을 차단한다는 사실도 탄탄한 증거들로 뒷받침되고 있다. '면역 억제'로 불리는 현상을 유발하는 것이다. 스트레스를 받으면 입 주변에 발진이 생기거나 대상포진을 경험한 사람도 있을 것이다. 발진과 대상포진을 일으키는 단순 포진 바이러스와 수두 대상포진 바이러스 모두 헤르페스과에 속하고 '잠복기'라는 독특한 특징이 나타난다. 즉, 숙주인 사람의 몸에 감염되면 신경 말단에서 조용히, 평생을 함께 지내면서 다시 깨어날 때를 기다린다. 잠복해 있던 바이러스가 재활성화되는 이유에 관한 여러 이론 중 하나는 장기적인 스트레스로 피부 면역계 기능이 억제되면 잠자던 바이러스가 인체 방어막을 슬그머니 뚫고 싸울 태세를 갖출 기회를 거머쥔다고 설명한다.[10] 비슷한 경험이 여러 번 쌓인다고 해서 하나의 데이터가 되는 것은 아니지만 앞서 chapter 6에서 언급한, 스트레스가 굉장히 심했던 시험을 앞두고 내가 경험한 대상포진도 결코 우연은 아닐 것이다. 내 동료들 중에도 그 일이 무작위로 일어났다고 주장할 사람들이 있을 것이고 주구장창 피자만 먹어 댄 것이 영향을 주었다고 이야기하는 사람들도 있을 것이다. 그럼에도 정신적 스트레스가 피부에 끼치는 영향을 살펴보면 마음의 상태가 신체질환으로 이어지는 통로 역할을 하는 경우가 많다는 사실을 빈번히 확인할 수 있다.

지금 이런 정보들이 여러분에게 정신적 스트레스가 되고 있다면 학계에서 연구 중인 많은 과학자들도 혼란스러운 건 마찬가지라는 점을 기억하면서 힘을 내길 바란다. 혹시라도 누군가(또는 여러분에게 뭔가를 판매하기 위해 접근한 사람) 뇌와 피부의 관계를 확정적으로 설명하려고 하면 일단 의심해야 한다. 뇌와 피부는 온오프가 가능한 기계가 아니다. 복잡하고 동적이며 변동이 심한 환경 속에서 서로 영향을 준다. 그러므로 현재 우리가 자신 있게 주장할 수 있는 것은 심리적 스트레스가 피부에 분명히 영향을 준다는 사실이다. 습진, 건선, 여드름, 탈모, 소양증(가려움증을 의미하는 의학 용어) 등 원래 앓던 피부 증상이 심리적 스트레스로 악화될 수 있으며 기회감염을 일으키는 미생물이 자리 잡을 기회를 제공할 수 있다. 마치 우리가 느끼는 스트레스와 삶의 무게를 어느 시점에 피부가 함께 느끼는 것처럼 말이다.

피부질환은 의학의 도움을 받고 신체 증상을 치료하는 것이 굉장히 중요하지만 갑작스러운 재발은 정신적 상태를 드러내는 경고일 수도 있다. 지금 스트레스가 심하다고 또는 정서적, 정신적 압박이 너무 많이 쌓였다고 알려 주는 신호일 수도 있다는 뜻이다. 우리는 반드시 달성해야 하는 성과와 말끔하게 보정된 모델의 사진으로 넘치는 잡지들, '완벽한' 삶을 쉼 없이 자랑하는 소셜 미디어의 세상에 살고 있다. 쫓고 쫓기는 추격전에 영원히 붙들린 기분이 들기도 한다. 일터에서도 집에서도 우리 자신을, 몸을 더 나은 모습으로 만들기 위한 고투는 끊임없이 이어진다. 스트레스와 그로 인한 증상은 개개인마다 크게 다른 만큼 치유 방법도 여러 가지 다양한 형태가 될 수 있다. 그저 하던 일에서 한 걸음 물러나 1주일 정도 시간을 내서 쉬고 명상하는 방법이 될 수도 있고 인지 행동 치료(또는 개개인에게 맞는 다른 이완법)나 의사와 대화를 나누는 방법이 될 수도 있다. 광선요법으로 건선 치료를 받은 환자들을 추적한 한 연구에서는 명상과 같은 인지 치료를 함께 받은 환자들이 광선요법을 40퍼센트 덜 받고도 건선에서 벗어난 것으로 나타났다.[11]

최면요법에 동반되는 경우가 많은 상상요법도 효과가 있다. 내가 만난 환자 중 한 명은 건조하고 가려운 습진 증상이 갑자기 재발하면 비가 흩날리는 습한 영국의 어느 오후에 길을 걸어가다가 자동차가 휙 지나가면서 몸에 물이 확 뿌려진 상황을 상상한다고 이야기했다. 차가운 물에 흠뻑 젖는 상상은 습진의 가려움을 약화하며 회복 과정 또한 빨라진다고 했다. 정신적 스트레스의 영향은 다양한 경로를 통해 신체질환으로 나타날 수 있으며 각종 연고며 약에 확 타오른 불을 진정시키는 효과는 있겠지만 진정한 치료는 근본 원인을 찾아야 이루어진다. 장기 스트레스를 줄이려는 노력은 건강한 피부는 물론이고 편안하고 행복한 삶을 만들기 위해서도 매우 중요한 일이다.

스트레스가 피부에 끼치는 영향이 느리고 미미하게 나타나는 사람도 많다. 하지만 마음 상태가 표면으로 확 드러나는 사례 중에 누구나 거의 예외 없이 경험하는 것이 있다. 바로 얼굴이 빨개지는 현상이다. 우리 모두가 어떨 때 그런 일이 벌어지는지 잘 알고 있다. 회의 중에 질문을 던졌는데 입을 열자마자 답이 너무나 뻔하고 심지어 지금까지 여러 번 논의된 문제라는 사실을 깨달았지만 이미 질문은 입 밖으로 나온 상태일 때 그렇다. 갑자기 부끄러워지면서 얼굴이 따끔따끔하고 땀이 나기 시작하며 얼굴에 열도 오른다. 회의실 안에 있는 모든 사람이 다 자신만 쳐다보고 있는 것 같은 기분이 든다. 게다가 누군가 고맙게도 "얼굴이 빨개졌어요!"라고 외치기라도 하면 얼굴은 더욱 시뻘게진다.

부끄럽다고 느끼는 상황에 처하면 몸에서 아드레날린(투쟁-도피 반응과 관련된 화학물질 중 하나)이 분비된다. 아드레날린은 혈관을 확장해 얼굴, 귀, 목으로 피가 쏠리게 만든다. 얼굴이 붉어지는 현상은 보통 이 정도 부위로 국한되지만 '홍조'는 피부 다른 부위에도 나타날 수 있으며(몸통, 손, 발 등) 보통 약이나 알코올, 다른 질환에 의해 나타난다는 차이가 있다. 아마도 얼굴이 빨개지는 현상과 관련된 분자와 수용체가 더 많으리라고 예상되지만 과학적으로 밝혀진 사실은 놀랄 만큼 별로 없다. 그 이유 중 하나는 측정 자체가 까다롭기 때문이다. 피부색과 상관없이 나타나는 현상이지만 피부색이 밝을수록 더 두드러지는 건 분명하다. 내 흑인 친구 한 명은 이렇게 말한 적이 있다. "내 여동생이나 엄마는 내가 얼굴을 붉히면 1킬로미터 밖에서도 알아보는데 나를 잘 모르는 사람들은 거의 알아차리지도 못해. 숲에서 나무 한 그루가 쓰러졌는데 아무도 본 사람이 없다면 그 나무는 정말 쓰러진 걸까?" 얼굴이 붉어지는 현상은 다른 사람이 그 변화를 알아차려야 성립된다는 뜻이다. 주목받는 것을 좋아하지 않는 사람도 누군가 자신의 얼굴이 붉어진 것을 시각적으로 인지하면 그 일이 중요한 의미로 다가온다. 피부로 소통이 이루어지는 것이다.

얼굴이 붉어지는 현상에 담긴 가장 큰 수수께끼는 '애당초 왜 인체에 이런 현상이 나타나는가' 하는 점이다. 과학계, 심리학계, 사회학계 모두가 이 현상에 푹 빠질 정도다. 찰스 다윈은 저서 『인간과 동물의 감정 표현The Expression of the Emotions in Man and Animals』에서 다음과 같은 관찰 내용을 전했다.

얼굴이 붉어지는 현상은 인간에게 나타나는 표현 중 가장 기이하고 가장 인간답다… 피부를 간질이면 웃음을 터뜨리게 만들 수 있고 주먹으로 한 방 치면 흐느끼거나 얼굴을 찌푸리게 만들 수 있고 고통이 찾아온다는 두려움을 심어서 벌벌 떨게 만들 수 있다. 하지만 얼굴이 붉어지는 현상은 억지로 만들 수 없다… 신체적 수단, 즉 인체의 어떤 행위로도 불가능하다. 필수 요소는 바로 마음이다. 비자발적 현상일 뿐만 아니라 붉어지지 않기를 바랄수록 스스로 그 현상에 더 몰두하게 되고 얼굴이 더욱 붉어지는 결과가 초래된다.

다윈은 얼굴이 붉어지는 변화가 인간에게만 나타나는 독특한 현상이며 사회적 환경에서 수치심이나 수줍음을 느낄 때 비자발적으로 나타나는 신체 반응이라고 보았다. 혼자 있을 때는 어딘가 어색하고 부끄럽고 창피하다고 느껴도 얼굴이 빨개지지 않는다. 그러므로 다른 사람이 나를 어떻게 생각하느냐가 이 현상을 일으키는 것으로 보인다. 여러 연구를 통해서도 간단히 "지금 얼굴이 빨개요"라고 말을 건네는 것만으로도 얼굴을 붉히게 만들 수 있다고 밝혀졌다.[12] 우리는 다른 사람들이 피부를 뚫고 마음속까지 다 들여다보는 것 같다고 느낄 때가 있다. 원치 않게 얼굴이 벌겋게 달아오르면 어딘가로 도망가고 싶어지지만 심리학자들은 이 현상이 사회적으로 긍정적인 목적을 수행한다고 주장한다. 얼굴이 붉어지는 것은 다른 사람들에게 사회적 규범이 깨졌음을 인지하고 있음을 알리는 신호이며 자신의 실수를 용서해 달라는 사과로 비친다는 것이다. 체면이 잠깐 깎이는 것이 사회적 유대를 장기적으로 유지하는 데 도움이 될 수 있다는 의미가 담겨 있다. 사회적 실수를 저지른 후 얼굴이 붉어지는 사람은 얼굴색에 변화가 없는 사람보다 더욱 호의적인 반응을 얻는다는 것도 흥미로운 사실이다.[13]

적면공포증, 즉 얼굴이 붉어지는 데 두려움이 있는 수많은 사람들은 이 현상에 긍정적인 측면도 있다는 점을 꼭 새겨 두길 바란다.

피부는 인생이다

게다가 대부분 스스로 생각하는 것만큼 눈에 띄지 않고 사람들은 그런 일이 있었다는 것도 금방 잊는다. 연구를 통해 얼굴이 붉어질까 봐 두려워하는 사람들은 그 현상에 따르는 대가를 과도하게 부풀려 생각하는 경우가 많은 것으로 나타났다.[14] 그럼에도 얼굴이 붉어지는 것이 너무나 큰 타격이라면 증상을 약화할 수 있는 몇 가지 간단한 방법이 있다. 첫째는 얼굴을 이완시키는 것이다. 얼굴 이완에 가장 좋은 방법은 미소다. 미소는 얼굴이 붉어지는 현상을 약화할 뿐만 아니라 거의 모든 사회적 상황에서 분위기를 원만하게 만드는 효과가 있다는 사실이 밝혀졌다. 또 다른 방법은 의식적으로 정신이 얼굴이 붉어진 현상 말고 다른 곳을 향하게 하는 것이다. 심호흡을 하고 폐로 공기를 충분히 들이마신 후 천천히 뱉는다. 말로 하면 아주 간단한 일 같지만 실제로 해 보면 효과가 상당히 크다. 심리적으로 얼굴의 열기가 다른 곳으로 옮겨 가게끔 하는 것도 도움이 된다고 이야기하는 사람들도 있다. 얼음처럼 차가운 물이 한가득 담긴 양동이가 머리 위에서 쏟아졌다고 상상하거나 주먹을 꼭 쥐고 얼굴의 열이 그 주먹으로 빠져나간다고 상상하면서 '스스로 열을 식히는' 것도 그런 방법 중 하나일 것이다. 그리고 늘 수분을 충분히 공급해야 한다. 그래야 얼굴이 붉어지는 빈도도 줄고 덜 붉어질 뿐만 아니라 chapter 3에서 살펴본 것처럼 피부와 몸 전체 건강에도 좋다.

부끄러움이 피부를 붉어지게 만드는 유일한 정서적 상태는 아니다. 내 생애 첫 수학 선생님이셨던 스털링 선생님은 인내심이라곤 모르는 분이었다. 아이들을 그렇게 싫어하는 사람이 왜 교사라는 직업을 택했는지도 항상 궁금했지만 걸핏하면 터져 나오는 분노를 어떻게 억누르면서 살아가는지가 더 궁금했다. 선생님은 수업이 시작되면 첫 5분 동안 우리에게서 등을 돌리고 고문처럼 느껴질 만큼 어려운 문제를 화이트보드에 썼다. 그러고는 한 마디 말도 없이 땅딸막한 몸을 우리 쪽으로 돌렸다. 미세하게 떨리는 한 손에는 마커를 그대로 쥔 채 선생님은 새로운 버전의 '당나귀 꼬리 달기' 게임(벽에 꼬리가 없는 당나귀 그림을 붙여 놓은 후 게임 참가자들 모두 꼬리만 그려진 작은 종이를 하나씩 들고 수건으로 눈을 가린 채 한 명씩 꼬리가 있을 법한 위치에 종이를 붙이는 게임. 원래 꼬리가 있어야 할 자리에 가장 가까이 종이를 붙인 사람이 승리한다—옮긴이)이라도 하듯이 학급 전체를 샅샅이 훑으며 무작위로 한 사람을 골랐다. 그 시선이 내게 꽂힌 적도 있었다.

"너! 한번 풀어 봐!"

절대 풀 수 없는 암호처럼 이리저리 엉킨 기호와 숫자를 아무리 뚫어져라 쳐다봐도 소용이 없었다. 내가 우물쭈물 일어나서 웅얼거린 시간은 불과 몇 초밖에 되지 않았지만 몇 개월 같았다. 둘씩 짝지어 앉은 스무 개 남짓한 책상에서 모든 시선이 일제히 내게 쏟아지고 있음을 깨닫자 목을 타고 체온이 슬슬 오르는 것이 느껴졌다. 얼굴이 달아오르기 시작한 것이다. 하지만 스털링 선생님의 상태에 비하면 나는 아무것도 아니었다. 잔뜩 화가 나 어쩔 줄 몰라 하는 선생님의 벗겨진 머리에는 땀이 번쩍이기 시작했고 관자놀이에 핏줄도 불룩 솟아올랐다. 결국 마지막 수문이 열리고 말았다. 시뻘겋

피부는 인생이다

게 열이 올라 번들거리는 선생님의 얼굴은 펄펄 끓다가 터질 지경이 됐다.

"대답을 못하면 교실에서 쫓겨날 줄 알아!"

화가 나면 머리와 목에 혈액을 공급하는 혈관인 경동맥이 팽창되어 혈류가 얼굴로 급속히 몰리면서 얼굴이 시뻘게지는 사람들이 있다. 이런 현상은 급작스러운 분노로 혈압이 위험 수준까지 상승할 때 안전밸브 역할을 한다고 볼 수 있다. 또는 투쟁-도피 반응의 하나로도 해석할 수도 있다. 혈류는 근육 곳곳에 분포되므로 자연히 붉은색은 위험을 나타내는 색이고 붉게 달아오른 얼굴은 위험신호로 볼 수 있다. 피부가 "얼른 피해!"라고 소리라도 치는 것처럼 말이다. 여러모로 스털링 선생님은 되도록 피하고 싶은 분이었다.

마음은 피부에 또 다른 불청객으로도 찾아온다. 바로 땀이다. 우리는 스트레스를 받거나 불편할 때 또는 민망한 상황에서 '식은땀'을 경험한다. 얼굴이 붉어지는 현상처럼 식은땀도 '땀 흘리면 어쩌지' 하고 생각할수록 상황은 더 나빠진다. 피부의 땀샘은 투쟁-도피 반응에 따라 활성화되는 교감신경계가 자극을 받을 때 활발히 가능한다.

땀을 과도하게 많이 흘리는 현상(다한증)의 경우 심리 요인과 전혀 관련이 없다. 땀이 나고 그걸 걱정하다 땀이 더 나는 악순환을 깰 수 있는 신속한 해결 방법이 몇 가지 있다. 땀이 나도 티가 안 나는 흰색이나 검은색의 헐렁한 옷을 입는 것, 땀 분비를 촉진하는 카페인이 함유된 음료는 피하는 것, 매일 데오도란트만 쓰지 말고 땀 억제제를 바르는 것 등이다. 땀 억제제를 규칙적으로 발라도 효과가 없다면 땀샘을 막는 알루미늄 성분이 고농도로 함유된 제품을 사용한다. 보통 밤 시간에 제품 끄트머리에 달린 롤을 피부에 대고 굴려서 바르는 형태로 되어 있는 이런 제품은 피부가 따가운 부작용이 많이 나타나지만 얻는 효과에 비하면 그 정도 대가는 별것 아닌 경우가 대부분이다.

2000년대 초반 땀 억제제에 사용되는 보존료가 유방암 발생 위험을 높인다는 소문이 퍼진 적이 있다.[15] 스팸메일에서 시작된 헛소문이었다. 밝혀진 근거를 종합해 볼 때 땀 억제제(알루미늄 함유 제품이건 다른 어떤 제품이건)와 유방암 사이에 인과관계는 없다.[16] 알루미늄이 단기적으로 인체에 어떤 독성 영향을 주는지는 평가하기가 힘들다. 피부에 발랐을 때 피부 방어막을 지나 내부로 침투하는 양이 얼마나 되는지 파악하기가 어렵기 때문이다. 과학계에서는 대체로 권장 용량 내로 사용하면 안전하다는 데 동의한다. 강력한 땀 억제제나 땀 흡수 패드의 장점은 실제로 땀을 줄이는 효과가 크지 않다고 하더라도 땀 때문에 괴로워하는 당사자가 이 문제를 덜 생각하게 되고 상황도 더 나아진다는 점이다.

스트레스로 피부에 염증이 생기면 병원을 찾듯이 얼굴이 붉어지거나 땀이 나서 문제가 된다면 부끄러워 말고 의학의 도움을 받아야 한다. 심리학적 치료와 이완 기법들도 생활을 불편하게 만드는 이런 문제의 근원인 불안감을 덜어내는 데 도움이 되는 것으로 나

피부는 인생이다

타났다. 극단적인 경우 어떤 치료를 시도해도 전부 아무 소용이 없을 때는 두 증상 모두 효과가 검증된 전문 수술로 문제를 해결할 수 있다. 그러나 거의 대부분은 그보다 훨씬 더 보수적인 중재법을 활용하기만 해도 해결이 가능하다. 피부 뒤에 몰래 숨어 있는 문제가 정체를 드러내지 않고 피부가 뇌의 지시를 전혀 알아듣지 못하는 것처럼 느껴진다면 가장 간단하고 효과적인 방법은 말을 하는 것이다. 의학 전문가나 친구에게 상태를 이야기해 보길 바란다.

어떤 면에서 피부가 붉어지는 현상과 땀이 나는 현상은 말로 하지 못한 생각이 피부 표면을 통해 드러나는 것이라고도 볼 수 있다. 그러니 인류가 이 현상을 열심히 파헤치려고 애쓴 것도 당연한 일인지 모른다. 오래전부터 피부에서 나타나는 전기적 활성은 끊임없이 다양하게 변화한다고 알려져 왔다. 이는 피부의 전도 기능 덕분에 스마트폰 터치스크린과 상호작용을 할 수 있다는 사실로도 증명됐다. 1878년 스위스의 두 과학자 헤르만과 루흐징거는 전기 활성의 변동이 가장 크게 나타나는 곳은 손바닥이라는 사실을 알아냈다. 이어 두 사람은 물과 전해질이 포함된 땀이 전기적 신호를 증대하는 데 가장 큰 영향을 주는 요소라고 밝혔다.[17] 얼마 지나지 않아 과학계는 피부에서 일어나는 알아채지도 못할 만큼 극히 작은 '피부전기반응'의 변화가 무의식적인 정서 자극 상태와 직접적으로 연결되어 있을 가능성이 있다고 밝혔다. 스위스의 전설적인 심리분석학자 칼 융Carl Jung은 우리 내면 가장 깊숙한 곳에 묻혀 있던 생각이 피부로 흘러나오는 이 현상을 두고 다음과 같이 외쳤다. "아하! 무의식을 보여 주는 거울이 있군!"[18]

땀이 우리의 비밀과 함께 흘러나온다는 사실이 발견되자 곧바로 전 세계 수천 명의 삶에 영향을 줄 수 있고 동시에 큰 논란을 낳을 장치가 개발됐다. 바로 거짓말탐지기다. 레오나르드 킬러Leonarde Keeler는 1930년대 당시 갓 발명된 혈압과 심장박동 수 측정기에 피부전기반응을 결합해 속임수를 찾아낼 수 있는 방법을 연구했다(그의 이름은 천재로 일컬어지는 레오나르도 다빈치의 이름을 따온 것이다).[19] 1935년에는 킬러가 개발한 거짓말탐지기가 미국 법원에서 사상 처음 증거로 활용됐고 위스콘신주의 어느 법정에서 배심원단이 거짓말탐지기 결과에 동요하자 킬러는 "거짓말탐지기 결과는 법정에서 지문 증거와 동일하게 수용할 수 있는 증거"라고 공언했다.[20] 거짓말탐지기 결과가 100퍼센트 정확하다면 그야말로 정의와 과학의 위대한 승리라고 할 수 있겠지만 실제로는 그렇지 않다. 심적 흥분 상태를 포착할 수 있으나 그것이 죄책감 때문인지 화가 나서인지 여부, 즉 감정의 종류는 구분하지 못한다. 습도와 온도, 약 등 피부전기반응을 변화시킬 수 있는 다른 요소도 많아서 결과가 왜곡될 수 있다. 소시오패스와 유사한 성격장애가 있는 일부 사람들의 경우(보통 '사이코패스'로 불린다) 취조를 받아도 감정이 격해지지 않으므로 거짓말탐지기를 속일 수 있다. 미국과 유럽 대부분의 국가에서는 이제 거짓말탐지기 결과가 법정에서 증거로 채택되지 않지만 과거에 이 논란 많은 기계를 배심원 대신 활용했다가 끔찍한 결과가 초래된 일도 있다. 2006년 제프리 데스코빅Jeffrey Deskovic은 15세 소녀를 성폭행하고 살해한 혐의로 감옥에서 16년이나 보낸 후에야 DNA 증거를 통해 유죄 선고가 잘못 내려졌다는 사실이 새롭게 밝혀져 무죄를 인정받았다. 그가 처음 유죄를 선고받을 때 가장 큰 영향을 준 근거는 허위 자백 후 실시된 거짓말탐지기 조사의 틀린 결과였다.[21]

밝은 측면을 한 가지 이야기하자면 최근 연구에서 피부전기반응으로 사실상 스트레스를 물리칠 수 있다는 사실이 밝혀졌다. 1초에 피부전기반응을 여덟 차례 모니터링하는 '핍The Pip'이라는 작은 휴대용 기기를 이용하면 현재 스트레스 상태를 비교적 정확하게 측정해 스마트폰이나 컴퓨터 화면으로 확인할 수 있다. 피부전기반응이 감소하면 점수가 올라가도록 고안된 게임 등 스트레스를 관리할 수 있는 방식과 연계하면 효과적으로 스트레스를 줄일 수도 있다. 이와 같은 '생체 피드백' 요법은 마음을 가라앉히고 몸의 반응을 진정시키면서 심장질환부터 편두통까지 신체에 나타나는 다양한 증상을 개선하고 더 발전하지 않도록 방지할 수 있다.

피부전기반응은 피부에서 나타나는 또 한 가지 놀랍고 신기한 현상을 연구하는 과정에도 활용되어 왔다. 바로 전율이다. 클래식 음악을 틀어 놓고 음악이 점점 고조되다 클라이맥스에 다다르는 순간에 귀를 기울일 때, 팝송을 듣다가 문득 특정한 기억이 떠오를 때 척추 부근 피부에서부터 기분 좋은 싸늘함이 부드럽게 올라오는 느낌이 드는 경우가 있다. 동시에 목과 얼굴, 팔에 닭살이 돋고 몸이 살짝 떨린다. 그런 경험이 있다면 여러분도 전율 또는 '미적인 몸 떨림'을 겪는 전체 인구의 3분의 2에 해당한다. 마음이 피부를 완전히 지배할 때 온몸을 압도하는 이 미적 자극은 영화를 보다가 감동적인 장면이 나올 때, 너무나 아름다운 그림을 볼 때도 촉발될 수 있지만 음악을 들을 때 가장 쉽게 활성화된다.[22] 나는 예전부터 '감정적인' 사람들이 음악을 들으면서 전율을 더 많이 느낀다고 생각해왔는데 연구 결과를 보면 음악에 인지적으로 참여하는 성향이 전율을 느끼는 주된 요소인 것으로 나타났다. 사람들이 피부로 흥분을 느끼는 음악을 만들고 싶은 작곡가는 신나는 곡을 만들어야 한다. 음악을 과학적으로 연구한 학자들 덕분에 이제는 전율이 기대가 긍정적 방향으로 어긋났다가 해소될 때 나타나는 현상임이 밝혀졌다. 웨슬리언 대학교의 신경과학자 사이키 루이Psyche Loui는 바이올린과 피아노를 연주하는 음악가이기도 한 인물로 이 현상에 매료되어 관련 증거들을 검토한 결과, 멜로디와 음높이의 변화를 비롯해 살짝 빗나간 불협화음이 재빨리 변형될 때 그 음악을 듣는 사람의 기대가 자극을 받는다는 사실을 발견했다.[23] 인간은 태어나 발달 과정을 거치면서 뇌에 음악이 어떻게 흘러가야 하는지에 관한 규칙이 형성된다. 문화적 음악 표준이 이 과정에 특히 영향을 주며 어떤 음악을 들었을 때 이 공식에 너무 들어맞으면 지루하게 느껴지고 너무 동떨어지면 듣기 싫은 소음으로 느낀다. 경쾌한 멜로디가 긴장감 있게 흘러가면 뇌가 잔뜩 자극을 받고 피부도 이를 느끼는 것이다.[24]

2009년 가족들과 함께 텔레비전을 보다가 나는 이런 떨림이 예상과 꺾인 기대로 구성되는 일종의 게임 같은 현상임을 처음으로

피부는 인생이다

깨달았다. 〈브리튼즈 갓 탤런트Britain's Got Talent〉라는 오디션 프로그램을 한창 시청하던 중이었고 수전 보일Susan Boyle이라는 참가자가 소개됐을 때였다. 인터뷰가 시작된 지 채 1분도 지나지 않아서 우리는 이 참가자가 스코틀랜드 출신의 46세 '노처녀'이며 무직자로 페블스라는 이름의 고양이와 함께 살고 태어나서 키스를 한 번도 해 본 적 없다는 사실까지 알게 됐다. 수전이 무대에 오르자 방청객들은 조롱 섞인 환호와 짓궂은 휘파람 소리로 맞이했다. 여성 가수에게 사람들이 대체로 기대하는 면을 하나부터 열까지 전부 정반대로 가진 사람 같았다. 절대 노래를 잘할 리가 없다는 확신이 들었다. 연주가 시작되고 수전이 뮤지컬 〈레미제라블〉에 나오는 〈아이 드림드 어 드림I Dreamed a Dream〉을 천천히, 기가 막히게 부르기 시작하자 충격에 휩싸인 방청객들은 일제히 침묵했다. 그리고 나중에는 열광적인 박수가 터져 나왔다. 함께 본 가족들 중에 온몸에 소름이 돋지 않은 사람은 한 명도 없었다.

하지만 반드시 놀라야만 전율을 느끼는 것은 아니다. 전율 또한 조건화가 진행될 수 있으며 실제로 사람들은 좋아하는 음악이나 특별한 의미가 있는 음악의 특정 구간을 들을 때마다 항상 온몸에 소름이 돋는다고 이야기한다. 황홀한 음악을 들을 때 피부에 나타나는 이런 변화는 뇌에서 시작된다. 음악은 섹스나 음식, 기분 전환을 목적으로 사용하는 약물과 동일한 반응 경로를 활성화해 오피오이드와 도파민(뇌 보상 경로를 구성하는 주요 분자)의 분비를 촉진한다(헤로인 과용에 따른 영향을 약화하기 위해 오피오이드 차단제인 날록손을 투여받은 사람은 전율을 느끼지 못한다). 이렇게 분비된 화학물질은 우리가 피부에 찾아오는 특별한 감각에 중독되도록 만들고 행복감을 느끼게 한다. 좋은 음악을 친구들과 함께 들으면 관계가 더 공고해지고 공감과 이타심이 더 강화되는 것도 이런 이유 때문이다.

마음도 피부에 영향을 주지만 피부 역시 마음에 직접 영향을 준다. 피부는 책과 같고 바깥 세상에 노출되는 우리의 유일한 부분이며 좋든 싫든 타인이 우리를 보고 느끼는 첫인상을 형성한다. 그러므로 피부가 나 자신을 정의한다는 기분도 들지만 동시에 피부 속에 갇혀 있다는 기분도 든다. 성형 산업이 수십억 달러 규모에 이른 것은 피부가 개개인의 정체성에 얼마나 중요한 역할을 하는지 똑똑히 보여 주는 증거라 할 수 있지만 겉으로 드러나는 피부질환을 앓는 사람들을 통해 그 의미가 가장 명확하게 드러나는 경우가 많다. 미국 소설가 존 업다이크는 회고록 『자의식』에서 한 챕터를 통째로 할애하여 건선과의 육체적, 정신적, 사회적 고투를 밝혔다. 의학의 세부 분야 중에는 환자의 '삶의 질 지수'를 반드시 고려해야 하는 분야가 몇 가지 있는데 피부과학도 여기 포함되는 데에는 그럴 만한 이유가 있다.[25] 이 지수를 측정하기 위해 마련된 질문지에서는 인간의 가장 바깥쪽에 자리한 기관에 병이 생긴 경우 동반되는 정서적, 사회적, 성적, 신체적 무게가 다루어진다.

피부가 마음에 영향을 준다는 사실은 간과될 때가 많다. 그러나 최근 이 관계를 선명하게 보여 주는 충격적인 조사 결과가 발표됐다. 미국과 영국에서 여드름이 있는 사람 다섯 명 중 한 명은 자살을 생각한 적이 있다는 것이다.[26] 여드름은 굉장히 흔한 질환이고 아동기에서 성년기로 넘어갈 때 호르몬 변화로 발생하는 경우가 많다. 문제는 대학 생활이 막 시작된 시점이나 사회에 첫발을 디디고 우정과 애정 관계가 진지하게 발달하는 시기에, 즉 첫인상이 매우 중요한 결정적 시기에 여드름이 흔히 발생한다는 점이다. 여드름 때문에 놀림을 당했건 당하지 않았건 여드름 자체가 자신감과 사회성 발달, 정신적 행복에 상당한 영향을 준다. 하지만 이런 사실은 그리 진지하게 다루어지지 않는다.[27] 스트레스는 여드름을 더욱 악화하므로 환자는 스트레스 때문에 여드름 증상이 갑작스럽게 재발하는 악순환에 빠져 우울증과 불안에 한층 더 가까이 다가선다. 스탠퍼드 대학교에서 실시한 연구에서는 대학생들이 시험을 앞둔 시기에 여드름이 올라오는 경우가 훨씬 더 많은 것으로 나타났다.[28] 정서적, 정신적 스트레스가 심해지면 코르티솔과 테스토스테론의 농도가 증가하고 이로 인해 피부의 피지 생성이 촉진되면서 여드름도 가속화되는 것이다. 꼴도 보기 싫은 여드름을 짜거나 긁어 내고 싶은, 충분히 공감할 만한 유혹은 이 모든 사태를 한층 더 악화한다. 참지 못하고 손을 대는 바람에 생긴 영구적 흉터는 남은 생애 내내 절망감을 느끼게 한다. 내가 만난 환자 중에 거의 10여 년을 깨끗한 피부로 살다가 결혼식을 몇 주 앞두고 뾰루지와 누런 고름이 찬 여드름이 마구 올라온 스물여섯 살 여성 환자가 있었다. 견딜 수 없는 수치심 때문에 이 환자는 결국 여드름이 치료될 때까지 결혼식을 미루기로 결심했다. 여러 면에서 여드름은 신체질환보다 심리질환에 더 가깝다. 인격 형성기에 여드름이 위생적이지 못해서 생긴 것으로 오인받고 그로 인해 괴롭힘을 당하는 경우 사회적, 심리적 발달에 큰 영향을 받을 수 있다. 10대 시절 여드름 때문에 고생했지만 겉으로 드러나는 흉터 없이 그 시기를 지나온 사람들도 사회성이 한창 발달하는 시기에 얻은 정서적, 심리적 흉터는 평생 동안 그대로 갖고 살아간다. 여드름은 너무나 흔한 병이고 별일 아닌 일로 치부되거나 여드름 자국 역시 하찮게 취급되는 경우가 정말 많다. 여드름이 사람들의 삶을 얼마나 바꿔 놓을 수 있는지 빈번히 드러난다는 점을 고려하여 사회에서도, 의학계에서도 지금보다 훨씬 더 진지한 시선으로 여드름을 봐야 할 필요가 있다.

후텁지근한 어느 여름 오후 다양한 인종이 모여 사는 버밍엄의 한 피부과 진료실에서 나이 지긋한 아일랜드 출신 여성 환자의 질병 이력을 기록하던 날이 떠오른다. 그 환자는 장미증 때문에 얼굴이 '붉은색으로 변하고 흉측할 정도로 울퉁불퉁한 몰골'이 되어 자살을 시도했었다고 털어놓으며 그전까지는 모델로 활동했었다고 설명했다. 바로 다음 차례로 진료실에 들어온 젊은 파키스탄 여성은 백반증을 앓고 있었다. 피부색소가 사라지는 증상 때문에 얼굴 왼쪽에 비대칭적인 하단 반점이 생긴 상태였다. 중증 임상 우울증을 함께 겪고 있었고 외모 때문에 절대로 결혼을 못하리라고 확신했다. 이후 의학계 연구 자료를 검색해 본 결과 나는 여러 연구를 통해 장미증과 백반증 모두 환자 중 거의 절반이 우울증을 앓는 것

　　　　　　　　　　피부는 인생이다

으로 밝혀졌다는 사실을 알 수 있었다.[29, 30] 입만 열면 피부과학을 무시하는 내 외과의사 친구는 피부질환이 생명에 위협이 되지는 않는다고 이야기하지만 나는 대부분의 피부질환이, 특히 겉으로 드러나는 병이라면 더더욱 환자의 삶을 망칠 수 있다고 주장한다.

마음이 피부에 끼치는 영향이 가장 극적으로 드러나는 사례는 정신질환에서 찾을 수 있다. 나는 옥스퍼드에서 피부과 전문의로 일하다 은퇴한 분과 대화를 나누던 중 정신의학과 피부의 관계를 처음으로 알게 됐다. 그분은 내게 오래전 의사라는 일을 막 시작했을 때 만난 한 환자의 이야기를 들려주었다. 그날 첫 번째 예약 환자였던 잭이라는 이름의 젊은 남성 환자는 키가 크고 굉장히 여윈 몸에 페인트 자국이 여기저기 보이는 큼직한 회색 멜빵바지를 입고 나타났다.

"앉으세요." 의사는 잭이 진료실로 들어서자 말을 건넸다. "무슨 일로 찾아오셨나요?"

"그게, 저기, 몸에 벌레가 기어 다니는 것 같아요. 가렵기 시작하더니, 아뇨, 그보다는 피부 아래에 뭔가 기어 다니는 느낌이었어요. 전 주로 정원을 손질하는 일을 하는데 일하다가 벌레 같은 게 피부로 들어와서 증식했나 봐요. 팔 전체가 그래요, 여기도 그렇고…" 잭은 가슴과 복부 전체에서 여러 곳을 손가락으로 가리켜 보였다. "더는 못 견디겠어요. 잠도 못 자고 일에 집중할 수도 없어요. 고급스러운 정원에서 일했거든요, 뭔가 괴상한, 외래종 벌레가 피부로 들어와서 알을 낳은 것 같아요. 여기, 여기에 보이잖아요! 새카만 작은 벌레들이 피부 아래를 기어 다니고 있어요."

의사는 잭이 가리킨 곳을 조심스럽게 살펴보았지만 피부는 매끄럽고 붉은빛도 돌지 않았으며 아무것도 보이지 않았다. 의사가 다른 질문을 꺼낼 틈도 없이 잭은 멜빵바지에 달린 헐렁한 주머니를 뒤지더니 유리로 된 작은 잼 병을 하나 꺼내 들었다. 그는 언뜻 보기에 치즈가 가득 차 있는 것처럼 보이는 이 병을 마구 휘두르고는 카드 게임에서 로열 플러시라도 선언하는 사람처럼 의기양양하게 병을 쿵 하고 책상에 내려놓았다.

"이게 증겁니다, 선생님! 처음 찾아간 병원에서도 이걸 보여 줬는데 그 의사는 내 말을 듣지 않았어요!"

자세히 병 속을 들여다보니 치즈 색깔과 함께 초록색이 도는 작은 갈색 박편이 가득 담겨 있었다.

"제 피부예요! 실험실로 가져가서 확인해 보십쇼. 내가 감염됐다고 밝혀질 겁니다. 제발 사람들이 날 그만 좀 무시했으면 좋겠어요!"

잔뜩 당황한 의사는 잭의 피부를 살펴보았지만 그가 긁어서 생긴 상처 외에는 아무것도 발견할 수 없었다. 우선 환자를 안심시킨 후 가져온 샘플을 실험실로 보내서 확인해 봤지만 감염 징후는 전혀 확인할 수 없었다. 피부 박편은 오래되고 냄새가 조금 나는 것 외에 모든 면에서 정상이었다. 의사는 곧 잭이 '망상성 기생충 감염증'으로 불리는 정신질환을 앓고 있다는 사실을 알게 됐다. 감염되

피부는 인생이다

지 않았다는 근거를 아무리 산더미처럼 제시해도 환자가 몸에 기생충이 들끓는다고 믿는 병이다. 이 병을 앓는 환자들은 '스멀거림'으로 알려진, 피부에 뭔가 스멀스멀 기어 다니는 느낌을 경험하며 많은 경우 자신의 피부 박편을 성냥갑 같은 통에 담아서 정말 벌레가 있으니 확인해 보라고 말할 정도로 증상을 확신한다. 이런 행동이 '성냥갑 징후'로 불리는 이유다.

잭의 경우는 정신의학적 문제만 원인이 된 망상성 기생충 감염증이었으나 당뇨, 암 같은 병을 앓는 환자들도 이런 증상을 경험할 수 있으며 다른 약물이나 기분 전환용 약에서 비롯되는 경우도 있다. 최근에 영향이 특히 큰 것으로 악명 높은 마약이 코카인이다. '망상성 침습'이라는 명칭으로 바꿔야 더 정확한 표현이라는 생각도 든다. 기술이 발달한 세상에서 벌레 대신 다른 물체가 망상 대상이 되고 있는 데다 나노 튜브나 미세섬유, 심지어 자신의 위치를 추적하는 장치가 피부 밑에 있는 것 같다고 믿는 사람들도 점점 늘어나고 있으니 말이다.

망상성 침습을 연구하는 놀라운 방법 중 하나는 chapter 6에서 소개한 고무손 착각 현상을 이용하는 것이다.[31] 실험 참가자의 양손을 테이블에 올리도록 한 후 왼손은 스크린 뒤로 보이지 않게 두고 진짜 손과 흡사한 고무손을 안 보이는 왼손 가까이에 잘 보이게 올려 둔다. 실험자는 고무손의 집게손가락을 붓으로 쓰다듬으면서 동시에 보이지 않는 참가자의 왼손 집게손가락도 붓으로 쓰다듬는다. 1분쯤 지나면 참가자 3분의 2의 뇌에서 가짜 손이 진짜 자기 손이

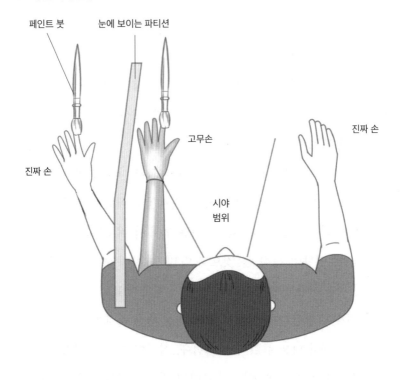

페인트 붓

눈에 보이는 파티션

진짜 손

고무손

진짜 손

시야
범위

라는 착각이 일어난다. 이로 인해 시각과 촉각으로 인지한 '아래에서 위로' 전달된 지각 정보와 고무손은 신체의 일부가 아니라는 '위에서 아래로' 전달된 지식이 충돌하는 엉뚱한 상황이 벌어진다. 망상성 감염증을 앓는 사람은 이 실험에 민감하게 반응하며 눈앞에 보이고 실험자가 붓으로 쓰다듬고 있는 고무손이 자기 손이라고 쉽게 믿는다. 아래에서 위로 전달된 감각 정보가 상충되면 이들의 '실제' 상황을 구분하고 해석하는 능력에 문제가 생긴다는 사실을 알 수 있다. 마찬가지로 대화를 나누다가 벌레 이야기가 나오면 가려운 느낌이 급격히 악화되는 것으로 볼 때 이 환자들은 위에서 아래로 전달되는 인지 기능 역시 변형될 수 있는 것으로 나타났다. 언뜻 보면 그냥 피부질환으로 보이지만 이제는 사람의 뇌에서 얼마나 기이한 작용이 일어날 수 있는지 예전에는 상상도 못할 수준까지 깊이 탐구할 수 있게 됐다. 따라서 망상성 감염증은 정신질환에 해당하며 정신의학 전문가나 정신피부학 전문가의 세심한 치료가 필요하다.

사람들은 보기 드물고 놀라운 정신질환을 접하면 신기해하지만 별다른 해가 없어 보이는 문제가 가장 파괴적인 결과를 낳을 수도 있다. 강박장애의 경우도 사소한 일처럼 언급되기 일쑤다. "마이클이 강박장애가 있는데 엄청 심각하대! 사무실 주변에 화재 대비 비상 대피로가 전부 막힌 곳 없이 잘 뚫려 있는지 확인하기 전에는 일을 시작도 못한다잖아!" 그러나 중증 강박장애나 강박 스펙트럼의 양극단에 해당하는 증상이 장기간 지속되면 가장 취약하고 복잡하면서 암울한 문제가 시작될 수 있다.

강박장애의 특징은 떠올리지 않으려고 노력해도 어떤 생각이 불쑥 떠오르는 상태와 실행에 옮겨야만 한다는 생각에 의식적으로 하는 행동이다. 이런 강박 행동은 파괴적인 형태로 드러날 때가 많고 피부 증상도 거의 빠짐없이 포함된다. 실제로 임상 기준에 따라 강박장애 진단을 받은 환자를 길을 가다가 우연히 마주칠 확률보다 피부과 병원에서 만나게 될 가능성이 대략 10배는 더 높다.[32] 또한 강박장애는 끝이라고는 없는 문제로 보일 때가 많다. 집착적 생각

(지금 손이 굉장히 지저분하고 오염됐다는 생각 등)은 큰 절망감을 유발하고 강박적 행동(손 씻기)을 하면 일시적으로 해소되지만 이 과정이 하루에 수백 번씩 반복될 수도 있다.

영어에서는 피부에 나타나는 강박장애의 여러 증상에 고대 그리스어 명칭을 따로 붙였다. 털을 뽑거나 잡아당기는 증상의 경우 'tillomania', 깨물고 물어뜯는 증상에는 'phagia'라는 표현이 사용된다. 이 표현을 활용하여 강박적으로 몸의 털을 잡아당기는 것을 'trichotillomania발모광'이라고 하고 손톱을 물어뜯는 행위는 'onychophagia교조증'라고 부른다. 자신의 피부를 먹거나 씹는 증상 (dermatophagia)은 손톱을 물어뜯는 경우보다 훨씬 드물지만 강박장애와 충동 조절 장애, 자폐증을 앓는 환자들 사이에서 유병률이 굉장히 높다. 이들이 가장 많이 씹는 피부 부위는 손톱 주변과 손가락 관절 주변, 입술 안쪽이다. 심리적 문제에서 비롯되어 이렇게 몸에 생긴 상처는 스스로를 사회적으로 격리하는 원인이 되며 신체적으로도 끔찍한 고통을 유발한다. 피부를 물어뜯어서 인체의 가장 바깥쪽 방어막이 손상되면 감염에 그대로 노출된다. 따라서 손톱이나 머리카락을 강박적으로 물어뜯는 행동이 나타나면 위장관에 문제가 생길 위험도 더 높아질 수 있다. 머리카락을 먹는 강박적 행동이 극단적인 수준에 이른 '라푼젤 증후군'의 경우 공처럼 둘둘 말린 머리카락 덩어리가 위를 거쳐 장까지 내려가 치명적인 장폐색을 유발할 수 있다. 실제로 2017년 영국에서 라푼젤 증후군을 앓던 열여섯 살 소녀가 감염된 머리카락 다발을 삼킨 후 위에 천공이 발생하여

피부는 인생이다

숨지는 일이 벌어졌다.

의과대학 학생들이나 의사들 모두 발모광을 아예 무시하는 경우가 많지만 이 증상을 처음 기술한 히포크라테스는 당시 의사들에게 환자가 자신의 머리카락을 뽑지 않는지 규칙적으로 주시해야 한다고 권고했다. 그는 타소스섬에서 극심한 슬픔에 빠진 한 여성을 우연히 발견했는데 '온몸을 더듬으며 머리를 긁다가 머리카락을 뽑는' 모습을 목격했다. '머리카락을 스스로 뽑는' 행동은 극심한 정서 스트레스에서 비롯된 반응이라고 생각하는 사람들도 있지만 대부분은 그렇지 않다. 발모광 환자들은 대다수가 일상적인 활동을 하는 동안 머리카락을 천천히 하나하나 뽑는 행동을 보인다.

신체 이형 장애Body Dysmorphic Disorder(줄여서 BDD)도 강박 스펙트럼의 하나로 분류된다.[33] 일반 사람들에게는 아주 작은 뾰루지라도 BDD 환자가 보는 거울 속에서는 베수비오산처럼 엄청난 크기로 인지된다. 허영심이 큰 사람이 어떻게 해야 더 아름답게 보일지 고민한다면 BDD 환자는 어떻게 해야 평범하게 보일 수 있는지 고민한다. 외모를 구성하는 모든 측면에서 이런 증상이 나타날 수 있으나 BDD 환자 73퍼센트의 주된 증상은 피부와 관련이 있다. 강박 스펙트럼에 포함되는 다른 증상들과 달리 BDD는 우울증과 사회적 회피, 자살 비율이 더 높다.

강박 스펙트럼 증상에는 정신이 다른 곳에 쏠리도록 하는 기법이나 환자를 자극하는 요인에 천천히 노출시켜 점진적으로 감각을 무디게 만드는 치료법 등 광범위한 관리 방식이 적용된다. 그러나 집착과 강박은 특성상 멈추기가 무척 힘들고 따라서 중증 강박장애는 정신의학 전체를 통틀어 가장 치료하기 힘든 병으로도 꼽힌다.

가족 주치의에게 의례적으로 상담을 받을 때 그리고 고도로 전문화된 정신의학 클리닉에서 진료를 받을 때 모두 피부는 가장 복잡하고 뚫기 힘든 의학의 변방이 된다. 즉, 도저히 설명할 수 없는 신체 증상이 나타나 치열한 전투의 장으로 변하는 경우가 많다는 뜻이다. 기억에 남는 한 남성 환자는 양쪽 다리 피부 전체가 따갑고 저린 느낌이 들며 그럴 때면 상체의 피부 전체가 가렵다고 호소했다. 다리 양쪽에 나타난 증상은 척수가 손상됐거나 병이 생겼음을 나타내는 경고신호일 가능성이 있으므로 연이어 검사가 진행되었으나 아무것도 발견되지 않았다. 추가로 상담 치료를 진행했을 때에야 비로소 진실이 드러나기 시작했다. 이 환자는 말기 암 환자인 아내를 치료하고 두 아이를 혼자 키우느라 급여가 얼마 되지 않는 일을 한꺼번에 세 가지나 하고 있었다. 극도의 압박감은 감당하기 힘든 불안감으로 이어지고 엄청난 심리적 고통이 피부에 신체 증상으로 전환되어 나타난 것이다. 마음이 겪는 고통이 몸에 나타나는 이런 현상을 '신체화'라고 한다. 환자가 속한 문화권에서는 정신질환을 아주 나쁘게 본다는 점과 '남자답게' 이겨 내야 한다는 압박감은 사태를 더욱 악화하는 요소가 됐다. 심리 치료가 진행된 후 이 환자의 신체 증상은 말끔히 사라졌다. 인지 행동 치료를 통해 스트레스와 심리적 고통이 발생한 과정을 파악하고 관리하자 신체 증상도 해결된 것이다. 피부는 우리의 인지 기능과 행동, 기분, 인식 등 수수께끼

피부는 인생이다

같은 배우들이 쉼 없이 공연을 펼치는 인체의 무대라 할 수 있다.

2013년 캘리포니아에서 활동하던 여러 피부과 전문의들이 팀을 이루어 이례적인 사례연구 결과를 발표했다.[34] 사고로 응급치료를 받은 쉰한 살 재니스라는 여성이 겪은 사례였다. 재니스는 신체 오른쪽 근육이 갑자기 약화되고 기억력이 사라지는 동시에 단어를 제대로 떠올리지 못하는 증상을 보였다. 이 단계에서 진단을 내린다면 십중팔구 뇌졸중이라는 결론이 나올 것이다. 그러나 진단이 진행되던 중 의료진은 재니스의 피부에서 여드름을 발견했다. 생겼다가 나은 여드름 흉터도 여러 개가 보였다. 여기까지는 응급실 담당 의사가 가장 먼저 주목할 만한 특징이 아니었지만 재니스의 이마 바로 위쪽 두피에 머리 선을 따라 딱지가 보였고 그 위에 덮인 드레싱된 거즈로 모두의 시선이 쏠렸다. 망설이던 의료진 중 한 사람이 거즈를 뒤로 밀어내자 모두 깜짝 놀라 말 그대로 뚫어져라 그 부위를 주시했다. 재니스는 그동안 바늘로 자신의 머리 윗부분 피부를 계속 찔러 댔고 과거에 4×2센티미터 크기로 궤양까지 생긴 병력이 있었다. 재니스도 자신이 자해 행동을 하고 있다는 사실을 인지하고 있었지만 강박 행동을 멈출 수가 없었다. 그렇게 수개월간 피부를 찌른 바람에 상처는 서서히 피부 아래로 이어져 연결 조직과 근육까지 손상되고 결국 두개골에 작은 구멍이 생겼다. 갑작스럽게 발생한 신경학적 증상은 뇌가 손상된 결과였다.

재니스의 사례는 피부와 뇌가 어떻게 연결되어 있는지 고스란히 보여 준다. 이 두 기관을 관통한 물리적 통로를 감추려고 재니스가 덮어 놓은 거즈 때문에 대부분은 그 터널을 보지 못했지만 감춰진 상처는 우울증과 사회적 격리, 스트레스가 점차 증폭되는 발단이 됐다. 마음과 피부가 하나로 얽혀 있듯이 우리의 정신 건강과 신체 건강도 하나로 묶여 있다. 그리고 한쪽이 건강하지 못하면 다른 한쪽도 건강하지 못한 경우도 있다.

chapter

# 8

# 사회적 피부

## 우리가 남긴 흔적의 의미

───────────

o  o  o  o  o
 •  •  •  •

Taia o moko, hei hoa matenga mou 몸에 새기면, 죽을 때까지 함께할 친구가 생긴다

마오리족의 격언

# The Remarkable
# Life of the Skin

An intimate journey
across our surface

뉴질랜드 북섬 끄트머리에 있는 자그마한 항구도시 러셀 해변에
서면 1840년 영국이 뉴질랜드를 통치한다는 내용이 명시된 '와이탕
이 조약'이 체결된 곳을 볼 수 있다.[1] 마오리 부족장과 영국 대표단
사이에 이 조약이 체결된 후 너무나 다른 두 문명은 마찰을 빚기 시
작했다. 고요한 코로라레카('펭귄의 달콤함'이라는 멋진 의미를 가진 명칭)만
에 자리한 나른한 러셀의 풍경을 보면 당시의 폭력적인 역사가 믿
기지 않을 정도다. 유럽인들이 뉴질랜드에 최초로 정착했을 때만
해도 러셀은 해적과 밀수, 매춘으로 워낙 악명이 높아서 '태평양의
지옥'이라는 별칭까지 얻었을 정도였다. 1840년대 중반 영국인 정
착민들과 원주민들 사이에 최초로 벌어진 마오리 전쟁에서는 러셀
이 최전선 지역이었다. 한때 영국 국기가 휘날리던 깃대가 지금도
러셀 인근 언덕에서 마을을 내려다보며 우뚝 서 있다. 사실 지금 남
아 있는 깃대는 다섯 번째 세워진 것으로 와이탕이 조약이 체결된
뒤 마오리족 전사들이 깃대를 계속해서 쓰러뜨려 그때마다 범인을
찾아내느라 마을이 발칵 뒤집혔다고 전해진다.

200여 년 전 우리 집안 선대 조상 중 한 분의 다섯 살짜리 아들이
러셀 해변 그늘에서 마오리족 소년과 함께 놀았다. 두 문화권의 충
돌이 최절정에 이르러 전쟁이 한창 들끓을 때였지만 원래 아이들

은 그런 건 아랑곳하지 않는 법이고 둘은 가장 친한 단짝이 됐다. 두 소년이 물가로 가서 물장난을 치기도 하고 모래도 집어 던지고 있을 때 갑자기 파도가 거칠어지더니 마오리족 소년이 물살에 휩쓸려 바다로 떠밀려 갔다. 아직 꼬마였던 친구는 정신없이 바다로 따라 들어가 구하려고 했지만 둘 다 수영을 할 줄 몰랐고 결국 두 친구 모두 익사했다. 두 아이는 뉴질랜드에서 가장 오래된 성공회 교회 마당에 나란히 묻혔다. 나는 러셀을 찾았다가 그 지역 학교에서 수여하는 수영 대회의 상 명칭에 두 소년의 이름이 붙었다는 사실을 알게 됐다. 나 역시 자연 속에서 하는 수영을 무척이나 좋아하는 사람이라 왠지 마음이 찡해졌다.

사람들은 누구나 가족사에 큰 관심을 쏟는다. 그 안에 우리 자신을 좀 더 깊이 알 수 있는 무언가가 있으리라고 믿기 때문이다. 가문의 역사를 찾을 수 있는 온라인 사이트들이 폭발적인 인기를 누리기 시작하고 BBC의 〈당신은 과연 누구일까요?Who Do You Think You Are?〉라는 시리즈를 통해 여러 유명 인사의 과거가 밝혀지기도 했다. DNA 검사도 더 쉽게 이용할 수 있게 됐다. 우리 가문은 유럽인 조상에서 시작되어 수백 년에 걸친 역사가 대부분 종이에 글로 적힌 문서로 남아 있다(문법이 틀리고 이름 스펠링이 다른 경우도 많지만 말이다). 그러나 마오리족의 가족사는 종이가 아닌 피부에 기록되어 있다.

문신을 해 준다는 곳을 찾아가서 잉크로 몸에 문신을 새기는 일도 고통 없이는 끝낼 수가 없지만 마오리족의 전통 문신법인 '타 모코Tā moko'를 경험한 사람들은 어땠을까. 과거에 마오리족은 바늘로

피부는 인생이다

피부에 잉크를 삽입하는 방식 대신 우히uhi(알바트로스의 뼈로 만든 끌)
라는 도구로 피부를 절개한 후 균류와 재로 만든 염료를 상처에 집
어넣고 천천히 아물 때까지 그대로 두었다. 문신을 받은 사람은 얼
굴이 심하게 퉁퉁 부어올라 몇 날 며칠을 깔때기로 음식을 먹어야
하는 경우도 많았다. 남자들은 평생 동안 얼굴 전체에 문신을 하
나하나 새겨 넣었고 여성들은 입술과 턱 주변에 상징적인 문신을
새겼다. 1769년 문신이라곤 하나도 없는 유럽인 선원들이 인데버
Endeavour호를 타고 처음 뉴질랜드에 도착해 원주민들과 만났을 때
제임스 쿡James Cook 선장은 정교한 선들로 구성된 마오리족의 문신
에 아름다움과 의미, 개성이 모두 결합되어 있다는 사실을 금세 알
아보았다.

문신은 전체적으로 소용돌이 형태인데 굉장한 멋과 함께 우아함까지
느껴진다. 한쪽 면의 형태는 반대쪽과 일치한다. 몸의 문신은 오랜 장식
품에 새겨진 나뭇잎 모양 같기도 하고 난해한 줄 세공 같은 느낌도 들었
다. 그러나 언뜻 보면 다 똑같은 모양처럼 보이는 그 무늬들은 100여 가
지가 넘을 만큼 엄청나게 다양하다. 자세히 들여다보면 동일한 문신을
가진 사람은 단 한 명도 없다.[2]

책도 종이도 없는 마오리족 사람들은 대부분 자신들의 이야기를
피부에 기록했다. 나는 로터루아에서 마오리족 부족장에게 몸에 새
겨진 각각의 선이 무엇을 의미하는지 설명을 들을 수 있었다. 내가

만난 부족장은 수십 년 동안 뉴질랜드에서 타 모코를 되살리려는 노력에 깊이 관여해 온 인물이었다. "이 언어를 안다면 나를 책처럼 읽을 수 있습니다." 그는 싱긋 웃으면서 말했다. 그 미소는 입술과 볼을 감싼 섬세한 소용돌이와 함께 더욱 생생하게 다가왔다. "보통 얼굴에 타 모코를 새길 수 있을 만큼 지위가 올라가면 이마와 눈 주변에 당신의 위치가 새겨집니다. 출생 신분은 턱 전체에, 획득한 땅과 재산 규모는 턱 끝에 새겨지죠. 상대방이 옛날부터 부자였는지, 새로 부자가 됐는지도 전부 다 알 수 있으니 당신 같은 영국인들은 아마도 싫어하겠지만요! 그리고 코 맨 윗부분에는 교육을 얼마나 받았는지가 대략적으로 새겨집니다. 이렇게 자신만의 독특한 문양이 생기는 겁니다." 부족장은 자신의 윗입술과 코 사이에 그려진 무늬를 가리켰다. "미완성된 무늬가 있다면 수치스러운 일입니다. 절개를 끝까지 견딜 만한 배짱이 없었다는 뜻이니까요."

마오리족은 문신으로 혈통과 이력서, 은행 잔고를 얼굴에 새기고 다닌다고 할 수 있다. 최고로 멋진 이야기들이 모두 그렇듯이 이들의 문신도 아름다움에 용기와 기능, 형식이 모두 결합되어 있다. 타 모코는 얼굴과 광대를 전체적으로 돋보이게 하고 눈과 입술 쪽으로 시선을 모은다. 다른 사람들에게 매력을 발산하기 위해서가 아니라 위협적인 인상을 주는 것이 이런 기능의 목적이다. 얼굴 문신이 지문처럼 개개인의 정체성을 나타내므로 과거 마오리족 부족장이 영국과 맺은 여러 조약 중에는 서명 대신 부족장 몸에 새겨진 타 모코를 문서에 그려 넣은 항목도 있다.

피부는 인생이다

**| 마오리족 문신 |**

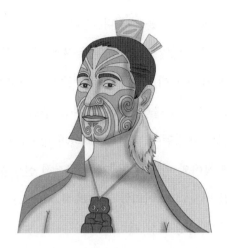

한 사람의 인생과 가족의 이야기가 담겨 있는 만큼 타 모코가 매우 신성하게 여겨진 것도 그리 놀라운 일은 아니다. 마오리족 전사가 숨을 거두면 문신이 새겨진 머리(모코모카이)를 연기에 그을린 후 햇볕에 말려 새겨진 문양을 그대로 보존했다. 조상들의 피부가 마오리족의 기록 보관소가 된 셈이다. 전쟁 중에도 승리한 부족이 적의 머리는 그 가족에게 돌려주는 풍습이 있었고 평화조약을 체결하여 모코모카이를 교환하는 일도 빈번했다. 영국인들이 뉴질랜드에 도착한 1800년대부터는 문신을 허용하지 않는 기독교 전통에 따라 타 모코가 사라졌을 뿐만 아니라 모코모카이도 매우 보기 힘든 유물이 됐다. 유럽의 수집가들이 죽은 이들의 머리 수집에 열을 올렸기 때문이다. 수요가 엄청나게 몰린 1820년대에는 돈을 벌기 위해 마오리족끼리 서로를 죽이는 일까지 벌어졌다.

이런 끔찍한 역사가 남긴 유물은 오늘날까지 전해지고 내가 공부했던 두 대학에도 영향을 끼쳤다. 영국에서 가장 오래된 대학이자 규모도 가장 큰 버밍엄 의과대학은 부유한 졸업생들과 기부자들에게 18세기, 19세기에 대영제국 전역에 등장한 역사적인 인공물과 해부학적으로 호기심을 불러일으키는 유물 수천 점을 기증받았다. 2013년 뉴질랜드 웰링턴에 위치한 테 파파 통가레와 박물관 대표단이 버밍엄에 찾아와 마오리족에게는 여전히 신성한 의미가 있는 문신이 새겨진 마오리족 머리를 회수하여 본국으로 옮겼다. 당시 나도 수업을 들었던 조너선 레이나르츠Jonathan Reinarz 교수와 준 존스June Jones 박사의 도움으로 학교에서는 이런 움직임이 시작된 것을 축하하는 기념식이 열렸고 뉴질랜드에서는 장례식도 치러졌다. 2017년에는 대영제국 시기에 모코모카이와 함께 발견된 마오리족의 장신구를 보관하고 있던 옥스퍼드 대학교 피트 리버스 박물관에서 비슷한 행사가 개최됐다.[3]

현재 살아 있는 마오리족의 문신도 똑같이 신성시된다. 가수 리아나, 권투 선수 마이크 타이슨 같은 사람들이 마오리족도 아니면서 피부에 신성한 표식을 새기고 사람들의 주목을 받자 수많은 뉴질랜드 사람들은 큰 분노를 표출하기도 했다.

전 세계 어디를 가든 역사가 기록된 이래로 인류는 늘 자신의 몸에 문신을 새겨 왔다. 다른 사람들과 소통하기 위해 몸에 영구적으로 무언가를 표시하는 행위 자체가 인간에게만 나타나는 특징이다. 영원히 지워지지 않는 이런 자국을 남기기 위해서는 너무나 멋지지

피부는 인생이다

만 거의 알려지지 않은 피부의 복잡한 특성을 알아야 한다. 그 속에는 물리적 피부와 사회적 피부가 때로는 구분할 수 없을 만큼 일체화되기도 한다는 사실이 담겨 있다.

지금 당신이 읽고 있는 이 책의 책장을 집게손가락으로 넘기다가 종이의 날카로운 가장자리에 피부가 깊이 베였다고 상상해 보자. 상처에서 피가 배어 나오기 시작하고 종이 한 장에 베인 것뿐인데 놀랄 만큼 쓰라리다. 정말 종이에 베였다고는 인정하기 힘들 만큼 아프다.

그런데 이런 상황에서 우리 몸이 어떻게 반응하는지 생각해 본 적이 있는가? 피부는 베인 즉시 대응 태세에 돌입하여 네 가지 작용이 조화롭게 일어나기 시작한다. 인체가 가장 우선적으로 신경 쓰는 것은 출혈을 멈추는 일로 이 과정을 지혈이라고 한다. 종이 가장자리가 진피의 가느다란 혈관까지 뚫고 들어오면 해당 부위의 피부에 자리한 통증 수용체가 혈관 수축을 유도하여 새로 생긴 틈으로 향하는 혈류를 줄인다. 상처가 생기고 1~2분 내로 응급 구조대, 즉 혈소판도 신속히 출동한다. 적혈구나 백혈구보다 훨씬 작고 원반처럼 생긴 이 세포는 평소에는 혈류에 섞여 눈에 띄지 않게 떠다니지만 상처 부위에 도착하면 진피의 콜라겐과 손상된 혈관 내부 벽에 달라붙어 활성화된다. 활성화된 혈소판은 불규칙하고 투박한 형태로 재빨리 변형되어 서로서로 연결된다. 최대한 강력하게 서로 들러붙어 한 덩어리를 이루는 것이다. 그런 다음 국지적인 혈관 수축을 더욱 촉진하고 더 많은 혈소판을 불러들여 덩어리가 더 크게 형성될 수 있게 하는 여러 가지 분자들을 한꺼번에 분비한다. 이렇게 형성된 혈소판 응괴에서 응고 과정이 시작된다. 응고인자라 불리는 수많은 단백질이 정교한 연쇄반응을 일으키며 혈소판 덩어리를 피브린이라는 두툼한 막으로 감싼다. 이와 같은 '지혈 단계'는 단 몇 분 만에 이루어진다.

출혈이 멈추면 이제 둘째 단계인 '염증 단계'가 시작된다. 손상이 발생한 부위에 원래 주둔해 있던 병력과 인체 다른 곳에 있던 더욱 특수화된 세포까지 면역 기능을 발휘하는 병력이 두 가지 역할을 수행한다. 하나는 피부 방어막에 생긴 틈으로 유입된 세균을 처리하는 군사 임무이고 다른 하나는 잔여물과 파괴된 죽은 세포들을 처리하는 일종의 재해 구호, 청소 작업이다.

며칠이 지나면 염증 단계는 '증식 단계'로 전환된다. 피부 건설업자인 섬유모세포가 나서서 새로운 콜라겐과 단백질을 만들어 피부를 재건하고 치유 과정을 돕는다.

종이에 베이는 것보다 더 넓고 광범위한 상처가 생기면 더욱 강력한 건축업자들로 구성된 멋진 팀이 소환된다. 바로 근섬유모세포다. 상처 가장자리에 도착한 근섬유모세포는 다친 부위를 하루에 1밀리미터의 속도로 끌어당긴다. 필요하면 주변 부위에 특정 분자를 분비하여 섬유모세포를 근섬유모세포로 진급시킨 다음 이 작업에 동참하게 한다. 이 과정에서 새로 만들어진 연결 조직에 새로운 혈관도 생성되어 상처 부위를 메운다. 새 세포와 혈관으로 이루어진 이 육아조직은 질서도 없고 엉망진창이지만 표피가 다시 형성되려면 반드시 필요한 뼈대가 된다.

　인체 외부 방어막을 끊임없이 다시 채워 주는 피부 줄기세포층 맨 아래에 위치한 기저층에서는 각질형성 세포가 만들어진다. 이제 이 세포가 천천히 상처 부위로 이동하여 새로 생긴 조직을 가로지르며 가장자리 쪽으로 향한다. 상처 회복 과정의 마지막을 장식하는 '성숙 단계'가 되면 복잡하게 엉킨 육아조직이 피부의 정상적인

**▮ 4단계 치유 과정 ▮**

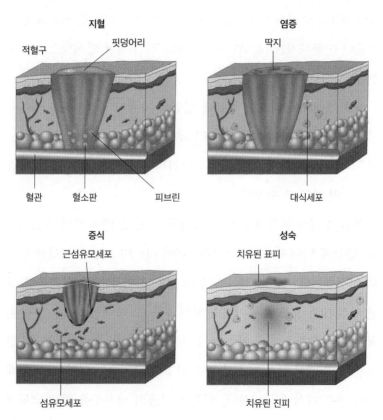

지혈
적혈구　핏덩어리
혈관　혈소판　피브린

염증
딱지
대식세포

증식
근섬유모세포
섬유모세포

성숙
치유된 표피
치유된 진피

긴장선에 맞게 계속 재배열된다. 더 이상 필요치 않은 세포나 혈관은 짧게는 며칠, 길게는 몇 주에 걸쳐 세포 예정사 과정을 통해 모두 파괴된다.

매우 복잡한 이 상처 치유 과정은 크게 주목받지 못하는 경우가 많지만 이 과정을 거쳐 종이에 베인 피부층은 조금만 시간이 지나면 다친 손가락을 자세히 들여다봐도 정말 그런 일이 있었는지조차 깨닫지 못할 만큼 감쪽같이 재생된다. 하지만 종이에 베이는 정도를 넘어선 상처는 대부분 가장자리에 눈에 띄는 흉터가 남는다. 콜라겐으로 구성된 이 흉터는 피부가 수행하는 다양한 기능을 전부 똑같이 수행하지는 않지만 최소한 영구적인 인체 방어막으로 기능한다.

상처가 치유되더라도 피부에 영원히 자국이 남는 경우가 많다. 인간이 이 손상의 흔적을 일부러 하나의 이야기로 만들 줄 안다는 점은 피부가 사회적 기관으로 기능한다는 사실을 보여 주는 가장 기본적인 예로 볼 수 있다.

어린 소년이 한곳에 모인 황소 떼를 소 등을 밟아 가며 가로지른다. 중간에 넘어지지 않고 반대쪽 끝에 이르면 소년은 어엿한 남자로 인정받는다. 에티오피아 남부에 사는 하마르 부족의 독특한 성년 의식이다. 오모강 유역에 형성된 부족 중 하나인 하마르 부족은 최근까지 현대 문명에 거의 노출되지 않고 고대 풍습을 지키며 살아왔다. 소년이 당황한 소의 등을 밟고 가로지르는 동안 여자 형제들도 전투 의식에 동참한다. 이들은 마을의 남자들을 향해 남동생

피부는 인생이다

또는 오빠를 가만두지 않을 거라고 외치면서 화를 돋운다. 이 말을 들은 남자들은 지팡이로 여자 형제들을 내려친다. 의식의 한 부분으로 이루어지는 매질로 소리치던 여성들의 등에는 선명한 상처가 생기고 아프리카의 자욱한 흙먼지 사이로 피가 뚝뚝 떨어지지만 입 밖으로는 단 한 마디도 고통을 드러내지 않는다. 뒤이어 여성의 등을 베어 피를 내는 난절법이 진행된다. 이 끔찍한 과정을 거친 흔적은 부족의 일원임을 나타내는 당당한 상징이 되고 죽을 때까지 드러내 보이는 자랑거리가 된다. 십자 모양으로 생긴 흉터는 여성이 가진 힘과 용기 그리고 가족과 부족을 향한 깊은 충성심을 나타낸다. 더불어 이 거친 흉터는 이제 막 성인이 된 남자 형제가 여자 형제들에게 갚아야 할 빚을 의미한다. 그에게 여자 형제를 돕고 돌봐야 할 의무가 생긴 것이다.

파푸아뉴기니 내륙 오지에 사는 카닌가라 부족은 이와 다른 방식으로 난절법을 치른다. 부족의 젊은 남성들은 대략 5년 단위로 생사를 장담할 수 없을 만큼 잔혹한 통과의례를 거친다. 먼저 첫 단계로 정령의 집에서 두 달을 보내는데 그 기간 동안 가족들은 바깥에 모여 조상들의 이야기를 속삭인다. 정령의 집 내부에서는 부족의 원로들이 소년들의 굴욕감을 유발하는 의식을 진행한다. 2개월 후 수척해진 소년들이 멍한 상태로 밖으로 나와 다시 빛과 마주하면 악어 절개 의식이 시작된다. 악어가 들끓는 강 주변에 사는 카닌가라 부족은 자신들이 강기슭에 밀집해서 살던 신성한 악어 유령의 후손이라고 믿는다. 부족 원로들은 날카롭게 다듬은 대나무 막대로 어떤 마취도 받지 않은 소년들의 가슴과 등, 엉덩이 부위를 수백 번에 걸쳐 깊이 절개한다. 그리고 강가에서 가져온 진흙을 피가 흐르는 상처에 발라 치유 속도를 늦춘다. 이로 인해 몸 전체가 불룩불룩 튀어나온 딱딱한 켈로이드 흉터로 뒤덮인다. 치유 절차가 지연되고 진피의 섬유모세포가 자극을 받아 콜라겐을 과량 만들어 내어 흉터 조직이 과도하게 형성되면 이렇게 두드러지는 흉터가 생긴다. 의식을 치르는 동안 쇼크나 감염으로 목숨을 잃지 않은 사람은 악어 피부처럼 거칠게 울퉁불퉁해진 피부를 무시무시한 파충류가 지닌 힘과 고대부터 전해 내려온 축복을 모두 갖게 된 자랑스러운 증거로 여기며 살아간다.

흉터든 염료를 집어넣은 자국이든 몸에 영원히 남을 흔적을 만들 때, 혹은 몸에 특정한 그림을 그릴 때는 그 흔적의 형태뿐만 아니라 흔적을 만드는 방식도 관건이 된다. 부족을 상징하는 문신이 얼마나 극심한 통증을 유발하는지 생각하면 왜 그 절차가 통과의례로 신성시되는지 충분히 이해할 수 있다. 그 의식에 따르는 통증을 견딘 젊은 남성은 전투에 나갈 준비가 되었음을 증명했다고 여겨지고 여성은 출산을 견딜 만큼 강한 사람임을 보여 주었다고 인정받는다. 피부에 새겨진 흔적은 통과의례를 거친 사람이 무엇을 견뎠는지 그리고 전사로서, 한 명의 성인으로서 혹은 엄마로서 무엇을 성취할 수 있게 되었는지 나타내는, 일종의 예고편 혹은 예측 근거가 된다.

서구 사회에서는 피부에 영구적인 흔적을 남기는 행위가 점진적

피부는 인생이다

으로 수용됐다. 미국과 영국 국민 중 23~40세 인구 약 3분의 1의 몸에 최소 한 개의 문신이 있는 현재 상황은 19세기 말부터 시작된 현상의 결과라고 볼 수 있다. 영국에서 문신 새겨 주는 일을 했다고 맨 처음 기록된 사람은 1870년대 항구도시 리버풀에서 활동한 것으로 알려진다. 초기에 문신은 고상하고 이국적인 것으로 여겨졌고 엄청나게 비용이 많이 들어서 상류층 사이에서만 큰 인기를 얻었다(영국의 조지 5세나 러시아 니콜라스 2세 등 왕족도 포함된다). 그러다 창의력 넘치는 미국인들이 적은 비용으로도 문신을 즐길 수 있는 방법을 개발했다. 1891년 새뮤얼 오레일리Samuel O'Reilly는 뉴욕 시 채텀 스퀘어에 자리한 작은 가게에서 쓰던 세계 최초의 문신 기계에 특허를 등록했다.[4] 토머스 에디슨이 개발한 회전식 전기 펜과 거의 동일한 기계였다. 에디슨이 손으로 일일이 작성해야 하는 문서를 한 번에 여러 장 쓸 수 있도록 고안한 발명품이 사람의 피부에 무언가를 대량으로 새기는 도구가 된 것이다. 에디슨도 문신 기계를 직접 체험해 보기 위해 주사위 한쪽 면에서 볼 수 있는 모양대로 점 다섯 개를 새겼다고 한다. 그때부터 지금까지 회전식 모터나 전자기를 이용하는 문신기는 세계에서 가장 오래된 문자 소통 기술을 산업화한 기기로 활용되고 있다.

유난히 정신없이 바쁜 날이면 나는 병원 이곳저곳을 돌아다니다가 볼펜으로 손등에 해야 할 일을 휘갈겨 써 둔다. 이처럼 피부는 바쁜 사람에게 포스트잇이 되어 준다. 하지만 의사에게는 이런 방식으로 생각이나 아이디어를 남기려는 시도가 전혀 실용적이지 않다. 손을 한두 번 씻고 나면 잉크가 다 지워지기 때문이다. 내가 손등에 써넣은 글자는 몇 시간만 지나면 다 사라지는데 어떻게 5,000년 전에 만들어진 미라에 새겨진 문신은 그대로 남아 있을까? 우리 몸에서 매일 공기 중으로 떨어져 나가는 피부 세포가 약 100만 개에 이르는데 어떻게 문신은 사라지지 않을까? 뜻밖에도 피부의 훌륭한 면역 체계에서 이런 의문의 답을 찾을 수 있다.

지금 당신이 문신 새겨 주는 곳에 와서 의자에 앉아 있다고 상상해 보자. '후회는 없어No Regret'라는 문구를 왼쪽 어깨에 새겨 달라는 요청이 전달되고 문신 전문가가 알파벳 'N'부터 새기기 시작한다. 검은색 잉크가 가득 채워진 바늘이 피부를 뚫고 들어와 내가 볼펜으로 손등에 잠시 무언가를 기록할 때 글자를 쓰게 되는 표피 바깥층을 지나 진피 깊숙한 곳까지 침투한다. 문신기 바늘은 피부를 1초에 약 100회 이상 찔러 아주 작은 상처를 대량으로 만듦으로써 손상을 일으킨다. 따라서 잉크는 주입되는 것이 아니라 모세관현상에 의해 진피 내로 빨려 들어간다. 이렇게 유입된 잉크 입자는 면역 세포가 손상이 발생한 곳으로 서둘러 몰려올 때까지 그대로 머무른다. 대식세포는 세균을 발견하면 꿀꺽 삼키듯(영어에서 대식세포를 의미하는 'macrophage'는 '대식가'를 뜻하는 고대 그리스어에서 기원한다) 잉크 입자를 외래 물질로 탐지하고 먹어 치우려고 한다. 하지만 잉크 입자가 너무 커서 수많은 대식세포가 내부에 잉크를 머금은 상태 그대로 고정된다. 피부 최상층은 계속해서 재생되지만 잉크가 가득 채워

피부는 인생이다

진 세포들은 수명을 다할 때까지 동굴 벽에 남겨진 정교한 화석처럼 거기에 남아 있다. 그러므로 원칙적으로 문신은 끝이 나지 않는 감염을 일부러 유발하는 것이라 할 수 있다. 재미 삼아 문신이나 해볼까 싶은 생각이 들 때는 감염과 싸우기 위해 전투에 나섰다가 피부에 새겨질 그림 속에 갇힌 채 여생을 살아야 할 작은 세포들을 떠올리길 바란다.

2017년 호주에서 서른 살이던 한 여성이 겨드랑이 양쪽에 혹이 자란다며 의사를 찾아왔다.[5] 검사 결과 가슴에서도 이례적인 혹들이 발견됐다. 혈액세포암의 일종인 림프종처럼 보였지만 의료진은 발열이나 밤에 땀을 흘리는 증상, 체중 감소 등 림프종 증상이 전혀 나타나지 않는다는 사실을 확인하고 깜짝 놀랐다. 혹 하나를 분리해서 생검을 실시했으나 암은 아니었다. 대신 검체에서 잉크가 추출됐다. 15년 전 이 여성 환자가 등에 새겨 넣은 문신 부위에서 면역 세포와 자그마한 잉크 입자 사이에 벌어진 치열한 전투로 림프절에 염증이 생겼고 이 염증이 비대해지는 바람에 혹처럼 보인 것이었다. 인체 표면은 우리 몸 전체와 정교하게 연결되어 있으므로 문신에 사용된 잉크가 표면 아래에서 이리저리 돌아다니며 피부 바깥쪽만이 아닌 안쪽까지 물들였다. 결론적으로 그리 나쁜 일은 아니었던 셈이다.

잉크를 먹어 치우려는 면역계의 기능을 파헤치고자 하는 과학자들도 있다. 2016년에는 미국 휴스턴 라이스 대학교에서 실시된 '개념 증명' 연구를 통해 피부에 나노 입자로 문신을 새기면 면역 세포가 그 입자를 먹어 치운 뒤 활성을 잃는다는 가설이 입증됐다.[6] 이 기술은 다발성경화증처럼 면역계의 자발적인 반응성으로 인해 생기는 자가면역질환 치료에 새로운 길을 열 가능성이 있다.

문신을 새기면 피부 방어막이 손상되고 금속염과 유기물 염료가 유입되므로 문신이 있는 사람 중 일부(약 10퍼센트)가 부작용을 경험하는 것도 그리 놀라운 일은 아니다.[7] 이런 부작용은 대부분 감염이나 염료에 대한 알레르기 반응이 차지한다. 내가 만난 한 남성 환자는 MRI 검사를 받아 보라는 내 제안을 거절했다. 예전에 검사를 한 번 받아 본 적이 있는데 가슴에 새긴 검은색 날개 모양 문신에 물집이 잡히고 쓰라렸다는 것이다. 드물지만 MRI 검사에 사용되는 자석이 커다란 검은색 문신에 포함된 산화철 등 염료 속 금속 입자를 끌어당겨 따끔따끔한 증상을, 심한 경우 2도 화상까지도 일으킬 수 있다.[8]

몸에 염료가 영구적으로 자리하면 장기적으로는 건강에 어떤 영향을 줄까? 2017년 프랑스와 독일에서는 특수한 X선 기술을 이용한 연구가 진행됐다. 그 결과 문신을 새기면 이산화타이타늄을 비롯한 아주 작은 금속 '나노 입자'가 피부에 자리를 잡는 것으로 나타났다.[9] 이런 입자들 중에는 발암물질로 분류된 것도 있고, 간 등 특정 기관에 독성 영향을 줄 가능성이 있는 것도 있다. 다만 현시점에서는 문신이 암을 일으킬 수 있다는 증거가 충분히 확인되지 않았다.[10] 문신이 건강에 끼칠 영향이 걱정된다면 처음부터 문신을 하지 않거나 실행에 옮기기 전에 깊이 고민해 보는 것이 가장 알맞은 선

피부는 인생이다

택일 것이다.[11] 문신의 인기는 대단하지만 금속성 염료를 피부에 주입하는 것은 위험성이 내포된 일이며 그중 일부는 아직 제대로 알려지지 않았을지도 모른다.

자, 다시 앞서 해 본 상상으로 돌아가자. 문신 작업이 완료되고 새로 생긴 걸작을 거울로 열심히 비춰 본다. 그런데 기겁할 만한 사실이 발견된다. 타투를 새긴 기술자가 철자에 서툴러 그만 '후회는 없다No Regerts'라고 새긴 것이다. 갑자기 엄청난 후회가 몰려온다. 문신 기술자의 실수와 상관없이 문신을 새겨 넣은 사람들은 일곱 명 중 한 명꼴로 자신의 피부에 영구적인 자국을 만든 것을 후회한다. 그리고 많은 사람들이 문신을 없애기 위해 적극적으로 노력한다.[12]

한번은 나와 함께 축구 경기를 보던 인도 출신 학창 시절 친구가 데이비드 베컴의 몸에 훤히 드러난 오류를 발견했다. 왼쪽 팔뚝에 아내의 이름을 멋들어진 인도어로 새겨 넣으려고 했던 모양인데 'Vihctoria'라는 철자는 분명히 아님을 짐작할 수 있었다.

문신은 피부에 영원히 새겨지는 만큼 제거하기 어렵기로 악명이 높다. 과거에는 산성 물질을 이용하거나 소금으로 문지르고 심지어 외과 수술로 제거하려는 시도도 이루어졌다. 그만큼 느리고 큰 고통도 동반됐다. 그러나 수십 년 전부터는 레이저 기술로 다소 수월하게 제거할 수 있게 됐다. 레이저는 문신을 새겼을 때 커다란 염료 입자를 집어삼킨 바로 그 면역 세포를 표적으로 삼는다. 물리학적 원리를 살펴보면 아주 놀랍다. 레이저 펄스가 피부를 관통하면 수 나노초 동안 염료 입자에 흡수된다(1나노초는 1초의 0.0000000001퍼센트이므로 상상할 수 없을 만큼 짧은 시간이다). 이로 인해 염료 입자의 표면 온도가 급상승하고 레이저의 에너지가 충격파로 붕괴되면서 염료 입자도 분해되지만 피부 주변에는 영향이 발생하지 않는다. 이 과정이 진행될 수 있도록 레이저광선의 빈도는 특정한 색깔의 염료에 맞춰진다. 검은색과 진한 청색이 가장 제거하기 쉽고 노란색과 흰색은 문신의 방출스펙트럼 한계 지점에 가까운 색이다. 염료 입자가 충분히 처리할 수 있는 크기로 쪼개지면 대식세포가 먹어 치울 수 있으므로 며칠 후에는 피부에서 염료가 사라진다.

입장이 애매한 사람들, 즉 문신을 시도해 보고는 싶지만 영원히 남는다는 점이 염려되는 사람들을 위한 혁신적인 기술도 나왔다. 뉴욕 대학교 졸업생들로 구성된 한 팀은 2018년 '하루살이 문신 Ephemeral Tattoos'이라는 스타트업을 시작했다.[13] 인체 면역계가 염료 입자를 공격하는 기능을 활용한다는 점은 전통적인 문신과 동일하지만 약간의 차이가 있는 독창적 아이디어가 이들이 시작한 사업의 바탕이 됐다. 즉, 보통의 문신보다 잉크를 훨씬 더 작은 방울로 체내에 침투시키는데, 이때 잉크 방울은 반투명한 생체 적합 재료로 만들어진 구 모양의 구조물 안에 갇혀 있다. 대식세포는 이 구조물을 먹어서 없애지 못하므로 특정 기간 동안, 가령 1년 정도 체내에서 서서히 분해되면서 속에 있는 잉크 방울이 대식세포가 처리할 수 있는 크기로 분비된다. 이 시점에 이르면 문신을 영구적으로 둘

피부는 인생이다

것인지, 자연히 흐려지도록 둘 것인지 결정할 수 있다.

그러나 문신 전문가들은 대체로 새로운 문신 기술을 달가워하지 않는다. 런던에서 문신 새겨 주는 일을 갓 시작한 사람을 만난 적이 있는데 프랑스에서 학생들이 3D 프린터로 자원자의 팔뚝에 완벽한 형태로 동그라미를 그려 주는 기술을 개발했다는 이야기를 들었다고 전하면서 앞으로 자신의 직업이 어떻게 될지 걱정된다고 털어놓았다. 그 초보 아티스트는 문신은 지금까지 그랬듯 앞으로도 예술가의 창의적인 표현이어야 하며 인터넷에서 다운로드받아 자동화된 기계로 그려 넣는, 공장에서 찍어 낸 결과물이 되어서는 안 된다고 이야기했다. 여기에 대한 내 생각은 단기간 내에 변화가 일어날 것 같지는 않다는 것이다. 파푸아뉴기니의 카닌가라 부족이 치르는 까다로운 일종의 입문식에서도 나타나듯이 피부에 특정한 의미를 새겨 넣는 행위는 그 문구가 왼쪽 어깨에 '후회는 없어' 같은 단순한 문장을 새겨 넣는 일일지언정 신성한 과정이다.

한 가지 매우 흥미로운(혹은 어떻게 보느냐에 따라 무서운) 발전도 이루어졌다. 재료 기술의 발달로 피부에 엄청난 양의 정보를 수집하고 저장하게 될 날이 아주 가까워진 것이다. 문신으로 체온과 혈중 알코올농도를 계속해서 모니터링하고 개인 정보를 저장해 두었다가 QR코드처럼 읽는 기술은 이미 개발이 끝났다.[14] 탄소전극이 포함된 전극으로 얼굴 근육에서 발생하는 전기신호를 포착하여 감정을 읽을 수도 있다.[15] 이처럼 피부에 존재하는 일종의 컴퓨터는 땀에 함유된 젖산을 생체 연료로 삼아 작동한다.[16] 2017년 MIT 연구진은 유전학적으로 조작된 세균으로 구성된 잉크를 개발했다.[17] 이들이 피부에 3D 프린터로 실험 삼아 새겨 넣은 나무 형태의 문신은 체온이나 pH 변화 또는 외부 환경에 존재하는 화학물질, 오염 물질 등 특정 자극에 따라 각각의 나뭇가지가 다른 색으로 빛을 낸다.

멈출 줄 모르는 기술의 발전으로 이처럼 피부가 디지털화되는 흐름을 보면 이제 피부도 과거보다 훨씬 더 정복 가능성이 커진 것처럼 느껴진다. 피부는 우리의 비밀을 지켜 주는 문지기와 같으므로 개인 정보를 물리적 자아라 할 수 있는 피부에 담는 새로운 기술이 조지 오웰의 소설 속에나 등장할 법한 전체주의적 통제를 야기할 수 있다는 우려가 나오는 것도 당연한 반응일 것이다. 인간과 기계의 상승작용을 이끌어 내는 법을 찾는 일에만 급급하지 말고 피할 수 없는 기술이 등장할 때 그 기술로 무엇을 해야 할지 정하는 것이 관건이다.

문신은 소통 수단으로 활용되어 온 역사만큼 치유 기능을 발휘한 역사도 깊다. 1991년 9월 19일 독일에서 온 등산객 두 명이 오스트리아와 이탈리아 국경을 가로질러 우뚝 솟은 외츠탈러 알프스산맥에 올랐다. 두 개의 산길이 교차하는 지점을 막 지나던 중 두 사람은 헐벗은 상태로 얼굴이 바닥 쪽을 향한 채 엎어져 딱딱하게 굳어 있는 사람을 발견했다. 다친 등산객인 줄 알고 얼른 다가가 보니 몸의 아래쪽 절반이 완전히 얼어 있었고 사실상 빙하 속에 몸이 아예 끼어 들어간 상태였다. 분명 아주 오랜 시간 그 상태로 머물렀으

피부는 인생이다

리라 짐작되는 모습이었다. 산비탈에 있던 이 꽁꽁 언 시신이 겨우 수습된 후 과학자들, 고고학자들의 분석이 실시되었고 그가 기원전 3300년경 죽은 사람이라는 결과가 나왔다.

유럽에서 가장 오래된 미라가 된 이 '얼음 인간 외치^Ötzi'는 지금까지 이 땅에 살았던 모든 인류를 통틀어 과학적으로 가장 속속들이 분석된 사람일 것이다. 이 미라는 역사가 기록되기 전 유럽의 모습을 들여다볼 수 있게 해 준 더없이 귀중한 타임캡슐이다. 야생 속에서 생활한 것이 분명해 보이는 외치가 어떻게 마흔다섯 살쯤 그토록 끔찍한 죽음을 맞이했는지를 두고 여러 가지 이론이 성립됐다. 수많은 과학자들이 신석기시대를 무대로 한 'CSI 과학수사대'를 방불케 하는 분석을 내놓았다. 그중 하나인 X선을 이용한 분석 결과에서 얼음 인간 외치가 머리에 큰 타격을 입었다는 사실과 함께 돌로 만든 화살촉이 어깨에 박혀 있다는 것이 밝혀졌다. 그가 싸워보지도 못하고 쓰러진 것은 아니라는 흥미로운 사실도 드러났다. 서로 다른 네 사람의 혈액이 검출되었기 때문이다. 하나는 외치가 입고 있던 코트에서, 다른 하나는 그의 단검에서 그리고 놀랍게도 다른 두 사람의 혈액은 외치가 가진 화살촉 중 하나에서 검출됐다. DNA 분석 결과 외치는 심장질환 발생률이 매우 높은 상태였고 유당 불내증이 있었으며 체내에 편충이라는 기생충이 있었다는 사실까지 확인됐다.

하지만 여러 가지 분석 결과 중 가장 놀라운 결과는 외치의 몸이 작은 문신들로 덮여 있었다는 사실이다. 2015년 다중 분광 영상 분석을 통해 외치의 피부에는 총 61개의 문신이 있었고 대부분 수평선이나 수직선, 작은 십자 모양이었다는 것이 밝혀졌다. 대부분의 문신은 피부를 날카로운 것으로 찌른 후 석탄을 문질러서 만든 것으로 추정됐다.[18] 일부러 새겨 넣은 것이 분명할 뿐만 아니라 특정한 목적이 있는 것으로 보였고 무엇보다 형태가 아름다웠다. 문신이 새겨진 위치도 그저 멋을 내기 위해 또는 문화적 이유로 만들어진 것이 아님을 시사했다. 외치의 발목과 손목, 무릎 관절에 거의 모든 문신이 밀집해 있었고 그가 관절통을 느꼈을 것이라고 짐작되는 허리 아래쪽에도 문신이 있었다. 다른 문신들도 침술의 경혈에 해당하는 위치에 새겨진 것으로 추정됐다. 실제로 외치의 문신 중 80퍼센트는 중국 정통 의학의 경혈점과 일치했다. 다시 말해 세계에서 가장 오래된 문신이 치료 목적으로 새겨졌을지도 모른다는 의미다.

얼음 인간 외치가 불운하게 생을 마감하고 5,000년 이상이 지난 후에도 여전히 세계 곳곳에서 치료를 위해 문신을 활용하는 사람들이 있다. 미국의 저명한 문신 인류학자인 라스 크루탁Lars Krutak은 알래스카주 본토 해안에서 떨어진 세인트로렌스섬의 유피젯Yupiget족 여성들을 찾아갔다. '피부 바느질'이라는, 듣기만 해도 고통이 느껴지는 행위를 보기 위해서였다. 크루탁이 '표피 자수'라고도 칭한 이 행위는 80대 또는 90대에 이른 유피젯 여성들이 염료가 입혀진 바늘로 피부를 꿰매는 방식으로 진행되며 악마의 영혼이 몸 안에 들어올 수 있는 통로를 막기 위한 목적에서 실시된다.[19, 20]

피부는 인생이다

내가 세상에 태어나 첫 몇 해를 살았던 동남아시아 보르네오섬 카얀족의 생활을 들여다보면 얼음 인간 외치가 경험했을 법한 상황을 목격할 수 있다. 카얀족 사람들은 몸 어딘가가 부러지거나 어딘가를 삐었을 때 관절 주변에 점 모양의 문신을 새긴다.[21] 다친 부위가 회복될 때까지 이런 치료가 반복되므로 발목 한쪽에 점이 여러 개 새겨진 부족민들이 많다. 외치도 한 곳에 여러 개의 문신이 있었을 가능성이 크다. 실제로 피부는 몸속에서 일어난 질병과 외부 위협 요소가 만나는 곳이므로 여러 문화권에서 내부를 낫게 하는 동시에 외부에서 쳐들어오려는 사악한 기운을 물리치는 용도로 문신을 활용해 온 것도 당연한 일일 것이다.

코펜하겐에서 사람들에게 문신을 새겨 주는 콜린 데일Colin Dale에게 관절염과 천식, 끊임없이 재발하는 두통 때문에 괴로워하던 사람이 손님으로 찾아왔다. 데일은 침술 전문가의 도움을 받아 외치의 몸에서 문신이 발견된 곳과 비슷한 위치에 작은 점 문신을 새기기로 결정했다. 손님이 앓던 증상이 완전히 다 사라지지는 않았지만 단 1년 만에 모든 증상이 크게 개선됐다. 인체 외부에 문신을 새기는 것이 내부에 생긴 병을 치유할 수 있는지는 아직 확실한 증거로 입증되지 않았으나 인류가 치료를 위해 피부에 문신을 새기거나 침을 놓는 방식을 선호했다는 사실은 분명 인상적이다. 현재까지 밝혀진 증거에 따르면 침술은 단기적으로 통증을 약화할 수 있다. 단, 그 효과가 침을 꽂는 위치에 좌우되지는 않는 것으로 나타났다. 이와 같은 효과가 피부를 찌를 때 발생하는 염증과 신경 자극 때문에 나타나는지 아니면 그저 속임약효과인지는 아직까지 밝혀지지 않았다.

뇌가 인체에 영향을 주면서 나타나는 속임약효과의 경우 치료에 중요한 의미가 부여될수록 효과도 더 크게 나타난다. 즉, 환자가 의사와 상담하게 한 뒤 속임약을 제공하면 그냥 속임약만 먹게 했을 때보다 증상이 개선될 가능성도 높아진다. 마찬가지로 알약의 크기도 작은 것보다는 큰 것을 속임약으로 썼을 때 효과가 좋고 정제를 제공하는 것보다 주사로 놓는 것이 더 큰 효과를 발휘한다. 그런 점에서 침을 놓을 때 침술사와 환자 간에 상당한 시간에 걸쳐 침습적이면서도 친근한 상호작용이 일어나는 점이 환자의 몸 상태와 함께 마음 상태를 개선하는 데 더 도움이 된다는 사실도 그리 놀랍지는 않다.

같은 맥락에서 문신 역시 비슷한 효과를 이끌어 낼 수 있다는 주장도 너무 멀리 나갔다고 할 수만은 없을 것이다. 우리는 문신이 새겨지는 과정에서 통증을 느끼지만 동시에 아드레날린과 엔도르핀도 분비된다. 문신이 자아상에 긍정적 영향을 주고 짧게는 몇 주, 일부 경우 평생 동안 자신감을 불어넣는다는 증거도 확인됐다. 앨라배마 대학교 연구진은 피부에 문신이 새겨질 때 발생하는 염증과 통증, 스트레스가 일시적으로 면역계의 방어능력을 약화해 감기에 걸릴 가능성이 높아진다고 밝혔다.[22] 그런데 놀라운 사실은 이 연구에서 문신을 반복해서 새기면 오히려 면역 기능이 증대되어 흔히 발생하는 감염을 더 쉽게 물리칠 수 있음이 증명된 것이다. 헬스

피부는 인생이다

장 이용권을 끊고 처음 운동을 하러 간 날 가장 무거운 역기를 들어 올리려고 애를 쓰면 몸에 어마어마한 스트레스가 부과된다. 그러나 같은 운동을 반복하면 무게가 점점 가볍게 느껴지고 몸은 더 튼튼해진다. 문신도 마찬가지인 셈이다.

게다가 문신 기술자들이 사용하는 진동식 바늘에 또 다른 효과도 따라오는 것으로 보인다. 문신에 따른 면역 기능 자극이 강력한 '보강' 효과로 이어진다는 사실이 밝혀진 것이다. 항원 보강제는 인체 면역반응을 증대하기 위해 고안된 분자로 우리가 팔에 맞는 백신에도 이 분자가 포함되어 있다. 독일 하이델베르크 대학교 연구진은 일반적으로 사용되는 일부 항원 보강제보다 문신이 DNA 백신 접종 시 나타나는 면역반응을 더욱 효과적으로 발생시킨다는 연구 결과를 발표했다.[23]

문신으로 건강에 영구적으로 유익한 효과를 얻을 수도 있다. 세심하게 새긴 문신이 눈에 띄는 피부 증상 개선에 도움이 될 수 있다는 뜻이다. 즉, 흉터나 백반증 때문에 색이 빠진 부위를 영원히 감추는 용도로 문신을 활용할 수 있으며 탈모가 일어난 경우 머리가 짧게 자란 것 같은 착시 효과도 발휘한다. 유방암으로 유방 절제술을 받은 환자들이 의료 목적으로 받는 문신 시술만큼 문신이 만들어 낼 수 있는 변화의 힘을 선명하게 보여 주는 사례도 없을 것이다. 젖꽃판처럼 보이는 문신을 새기던 정도에서 일반적 형태의 유방과 흡사한 문신을 새기는 경우가 점차 늘어나는 추세이며 유방 절제술로 남은 흉터 전체에 선명하고 생기가 넘치는 문신을 새기는 경우도 많아졌다.

하지만 문신이 늘 환영받는 것은 아니다. 특히 병든 사람, 죽은 사람을 상기시키는 문신은 더욱 그렇다. 유방암으로 방사선치료를 받는 여성들 중 많은 수가 광선이 닿을 피부의 위치를 표시하기 위해 점 문신을 받는데 그 흔적을 볼 때마다 암이 자동으로 떠올라 불쾌해하는 사람들이 많다. 런던에 위치한 왕립 마스덴 병원 연구진은 이처럼 의료 목적으로 피부를 착색시켜야 하는 여성들이 스스로 통제권을 가질 수 있는 기발한 해결책을 고안했다.[24] 연구진은 방사선치료를 받아야 하는 여성 환자들을 모집한 후 절반으로 나누고 한쪽은 일반적인 방식대로 광선이 닿을 위치를 문신으로 새기고 나머지 절반은 형광물질로 문신을 새기도록 했다. 1990년대 레이브 문화의 하나로 등장한 특수 형광 잉크로 문신을 새기면 평소에는 문신이 보이지 않다가 자외선과 만났을 때 그 형태가 나타난다. 이 '투명 문신'을 새긴 여성 환자들은 신체 자신감이 크게 향상되었고 일반적인 방식으로 문신을 새긴 사람들보다 스스로 신체를 통제할 수 있는 능력이 더 크다고 느끼는 것으로 확인됐다.

사회적 피부는 의학과 메시지 전달이 결합되는 장소이기도 하다. '의학적 경고' 문구를 문신으로 새기는 경우가 이에 해당된다. 실제로 나는 당뇨 증상의 하나인 당뇨성 혼수상태에 빠져 말로 의사 전달이 불가능해질 때를 대비하여 팔뚝이나 손목에 문신을 새기는 환자들을 많이 만났다. 의학적 경고용 문신은 유용하지만 조심

피부는 인생이다

스럽게 접근해야 한다. 냉전 시기에 미국 정부는 핵 공격을 받게 될 경우를 대비하여 시민 전체가 자신의 혈액형을 문신으로 새기도록 하는 방안을 고려했다. 걸어 다니는 혈액은행을 구축하려고 한 것이다.[25] 의사들이 문신된 혈액형을 믿고 생사를 가를 결정을 내릴 수는 없다고 주장함에 따라 계획은 실행에 옮겨지지 않았으나 유타 주와 인디애나주에서는 단기 프로그램으로 시행됐다.

2017년 마이애미 대학병원에는 한 70대 환자가 무의식 상태로 실려 왔다. 혈중알코올농도가 높고 상태가 빠른 속도로 악화되고 있었다.[26] 그런데 심전도검사ECG에 필요한 전극을 몸에 부착하려고 셔츠 단추를 연 의료진은 그의 가슴팍에 초록색 잉크로 새겨진 문구를 발견했다. '심폐소생술은 실시하지 마시오'라는 선명한 글귀 아래로 흐릿하게 서명도 보였다. 다른 가족과 전혀 연락이 닿지 않고 공식적으로 문서화된 근거도 더 이상 찾을 수가 없어 의료진은 윤리적인 딜레마에 부딪혔다. 결국 환자의 소망으로 추정되는 것을 그대로 존중한다는 결정이 내려졌고 그는 그날 밤 사망했다. 그가 바라는 것이 무엇인지 명확하게 그리고 영구적으로 새겨진 것이라고 해석할 수도 있지만 인간의 마음은 피부보다 훨씬 더 빨리 변한다는 사실도 고려해야 한다. 만약 이 환자가 심폐소생술이 꼭 필요할 경우 그냥 받는 쪽으로 마음이 바뀌었지만 문신 제거라는 고달픈 절차를 밟을 만한 시간이 없었거나 그럴 만한 에너지 혹은 경제적 여유가 없었다면? 장난삼아 혹은 만취 상태로 누군가와 내기를 하는 바람에 그런 문구를 새긴 것이라면? 영국을 포함한 일부 지역에서 심폐소생술 거부 요청은 본인의 서명과 증인 한 명의 동반 서명이 포함된 서면 문서가 있는 경우에만 인정하는 것도 이런 이유 때문이다. 인류의 의사소통 수단이 모두 그렇듯이 피부도 잘못된 정보를 전달하거나 불신을 유발할 수 있다.

생을 마감하기 위한 준비 단계의 일환으로 문신을 새기는 경우도 있다. 중세 시대에 성지를 탈환하기 위해 전쟁에 나선 유럽의 십자군들은 죽은 뒤에 기독교 방식대로 장례가 치러질 수 있도록 가슴에 큼직한 십자가를 문신으로 새겼다. 이제는 고인이 된 문신 아티스트 제스 메이스Jesse Mays는 노스캐롤라이나주의 미 해군기지 캠프 레준 근처에 작업실을 차리고 이 전통을 이어갔다. 이라크 전쟁과 아프가니스탄 전쟁이 진행 중이던 시기에 계급 고하를 막론하고 여러 군인들이 그곳을 찾아와서 '꼬리표'를 몸에 새겼다. 흉곽 위쪽 피부에 자신의 이름과 종교, 혈액형, 당뇨 등 의학적 건강 상태 등으로 구성된 영구적인 인식표를 남긴 것이다.

세상을 떠난 사람이 재가 되면 잉크가 되어 사랑하는 사람의 몸에서 살아간다는 이야기도 있다. 문신의 이런 영적인 의미는 살아 있다는 사실을 새삼 더 확실히 느끼게 하고 더 선명한 눈으로 죽음을 바라보게 한다.

인간은 왜 몸에 문신을 새길까? 태평양 지역에 사는 마오리족이나 에티오피아의 하마르족처럼 문신이 한 사회의 제도가 되어 사회적 결속과 소통의 수단이 되는 경우도 있다. 반면 현대사회의 '서

피부는 인생이다

구식' 문신은 개성과 반항의 상징으로 여겨진다. 과거에 기독교와 이슬람교, 유대교에서는 수백 년 동안 피부에 표식을 하는 행위를 엄격히 금지했다. 그러나 1769년 인데버호를 타고 뉴질랜드에 도착한 제임스 쿡 선장과 그 일행이 태평양 해안에서 자신들과 피부에 대한 이데올로기가 상반되는 사람들을 맞닥뜨린 순간 느낀 것처럼 피부를 소통의 수단으로 여기는 인류의 시각은 생각보다 더 비슷하다.

과학적 탐사를 위해 플리머스에서 출발한 HMS 인데버호에는 당시 거의 알려지지 않은 박물학자이자 식물학자인 조셉 뱅크스Joseph Banks도 타고 있었다. 이튼 학교 졸업생으로 자신만만한 귀족이던 그는 식물학을 전공했지만 그가 남긴 일기장에는 탐험에서 만난 사람들 이야기가 더 열정적으로 기록되어 있다(글 자체는 다소 엉성하지만). 인데버호로 탐험을 하던 시기에 뱅크스는 타히티섬에 배가 정박했던 일도 기록했다(서핑을 최초로 기록한 사람도 뱅크스였다). 그곳에서 뱅크스는 피부에 표식을 새겨 넣는 과정을 보고 깜짝 놀랐다고 밝히면서 '문신tottowing'이라는 표현을 처음 글로 남겼다. 이것이 폴리네시아어 'tatau'에서 비롯된 의성어라는 사실을 생각하면 타히티의 문신 아티스트가 대부분 상어 이빨이 박혀 있는 나무 빗으로 섬 주민의 피부를 찌르는 광경이 떠오른다. 뱅크스는 섬 주민 모두 몸에 문신이 있다는 사실과 함께 문신을 새기는 것은 집단적인 순응의 한 형태이기도 하지만 그에 못지않게 개성을 드러내는 수단이라는 사실을 깨달았다.

모두가 아마도 기분에 따라 혹은 삶에서 처한 상황에 따라 저마다 다른 부위에 그런 표시를 갖고 있었다.[27]

그리 오래지 않아 호기심 많은 유럽의 뱃사람들은 자기 몸에도 표식을 새겨 보고 싶다는 마음을 품기 시작했다. 곧 문신에 의미가 부여되고 문신은 자신이 이룬 성취와 이야기를 몸의 바깥 표면에 자랑스럽게 새기는 행위가 됐다. 대서양을 항해했다는 의미로 돛을, 적도를 통과했다는 의미로 거북이를, 총 5,000해리 이상 항해를 마쳤다는 의미로 제비를 새겨 넣었다. 유럽인들은 피부에 영적 의미와 미신적 의미로 표식을 새기는 문화까지 신속히 받아들였다. 발 한쪽에는 돼지를, 다른 한쪽에는 수탉을 새기면 익사하지 않는다고 믿었고 '꽉 잡아HOLD FAST'라는 문구를 양손 관절에 새겨 넣으면 항해 중 폭풍을 만났을 때 밧줄을 꽉 붙드는 데 도움이 된다고 믿었다.

그로부터 수백 년이 흐른 후 영국에서 문신이 가장 활발하게 이루어지는 곳인 버밍엄의 한 병원에서(사실 영국 자체가 세계에서 문신이 가장 많이 이루어지는 나라다) 나는 현대의 문신 기술이 통합되어 있는 듯한 환자와 만났다. 사회복지사로 일하는 이 중년 남성의 몸에는 제비와 돛이 모두 그려져 있었고 어깨에는 색이 칠해진 사자가 있었다. 심장 윗부분에는 딸의 이름이 새겨져 있었고 그 밖에 피부 곳곳이 여러 개의 켈트 십자가와 한자로 덮여 있었다.

현대의 문신은 전적으로 개인이 자유롭게 선택할 수 있는 것으

피부는 인생이다

로 보이고 어떤 면에서는 실제로 그렇다. 그러나 연구 결과들을 보면 문신의 디자인이 독특한 특징과 성격을 나타내는 상징처럼 보이지만 실제로 서구 사회에서는 많은 경우 개성보다는 인기 여부에 따라 선택되고 집단에 순응하기 위해 문신을 하는 사람들도 있음을 알 수 있다. "내 몸은 나의 일기장이고 내 문신은 나의 이야기다"라는 배우 조니 뎁Jonny Depp의 말은 개개인의 성취와 경험을 나타내는 마오리족의 타 모코 전통과 일치하지만 타 모코에는 이와 동시에 부족과 조상들에 대한 회고의 의미도 담겨 있다. 문신은 한 개인의 이야기이지만 다른 사람들이 봐 주기를 바라는 모습, 관심을 갖기를 바라는 모습이기도 하다.

인간을 가장 인간답게 하는 인체 장기는 역설적이게도 가장 개인적이기에 가장 사회적인 기관이 되었다. 인류가 자신의 몸에 어떤 상징과 아이디어를 물리적으로 나타낼 수 있는 방법을 의식적으로 마련해 왔다는 것은 너무나 놀라운 사실이다. 피부에 영원히 남을 의미를 새기면 피부는 우리가 누구인지, 어떤 존재가 되고 싶은지 나타내는 엄청난 힘을 갖는다. 인도 북동부에 사는 나가족 '호랑이 전사'를 만난 적이 있는데 그는 자신의 진짜 재산은 문신밖에 없으며 그 이유는 죽은 후에도 유일하게 함께할 것이기 때문이라고 이야기했다. 어디까지가 문신이고 어디서부터가 그 문신을 가진 사람일까? 외모에 변화를 시도하는 것은 곧 자연적으로 주어진 신체를 특정한 방식으로 초월하려는 노력이라 할 수 있다. 의복과 화장

으로는 더 이상 두각을 나타내기 힘든 천편일률적인 세상에서 문신
은 각자 생각하는 가장 이성적인 자아를 밖으로 드러내는 수단이
되고 있다.

# 9

# 피부가 일으킨 분열

## 질병, 인종, 성별

───────────

이런 꼴을 보이느니
그냥 안 보는 편이 낫습니다.

회선 사상충증(강변 실명증)에 걸린 남수단의 한 남성.
이 병에 걸리면 피부와 양쪽 눈이 모두 손상된다.

**The Remarkable
Life of the Skin**

An intimate journey
across our surface

진료실 선풍기는 이미 망가져 있었다. 하지만 극심한 무더위에도 탄자니아 병원에서는 규정상 몸에 잘 맞지도 않는 흰 가운을 벗을 수가 없었으니, 추운 날씨를 좋아하는 영국인이 아프리카에서 일을 시작한 날 최악의 조건은 다 갖추어진 기분이었다. 자그마한 진료실은 의약품 목록과 HIV 교육 자료가 엉성하게 걸린 코르크 알림판 외에는 휑하니 비어 있었다. 곁에는 내 선생님이자 통역관이 되어 줄 지역 의사 앨버트가 앉아 있었고 책상을 사이에 두고 다니가 마주 앉아 있었다. 머리를 푹 숙이고 신발만 뚫어져라 보는 다니는 그날 내가 만난 마지막 환자였다. 키도 얼굴 특징도 탄자니아에서 볼 수 있는 대부분의 젊은 청년들과 비슷했지만 백색증이 분명한 것 같았다. 하얗고 섬세한 피부는 거의 투명해 보일 정도였다. 머리에는 흐릿한 노란색 머리카락이 덮여 있었다. 백색증은 유전자 돌연변이로 발생하는 질병으로 탄자니아는 세계에서 백색증 발생률이 가장 높은 국가다. 돌연변이로 인해 피부의 검은색 색소인 멜라닌이 생성되지 않는 것이 원인이며 피부의 보호벽 역할을 하는 이 색소가 없는 백색증 환자들은 평생 동안 햇볕을 피하면서 살아야 하고 피부암 재발율도 높다. 나는 피부 확대경을 다니의 새하얀 피부에 대고 암의 징후가 나타나지 않는지 꼼꼼히 살펴보았다. 그런 징후가 발견되면 액체질소로 없애거나 수술을 받도록 다른 병원으로 보낼 예정이었다. 다니는 이전에 앓았던 암에 관한 내 질문에 대답은 했지만 별 관심은 없어 보였다. 상담이 진행될수록 다니가 백색증으로 인한 신체 증상에 대해서는 크게 염려하지 않는다는 것을 알 수 있었다. 다니의 이야기를 들어 보니 햇볕 때문에 고통스러운 것은 분명 사실이나 그가 다른 사람들에게 느끼는 두려움에 비하면 아무것도 아니라는 것이 서서히 드러났다.

다니는 어린 시절 마을에서 삼촌 손에 납치되어 죽임을 당할 뻔했다가 겨우 구출됐다. 그 이후로 백색증에 걸린 아이들을 주변 사람들에게서 보호하기 위해 격리된 장소에 세워진, 벽이 높다란 학교에서 평생을 살았다. 비교적 안전하게 생활할 수 있었던 학교를 떠나야 할 때가 되었지만 적대적인 세상에 나갈 엄두가 나지 않았다. 탄자니아에서는 오래전부터 백색증 환자들이 '제루$^{zeru}$'(스와힐리어로 '유령'이라는 뜻)나 '응구루웨$^{nguruwe}$'('돼지'라는 뜻)로 불렸지만 최근 들어 이들을 살해하거나 불구로 만드는 사건이 벌어지기 시작했다. 돈에 눈이 먼 주술사들과 시골 지역을 덮친 빈곤은 백색증 환자의 신체가 행운과 부, 정치적인 힘을 가져다준다는 믿음을 퍼뜨리는 데 큰 몫을 했다. 백색증 환자가 악마의 영혼이라거나 과거 유럽을 식민지로 지배했던 자들의 영혼이라고 믿는 사람도 있는가 하면 백인 남성과 부정한 관계로 엮인 여성들이 낳은 자식이라고 여겨지기도 한다. 백색증에 걸린 어린아이들의 망가진 팔과 다리가 어떤 병도 다 낫게 해 준다는 소문 때문에 엄청난 값에 팔리는 경우도 있

피부는 인생이다

다. 환자의 전신이 10만 달러에 판매될 정도이니 주술사들이 왜 살인을 저질러서라도 백색증 환자의 신체를 구하려고 하는지 그 속셈을 훤히 알 수 있다.[1]

백색증 환자는 멜라닌 결핍 때문에 어차피 수명이 짧다는 사실은 너무나 잔혹한 아이러니가 아닐 수 없다. 다니는 어린 소녀들, 여성들의 경우는 상황이 더 심각하다고 설명했다. 탄자니아 일부 시골 지역에서는 알비노 환자와 섹스를 하면 에이즈가 치유된다고 믿는다는 것이다. 이제 더 이상 목숨도 두렵지 않다고 이야기하는 다니는 아직 젊은 청년임에도 이 세상의 모든 것을 초월한 사람 같았다. 아프리카 동부 지역에서 백색증 환자들이 겪고 있는 고통스러운 상황은 새롭게 나타난 현상으로 서서히 번지는 인도주의적 위기의 하나로 자리 잡고 있다. 대략적인 추정이지만 2000년 이후 납치당해 살해된 백색증 환자 수는 100~200여 명에 이르는 것으로 보인다. 백색증 전문 치료 센터에서 함께 일한 아프리카 의사는 보이지 않는 곳에서, 가족들 내에서도 은밀한 살육이 이루어지고 있으니 실제 피해자 수는 훨씬 더 많을 것이라고 확신했다.

피부는 심장과 간처럼 실재하는 신체의 한 부분인 동시에 사회적 실체인 독특한 기관이다. 피부의 멜라닌 생산에 영향을 주는 단한 가지 유전자 돌연변이만으로도 한 사람의 인생이 망가지고 심지어 다른 이들의 손에 목숨을 잃는 일까지 벌어진다. 동아프리카의 백색증은 피부가 얼마나 쉽게 한 사람을 '다른 존재'로 정의할 수 있는지 보여 주는 동시에 문화와 민족성에 따라 그 특징이 공포를 유발하고 탐욕을 채우는 행위에 얼마나 큰 영향을 줄 수 있는지, 심지어 어느 시점에 그런 영향력을 발휘할 수 있는지도 무서울 만큼 뚜렷하게 보여 준다.

내가 사는 곳에서도 피부색이 너무 짙거나 밝아서가 아닌 너무 '다르다'는 이유로 사람들이 구분되는 경우를 종종 본다. 버밍엄에서 만난 어느 젊은 파키스탄 여성 환자는 백반증으로 얼굴에 하얀 반점이 있었다. 지금까지 병을 치료하려고 어떤 노력을 했는지 몇 분 정도 이야기를 나누던 중 환자가 갑자기 왈칵 울음을 터뜨리더니 아마 자신은 절대로 결혼을 하지 못할 거라며 계속 울먹였다. 몇 개월 후에도 그와 비슷하게 낙담한 여성 환자가 찾아왔다. 흑피증이라는 병 때문에 얼굴색이 짙어진 인도 여성이었다. 이 환자의 얼굴 전체에는 아주 진한 갈색을 띠는 점들이 대칭을 이루며 넓게 퍼져 있었다. 에스트로겐과 프로게스테론이 멜라닌세포를 자극해 멜라닌이 다량 만들어지면 이런 문제가 발생한다(두 호르몬 모두 임신 기간에 분비량이 늘어나는데 내가 만난 환자는 임신한 상태가 아니었다). 그래서 흑피증은 '임산부의 전형적인 얼굴'로도 불린다. 임신을 하면 인체가 피부의 엽산이 햇볕에 손상되지 않도록 스스로를 보호하기 위해 이 같은 변화를 일으킬 수 있다는 가설도 있다. 일반적으로 여성들의 피부색이 평생을 통틀어 가임 기간에 가장 짙어지는 이유와도 관련이 있는 설명이다. 내가 만났던 이 두 환자는 기본적으로 똑같이 옅은 갈색 피부였지만 한 명은 색이 옅어졌고 다른 한 명은 짙어졌다. 그리고 사회적으로 겪은 일은 동일했다.

피부는 인생이다

'흑인의 생명도 중요하다' '레드스킨 명칭 논란' '할리우드 화이트 워싱'까지 모두 단 1주일 사이 미국 주요 신문에 헤드라인으로 등장한 문구다. 피부색에 관한 논쟁과 담화는 그 어느 때보다 가열된 상황이다. 피부색에 영향을 주는 질병에 걸린 사람은 사회에서 배척당하고 있지만 인류 역사상 가장 큰 분열을 유발한 것은 태어날 때부터 정해진 자연적 피부색이다. 인체의 가장 바깥쪽, 단 1밀리미터 두께에 밀집되어 있는 멜라닌의 양 같은 사소한 요소가 어떻게 이토록 엄청난 상처와 고통을 유발할 수 있을까? 피부색은 대체로 피부에 존재하는 멜라닌의 종류와 농도에 따라 결정되며 앞서 chapter 3에서 살펴보았듯이 이런 특징 때문에 피부는 우리 몸을 지키는 요새이자 공장 기능을 수행할 수 있다. 문어처럼 생긴 멜라닌세포는 멜라닌이라는 짙은 색소를 만들어서 우리를 UVB로부터 보호한다. 동시에 피부는 동일한 광선을 열렬히 받아들여서 비타민 D 전구체가 분해되어 활성비타민 D가 생성되는 일종의 도마 같은 기능도 수행한다. 인류가 덥고 해가 쨍쨍한 아프리카에서 중동으로 주거지를 옮기기 시작하면서 피부에서는 위태로운 줄타기가 시작됐다. 햇볕에 덜 노출되는 곳에 사는데 멜라닌이 너무 많으면 비타민 D가 결핍되고 햇살이 강한 기후에 살면서 멜라닌이 너무 적으면 피부의 DNA가 손상될 뿐만 아니라 건강한 자손을 낳으려면 반드시 필요한 엽산의 체내 농도가 감소한다.[2] 수천 년에 걸친 이주와 적응 과정을 거치면서 적도와 먼 곳, 자외선이 적은 지역으로 간 인류는 피부색이 점차 옅어지기 시작했다. 타고난 피부색소의 양 차이가 표시된 세계지도는 미국항공우주국NASA이 위성으로 촬영한 지구의 자외선 노출 농도를 나타낸 지도와 거의 완벽하게 일치한다. 이런 규칙을 벗어나는 놀라운 사례가 있다. 바로 적도와 굉장히 멀리 떨어진 곳에 사는 이누이트의 피부색이 짙다는 것인데, 사실 따지고 보면 예외가 아니라 그 이론을 뒷받침하는 더욱 확실한 근거임을 알 수 있다. 이누이트의 피부색은 생선과 고래 지방을 다량 섭취하는 식습관 때문에 체내 비타민 D 농도가 피부로 흡수되는 불충분한 양을 다 상쇄할 만큼 높아서 나타나는 특징일 가능성이 매우 크다. 이로 인해 이누이트의 피부는 여름철에 피부가 극히 오랜 시간 적외선에 노출되더라도(쌓인 눈 때문에 노출량은 더욱 늘어난다) 충분히 피부를 보호할 수 있다.

인류가 주거지를 옮기면서 멜라닌 농도도 세밀하게 변화한 결과 피부색에서는 놀라울 만큼 독특한 차이가 나타난다. 이토록 방대한 인체의 피부색 범위는 다양한 종류의 여러 유전자가 각기 다른 종류의 멜라닌을 조절하면서 나온 결과물이다. 피부색이 옅은 사람의 몸에서는 적황색을 띠는 '페오멜라닌'이 더 많이 만들어지고(입술과 유두, 붉은색 머리카락 색깔) 피부색이 짙은 사람의 몸에서는 흑갈색 '유멜라닌'이 더 많이 생성된다. 멜라닌세포를 감싸고 있는 멜라노코르틴 1 수용체MC1R라는 아주 작은 분자가 활성화되면 멜라닌세포의 페오멜라닌 생성량이 줄고 대신 유멜라닌 생산량이 늘어난다. 빨간 머리에 하얀 피부, 주근깨가 한꺼번에 나타나는 사람들은 대부분 MC1R 수용체에 돌연변이가 발생하여 제 기능을 하지 못한다.

피부는 인생이다

유럽 북부로 이동한 사람들 가운에 이 돌연변이가 발생한 사람들은 자외선이 적은 지역에 유리한 특징을 지니게 되었고 오늘날까지도 켈트족 후손들을 비롯해 해당 지역에서 그와 같은 특징이 나타나는 사람들을 흔히 볼 수 있다.

그러나 아무리 피부의 적응 능력이 뛰어나더라도 세계화 속도를 따라잡을 정도는 아니다. 오늘날에는 단 몇 시간이면 이동할 수 있는 거리를 인체 피부가 적응하려면 수백 년이 걸린다. 최근 역사를 되짚어 보면 피부색이 옅은 유럽인들이 자외선이 강한 지역(호주 등)으로 주거지를 옮기거나 해가 쨍쨍한 국가를 자주 방문하는 경우 피부암 발생 위험이 크게 높아진다는 점을 알 수 있다. 마찬가지로 피부색이 짙은 사람이 위도가 더 높은 북쪽으로 이동하면 비타민 D 결핍으로 골다공증과 근육 약화, 우울증에 시달릴 가능성이 높다. 대서양을 넘나든 노예 거래로 1,200만 명가량의 아프리카인들이 북미 대륙으로 강제 이주한 사례가 가장 잘 알려진 이동 사례일 것이다. 인간에게 가장 핵심이 되는 사회적 기관인 피부는 인간성의 가장 최악인 측면을 드러내고 그로 인해 역사에 남은 흉터도 고스란히 간직하고 있다. 피부는 내적 존재와 바깥세상을 분리하는 울타리가 되어 우리 자신을 정의하고 타인은 들어오지 못하도록 막는 기능을 수행한다. 이런 기능은 피부를 사회적 무기로 만들었고 인류를 괴롭힌 두 가지 강력한 힘에 이용됐다. 바로 정체성을 찾고자 하는 열망과 힘을 얻으려는 욕망이다.

나는 누구인가? 나는 왜 존재하는가? 이 세상에서 내게 어울리는 곳은 어디인가? 우리가 스스로의 존재를 인지하는 가장 기본적인 방법은 다른 존재, 다른 사람을 인식하고 그들이 우리에게 어떻게 반응하는지 인지하는 것이다. 우리 '자신'을 정의하기 위해서는 '다른 존재'를 정의해야 한다는 의미이기도 하다. 헤겔과 후설 등 독일의 여러 철학자들은 인간의 의식과 외부 세계에 대한 인간 인식의 관계를 이해하고 설명하는 데 일생을 바쳤다. 이들의 연구는 자기 인식이 발달하면서 타인을 나와 다른 존재로 정의하는 과정인 '타자화'의 개념을 탄생시켰다. 이 개념은 그룹 단위로도 똑같이 적용된다. 정보를 처리할 때 복잡한 현실을 일일이 고려하기보다 명확히 구분된 항목에 따라 처리하는 편이 훨씬 더 수월하다. 그래서 우리는 우리 자신에 대한 개념을 발전시키고 때로는 농담으로, 때로는 모욕적으로 '타인'을 쉽게, 부정적으로 정형화한다.

폴란드 사회학자 지그문트 바우만Zygmunt Bauman은 이런 그룹 정체성이 분류 항목이 아닌 동물과 인간, 낯선 사람과 동족, 그들과 우리처럼 이분법적 형태로도 나타난다고 주장했다. 유대인 출신인 그의 가족 전체가 경험한 나치의 집단 학살도 이런 주장에 큰 영향을 주었을 것이다.[3] 실제로 다른 부족, 다른 국가를 향한 적개심은 태초부터 드러난 인류의 특징이다. 유대인이 아닌 자들과 자신들을 구분했던 유대인들, 자신들은 미개인과 다르다고 보았던 그리스인들도 그런 예에 해당된다. 그러나 피부색이 핵심 기준이 되는 '색 차별주의'가 가속화된 시기는 16세기와 17세기였다. 유럽 대항해시대

피부는 인생이다

였던 이 시기에 지구 곳곳에서 갓 생겨난 제국들과 한창 진행된 노예무역은 인종차별을 정당화하려는 가짜 과학과 분류학에서 원동력을 얻었다. 관상학(영어에서 관상학을 뜻하는 'physiognomy'는 '타고난 것에 관한 평가'를 의미한다. 현재는 전혀 신빙성이 없다고 여겨진다)에서는 신체의 특징으로 내면의 특징을 찾아낼 수 있다고 주장했다. 그러니 현대에 실시된 피부색 유전학 연구 결과를 통해 모든 인간은 모두 생물학적으로 동일한 한 가지 인종에 속한다는 과학계와 인류학계의 공통 의견이 확인되었다는 사실은 참 아이러니하다.[4] 2017년 실시된 한 연구에서는 피부색을 옅게 하거나 짙게 만드는 다양한 유전자 변이가 발견되었는데 그중 여덟 가지는 전 세계에 분포되어 있고 서로 조상이 다른 인구 집단 간에도 불균일하게 동일한 변이가 나타난다는 사실이 확인됐다. 이는 아프리카 종족마다 피부색이 각양각색인 이유를 설명해 준다.[5] 인류가 여러 지역으로 사는 곳을 옮기면서 이런 유전자가 서로 교차하고 혼합되어 지리적으로 동일한 지역과 같은 인종 집단 속에서도 피부색이 크게 다양해진 결과다. 따라서 피부가 조상의 특징을 그대로 나타낸다거나 생물학적 인종이 존재한다는 근거 없는 주장은 더욱 힘을 잃게 됐다. 남아프리카공화국이 인종차별정책(영어로는 아파르트헤이트apartheid로도 불리며 '분리한다' '격리한다'는 의미가 담겨 있다)에서 벗어나 1994년 처음으로 민주 선거를 치렀을 때 데스몬드 투투Desmond Tutu는 자국을 '무지개 국가'라고 표현했다. 우리 몸의 한 부분을 이루는 피부의 생물학적 특성은 사회적 피부가 된다. 그런 의미에서 성공회 대주교인 그가 하고자

했던 말, 즉 개개인의 유전학적 다양성을 존중하되 인류는 하나라는 사실도 존중하자는 말을 되새기게 된다.

사람을 분리하는 피부의 힘은 색깔에만 국한되지 않고 훨씬 더 깊은 곳까지 발휘된다. 중세 유럽에서는 피부질환이 영양 결핍에 시달리는 가난한 계층의 특징으로 희화화되어 과도할 정도의 영양 공급으로 혈색이 좋은 엘리트 계층과 대조됐다. 18세기 후반이 되고 산업도시가 새로 생겨나 인구가 몰리기 시작하자 피부는 중산층 사이에서 건강과 사회적 지위를 나타내는 전투장이 됐다. 중세 역사가인 리처드 바넷Richard Barnett은 산업혁명 시기에 '높은 깃과 긴 스커트는 부르주아의 검소함 외에 더 많은 것을 감추는 기능을 했다'고 주장했다. 내적 결함을 감추고 싶은 심정이 그런 형태로 드러났다는 뜻이다. 당시 사람들이 겪은 '가려움증'은 18세기 영국에서 흔하디흔한 문제였던 옴이 원인인 경우가 대부분이었는데 이는 가난뿐만 아니라 윤리적으로도 문제가 있다는 징후로 여겨졌다.[6] 이런 인식이 이미 역사 너머로 사라진 것만은 아니다. 나는 어느 중산층 중년 여성 환자에게 옴에 걸렸다는 진단을 내린 후 "'너무나' 수치스러운 일이군요. 전 이런 병에 안 걸릴 줄 알았어요"라는 반응을 들은 적이 있다.

피부가 청결성의 척도이자 계급을 나타내는 캔버스가 된 것은 비교적 최근에 일어난 사회적 발전의 결과이지만(서양의 경우 대략 300년 정도 전부터 시작된 일이다), 인간의 피부는 아주 오래전부터 늘 병이 옮는 데 대한 엄청난 두려움을 안겨 주었다. 인류의 가장 오랜 적으로 꼽히는 천연두만큼 이 특징을 잘 보여 주는 병도 없을 것이다. 크게 두드러지는 특성은 없는, 벽돌처럼 생긴 '두창'이라는 바이러스 감염으로 발생하는 천연두는 인류 역사에 상상할 수 없을 만큼 어마어마한 규모의 죽음을 몰고 왔다. 두창 바이러스에 감염되면 처음에는 혀에 아주 작고 빨간 점이 나타나고 곧 열이 나기 시작하다가 머리를 쪼개는 것처럼 극심한 두통과 구역질 증상이 따른다. 24시간 내에 온몸에 발진이 번지는데 납작하던 형태가 점점 부풀어 올라 가운데가 '배꼽처럼' 푹 들어간 특유의 형태로 바뀐다. 이 불룩한 병소가 터지기 시작한 후부터 1주일 동안 환자와 잠시만 접촉해도 죽음의 병이 옮게 된다.

스페인 정착민들이 유럽에서 가져온 천연두가 전혀 대비가 되어 있지 않은 신세계로 유입되자 아메리카 대륙 일부 지역에서는 원주민 인구의 무려 90퍼센트가 목숨을 잃었다. 기근과 전쟁에 따른 사망률을 합친 것보다도 훨씬 더 큰 규모였다. 천연두에 걸렸지만 살아남은 사람들의 몸에는 가운데가 비어 있는 특유의 물집 자국이 선명하게 드러나는 흉측한 흉터가 영원히 남았다. 천연두는 대상을 가리지 않았다. 혹은 그런 것처럼 보였다. 그런데 유럽 전체가 천연두로 몸살을 앓던 1796년 주관이 뚜렷했던 유능한 의사 에드워드 제너Edward Jenner는 영국 글로스터셔의 시골구석에서 흥미로운 특징을 발견했다. 소젖을 짜는 하녀들은 하나같이 피부가 곱고 티 없이 맑다는 것이 지역 주민들 사이에서 당연시된다는 사실이었다. 제너는 직접 시골길을 걸어 다니며 농장과 밭, 마을 곳곳을 둘러본 후 천연두 발진이 남긴 흉터가 없는 사람들은 소젖 짜는 하녀들이 유일하다는 사실을 확인했다. 그 사람들의 피부는 분명 남달랐다. 오랜 숙고 끝에 제너는 소들이 걸리는 천연두의 일종이지만 증상은 천연두보다 약한 우두에 인체가 감염되면 천연두에 면역력이 생긴다는 가설을 세웠다.[7] 그리고 이 가설을 확인하기 위해 우두에 걸린 소젖 짜는 하녀 사라 넬메스Sarah Nelmes의 고름을 채취한 후 이를 같은 마을에 사는 제임스 핍스James Phipps라는 소년의 팔에 접종했다. 며칠 후에는 천연두 감염자의 피부에서 채취한 물질도 핍스에게 주사했는데 소년은 천연두에 걸리지 않았다. 주민들 사이에 '맑은 피부'의 비결로 떠돌던 이야기에서 시작된 '유레카'의 순간은 세계 최초의 백신 개발로 이어졌다(영어에서 백신vaccine은 '소'를 뜻하는 라틴어 'vaccus'에서 유래했다).[8] 제너의 발견은 역사상 그 어떤 과학자들보다도 많은 생명을 살렸다. 하지만 몸에 얼룩덜룩한 흔적을 남기는 천연두라는 괴물을 없애기까지는 오랜 시간이 걸렸다. 20세기에만 천연두로 숨진 인구가 4억 명에 이른다고 알려져 있다. 1978년 나타난 마지막 희생자는 의학 전문 사진작가 자넷 파커Janet Parker였다. 버밍엄 의과대학의 해부학과에서 일하던 자넷은(내가 의대 시절에 해부학 강의를 들었던 곳이기도 하다) 바로 아래층에서 연구 목적으로 배양된 두창 바이러스에 노출됐다. 이 사건을 계기로 미국과 러시아의 연구소 각각 한 곳을 제외하고 전 세계에서 비축된 균을 전부 없애는 조치가 이루어졌다. 계속 보존되고 있는 이 붉은 전염병의 원인균이 언제 생물전에 사용될지 모른다는 루머와 공포가 생겨난 것도

피부는 인생이다

당연한 일이다.

천연두가 무서운 병인 이유는 전염성이 있고 대부분 목숨을 잃기 때문이지만 꼭 생명을 위협하지 않더라도 피부를 변형시키는 수많은 피부질환들 역시 두려움의 대상이다. 남수단 지역은 마침내 독립을 일궈 냈지만 2년 뒤인 2011년 내전과 종족 간 폭력 사태가 일어났다. 당시 나는 동아프리카에 머물던 중 세계에서 가장 역사가 짧은 신생국가인 남수단공화국을 떠나 난민이 된 엘리야라는 젊은 의사와 만났다. 그는 떠나온 고국의 시골 지역에 끔찍한 피부 전염병이 돌고 있다고 전했다. "마을은 민족 갈등으로 분열되고 회선 사상충증 때문에 가족들까지 분열되고 있어요."

'강변 실명증'으로도 불리는 회선 사상충증은 앞서 chapter 2에서도 설명했듯이 먹파리의 타액에 서식하는 기생충 감염이 원인이다. 인체에 감염되면 예방이 가능한 실명을 유발하고 극심한 가려움과 함께 피부가 변형된다. 엘리야는 자신이 치료했던 환자 중에는 실명보다 피부 증상을 더 심각하게 받아들이는 사람이 많았고 '이런 모습으로 살 바엔 눈이 안 보이는 편이 낫겠다'는 말도 들은 적이 있다고 이야기했다. 회선 사상충증 환자들은 형용할 수 없는 지독한 가려움을 견디지 못해 피부가 사회적 관계를 망가뜨리는 수준으로 변형될 때까지 피부를 긁어 댄다. 게다가 색소가 소실되면서 반점이 수두룩하게 생겨 주민들이 '표범 피부'라 부르는 상태가 되거나 '도마뱀 피부'로 불리는 쭈글쭈글하고 축 처진 부위가 생긴다. 혹은 피부가 두꺼워져서 '코끼리 피부'가 되기도 한다. 이는 결코 사소하게 넘길 수 있는 일이 아니다. 오지에서는 이처럼 동물과 흡사한 외관을 가진 것이 저주로 여겨지고 가족과 공동체에서 축출되는 원인이 된다. 인간에게 동물의 특성을 부여하는 것은 '동물화'로 불리지만 이것이 인간성 말살로 이어진다면 '짐승화'라고 부르는 것이 더 적절할지도 모른다. 실제로 인류 역사에서 피부 때문에 특정 그룹의 인간성을 인정하지 않고 제거한 사례를 다수 확인할 수 있다. 1930년대 유대인들은 피부가 '유대인 옴Judenkrätze'이라는 근거 없는 병에 걸렸다고 여겨졌고 나치 포스터에는 얼굴이 과장된 형태로 묘사되거나 여기저기 방황하는 쥐의 모습으로 그려졌다. 나치가 대량 학살을 의미하는 '최종 해결'이라는 비인간적 계획을 실행하기 위해 동쪽으로 보낸 군 병력이 의무적으로 보게 한 영화〈영원한 유대인〉에는 다음과 같은 문구가 나온다. "쥐는 동물계의 해충이고, 유대인은 인류의 해충이다."

많은 사회가 오래전부터 남성과 여성의 가장 이상적인 모습을 구분해 왔다. 피부는 성별을 정의하는 가장 강력한 기준이자 구분선으로 작용해 왔으나 그런 사실은 간과되기 일쑤다. 실제로 수많은 문화권에서 색이 환하고 섬세한 피부가 여성성의 상징으로 여겨지고 투명한 피부는 개방성, 순수함, 신실함으로 해석된다. 반면 남성의 피부는 거무스름하고 탄탄한 무기와 같은 특성이 가장 적합하다고 여겨지는 경우가 많다. 이런 차이는 사회가 피부에 어떤 가치를 부여하는지 명확히 드러내고 '과연 생물학적 관점에서도 소망하

피부는 인생이다

는 목표로 작용하는가' 하는 흥미로운 의문이 들게 한다. 모든 인종에서 대체로 여성은 피부색이 남성보다 더 옅다. 남성보다 비타민 D 보유량이 많고 출산 시 필요한 칼슘의 양도 더 많기 때문이다. 남성은 테스토스테론 농도가 여성보다 높아서 피부가 약 25퍼센트 더 두껍고 특히 표피의 가장 바깥층 두께가 깊어서 전체적으로 더 탄탄해 보인다. 또한 남성은 진피의 콜라겐 밀도가 여성보다 높고 나이가 들면서 소실되는 속도도 여성보다 느리다. 이런 특징을 생각하면 왜 그런데도 남성의 피부가 여성보다 더 천천히 노화하지는 않는지 궁금해진다. 명확한 답은 밝혀지지 않았으나 일반적으로 남성들은 살면서 별다른 보호 수단 없이 피부를 햇볕에 그대로 노출시키는 경우가 많고 이것이 피부 노화에 유리하게 작용할 수 있는 특징을 상쇄한다고 알려져 있다.[9]

전설에 등장하는 남성 전사들은 생물학적 수준을 넘어 형이상학적 수준으로 피부를 더욱 탄탄하게 만들어서 말 그대로 무엇도 뚫을 수 없는 갑옷처럼 활용한다. 그리스 영웅 아킬레스는 어릴 때 스틱스강에 담가졌고 독일 전설 속 전사 지크프리트는 용의 피에 몸이 담가지는 훨씬 더 극적인 경험을 했다고 전해진다. 일종의 세례 의식을 통해 신화 속 인물들의 피부는 어떤 무기로도 뚫을 수 없는 갑옷이 된다. 하지만 강물에 닿지 않은 아킬레스의 발뒤꿈치와 용의 피가 닿지 않은 지크프리트의 양쪽 어깨 사이 아주 작은 피부가 두 전사를 무너뜨린 약점이 됐다. 천하무적 영웅들에게도 피부는 가장 취약하고 가장 인간다운 기관인 셈이다.

충분히 예상되는 일이지만 지나온 역사에서 성별의 구분은 전통 문화와 의문스러운 과학에 의해 계속 확장되고 과장되고 이용됐다. 대니얼 터너Daniel Turner의 1714년 저서 『피부의 병에 관하여: 피부에 발생하는 병에 관한 논문De Morbis Cutaneis: A Treatise of Diseases Incident to the Skin』은 영국에서 최초로 완성된 피부과학 교과서다. 터너 박사는 이 책에서 임신한 여성의 '상상'이 배 속 태아의 피부에 흔적을 남길 수 있다고 주장했다.[10] (이제는 완전히 틀린 이론임이 드러난) 이 '모성 영향 론'에는 엄마가 무언가에 놀라 갑자기 겁에 사로잡히면 문제의 대상이 엄마가 느낀 감정을 통해 아직 태어나지 않은 아이에게 각인 된다는, 과거 널리 인정되던 관점이 반영되어 있다. 다행히 현대에 들어서는 유전학 덕분에 등에 있는 털이 난 점이 엄마가 임신 기간에 곰에게 쫓긴 흔적이 아니라고 확실하게 말할 수 있게 됐다. 그럼에도 이 역사는 여전히 남아서 독일어와 네덜란드어에서 각각 '점'을 의미하는 단어 'muttermal' 'moedervlekken'은 모두 '엄마의 점'을 뜻한다.

그렇다면 점은 무엇일까? 그 밖에 태어나면서부터 몸에 있는 흔적들은? 크기도, 색깔도 다양한 점들은 모두 피부를 구성하는 여러 요소들이 과잉 증식한 결과이며 인체에 해롭지 않다. 대체로 (멜라닌 세포에 의해) 색이 나타나거나 혈관 형태를 띤다(혈관에서 시작된 경우). 보통 '점'이라고 불리는 것은(공식 명칭인 '멜라닌세포 모반'보다 부르기 쉬운 명칭이다) 진한 갈색부터 검은색 사이에서 다양한 색을 띤다. 이런 점은 임신 5주 차부터 25주 차 사이에 태아의 유전자에서 국소적으

피부는 인생이다

로 작은 규모로 일어난 돌연변이에 의해 생긴다. 돌연변이의 발생 시점이 이를수록 점의 크기가 커진다. 점은 평생을 함께하지만 태어날 때부터 있던 모든 모반이 그런 것은 아니다. 보통 아기의 등과 엉덩이에 나타나는 넓적하고 푸르스름한 '몽고반점'은 거의 대부분 사춘기쯤에 사라진다. 몽고반점이라는 이름을 처음 지은 사람은 19세기 말 일본 황실 의사였던 독일인 어윈 발츠<sup>Erwin Bälz</sup>로 그는 이런 형태의 점이 아시아와 오세아니아, 라틴아메리카 전역에서 흔히 나타난다는 사실을 모르고 몽골 환자들에게만 발생하는 현상으로 잘못 이해했다. 몽고반점은 배아 형성기에 멜라닌세포가 표피로 향하다가 목적지에 이르지 못하고 진피 하부에 그대로 머무를 때 생성된다. 우리 눈에는 표피 아래에 거의 투명한 형태로 드러나며 호기심이 들 만큼 오묘한 푸른빛을 띤다. 몽고반점은 피부 표면의 융기나 함몰 없이 색깔만 변하는 점을 가리키는 '반점'으로 분류된다. '밀크커피색 반점'도 반점의 하나인데 이름처럼 밀크커피색을 띠는 이 반점은 무해하지만 종양이 신경을 따라 발생하는 신경섬유종증 같은 유전질환의 징후가 되는 경우도 많다.

  선천적으로 나타나는 혈관성 모반의 경우, 나는 신생아 병동에 갈 일이 별로 없음에도 목 뒷부분에 분홍색 점이 선명하게 보이는 아기를 거의 매번 보게 된다. 조산사들이 편하게 '황새가 물고 온 자국'이라고 시적으로 표현하기도 하는 '화염상 모반'은 백인 피부에 흔히 발생하며 보통 일시적으로 나타났다가 사라진다. 딸기 혈관종으로도 알려진 '영아 혈관종'도 유아기에 흔히 나타나는 무해한 혈관성 모반의 하나다. 아기가 자라면서 색이 선명해지고 경우에 따라서는 크기도 함께 커지기도 해 놀라지만 대부분 두드러지는 흔적 없이 사라진다. 이런 혈관종이 확장되거나 사그라지는 원인은 과학계에서도 아직까지 수수께끼로 남아 있다.

눈에 띄는 반점 중에는 물론 이렇게 사라지지 않는 종류도 있고 어느 부위에 생기느냐에 따라 그리고 개개인에 따라 시간이 갈수록 정신적, 사회적 결과를 초래할 수 있는 것도 있다. '포도주색 반점'은 혈관의 수축과 팽창을 통제하는 혈관이 국지적으로 소실되어 혈관이 영구적으로 팽창되고 혈액이 고이며 나타난다고 여겨진다. 먼 옛날부터, 소용돌이치는 형태를 보이기도 하는 이런 반점이 아이 몸에 생기면 비난의 화살은 아이 엄마에게 돌아갔을 뿐만 아니라 점이 생겨난 사람의 순수함이나 성격과도 관련이 있다고 여겨지는 등 점을 가진 사람이 아닌 보는 사람들의 시각이 훨씬 더 많이 개입된 다양한 해석이 등장했다. 세일럼 마녀재판에서는 피부에 특정한 점이 있는 여성들이 악마와 연관되어 있다고 여겨져 마녀로 낙인찍혀 처형당했다. 이후 18세기에는 애교점이 유행하는 알 수 없는 현상도 일어났다.[11] 애교점은 피부가 유독 뽀얗다는 사실이 강조되는 효과가 있고 마맛자국을 가리는 용도로도 활용되었을 것이다. 하지만 어째서 매력의 요소로 여겨졌는지는 미스터리로 남아 있다. UCL의 예술사가 카렌 헌Karen Hearn은 애교점을 바라보는 시각은 고대 관점이 되살아난 것이라고 주장한다. "비너스 여신에게 점이 있었다고 합니다. 완벽한 몸이 이 아주 작은 결점으로 더욱더 아름답게 여겨

피부는 인생이다

졌다고 하죠."[12] 고대 일부 문화권에서는 피부 반점으로 그 사람의 성격을 추정하는 수준을 넘어 '점 해석학'까지 등장했다. 이제는 사라졌지만 비과학적이라는 점에서 손금 읽기와 크게 다르지 않았다.

인체의 가장 거대한 생식기관이기도 한 피부는 무엇이든 판단하고 구분하려는 사회 분위기 속에서 추문을 일으키는 수단으로 빈번히 이용된다. 이탈리아인들은 피부질환을 '프랑스 병'이라고 하고 프랑스인들은 '이탈리아 병', 러시아인들은 '폴란드 병'으로 칭한다. 그리고 터키인들은 '기독교 병'이라고 부른다. 1495년 프랑스군이 이탈리아 도시 나폴리를 점령했을 때 난데없이 프랑스 군인들과 스페인에서 데려온 용병들 몸에 둥글고 납작한 농포가 생기기 시작했다. 나중에는 농포에서 지독한 악취와 함께 고름이 흘러나오고 그 부위의 피부가 떨어져 나갔다. 영어에서는 천연두smallpox와 구분하기 위해 'great pox'로도 불렸지만 '매독'으로 가장 널리 알려진 병이 유럽에 당도한 것이었다. 1492년 크리스토퍼 콜럼버스Christopher columbus가 신세계를 발견하고 돌아오면서 아메리카인들 사이에 발생한 매독이 유럽 대륙으로 묻어 왔다고 보는 이론도 있다. '콜럼버스의 거래'가 이루어진 초기에 각종 물건과 아이디어, 질병이 대서양을 넘어 교류되었고 이 과정에서 아메리카 대륙은 작다는 의미가 담긴 'smallpox'라는 명칭과는 달리 너무나 치명적인 병을 얻었다는 사실을 생각하면 유럽에 매독이 전해진 것은 그에 비해 큰일은 아니었는지도 모른다. 그러나 얼마 지나지 않아 유럽인들은 매독이 섹스와 관련이 있다는 사실을 명확히 알아냈고 그에 따른 온갖 끔찍한 오명이 생겨났다.

또 하나의 극단적인 사회적 질환으로 꼽히는 에이즈는 일정한 패턴이 없고 예측할 수 없지만 매독은 피부에 뚜렷한 흔적을 남기며 상대적으로 예측 가능한 흐름으로 진행된다. 추악하다고 여겨지는 이 질병은 '나선상 세균'의 일종답게 나선 모양으로 생긴 매독균 Treponema pallidum에 의해 발생한다. 학창 시절에 먹는 것을 워낙 좋아해서 모든 세균을 음식에 비유하던 한 교수님은 몸을 휘감은 뱀처럼 생긴 이 균을 두고 둥글게 꼬인 감자튀김 같다고도 설명했다. 매독균은 숙주 내부에서만 생존이 가능한 절대기생체에 속한다. 그리고 성적 접촉이나 피부에 생긴 개방형 병소가 직접 닿는 두 가지 경로를 통해서만 새로운 숙주로 옮겨 갈 수 있다.

이 뱀처럼 생긴 균 한두 마리가 어느 여성에게 감염되어 질 속에 살다가 한 남성의 성기를 새로운 터전으로 삼았다고 가정해 보자. 섹스 후 몇 주가 지나면 성기와 처음 접촉한 지점을 집으로 삼아 그 부위의 조직을 파괴하고 굳은 궤양으로 불리는 작은 궤양을 발생시킨다. 통증은 없지만 중앙이 푹 파이고 가장자리에는 액체가 채워지는 이곳에서 그야말로 뱀 구덩이처럼 균의 개체 수가 점차 늘어난다. 감염이 발생한 지점에 'X 표시'라도 하는 것처럼 감염 초기에 나타나는 이 증상은 보통 한두 달 사이에 사라진다. 아무런 통증도 동반하지 않는 '1기 매독' 단계에서는 감염 사실이 공개적으로 드러나지 않는다. 실체는 그로부터 수개월이 지난 후에야 마침내 나타

피부는 인생이다

난다. 처음 자리 잡은 둥지였던 성기 끄트머리를 떠난 매독균은 숙
주의 림프계에 침입하고 최종적으로 혈류로 들어간다. 이후 진피의
혈관 내벽에 염증을 일으켜 전신 발진을 일으키는 '2기 매독'이 시
작된다. 이 단계가 되면 가려움증은 동반하지 않는 납작하거나 솟
아오른 형태의 벌건 반점이 몸통에 나타나며 팔, 다리와 손바닥까
지 번진다. 순결을 지켜야 하는 사제들, 정숙한 여성들(심지어 교황도
예외가 아니다) 모두 몸의 표면에 비밀이 그렇게 불쑥 드러났다. 선명
하게 도드라지는 이 반점은 누가 봐도 알아볼 수 있는 형태로 나타
난다. 그러다 일순간 정적이 찾아온다. 증상은 사라지고 잠복기가
시작된다. 이 시기 매독균은 체내 장기의 작은 혈관으로 후퇴하여
짧게는 2년, 길게는 20년까지 숨죽인 채 죽은 듯이 지낸다. 매독의
최종 단계이자 사망으로 이어지는 경우가 많은 '3기 매독'은 항생제

**▍ 매독의 진행 단계 ▍**

| 1기 | 2기 | 3기 |
| --- | --- | --- |

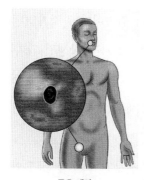 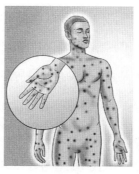 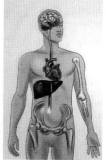

| 굳은 궤양 | 전신 발진 | 내부 장기 |
| --- | --- | --- |
| 매독균 노출 후 2일~12주 경과 | 최초 감염 후 4~10주 후 | 최초 감염 후 2~20년 경과 |

의 등장으로 이제 선진국에서는 거의 찾아볼 수 없다. 매독균이 숙주의 몸에 자리를 잡으면 그 수가 적은 경우에도 인체 면역계가 일제히 활성화되어 염증 반응이 나타나고 그 결과 중심에 면역 세포들이 밀집해 그 주변을 섬유모세포가 두텁게 감싼 공 모양의 고무종이 형성된다. 항생제가 개발되기 전에는 이 고무종이 점차 커지면서 체내 조직이 손상되고 얼굴을 비롯한 피부를 변형해 환자는 서서히 수치스러운 죽음을 맞이했다. 20세기 전까지는 치료받을 형편이 되는 환자들의 경우 피부에 수은을 문지르거나 기화된 수은을 흡입했다(엄청난 독성에 비해 증상 개선 효과는 거의 없거나 전혀 없었다). '비너스와의 하룻밤으로 평생을 수은과 함께하다'라는 옛말도 여기에서 생겨났다.

성병에 한 번이라도 걸리면 사회적으로 영원한 고통에 시달려야 하는 경우가 많았기 때문에 피부에 나타난 증상을 치료하는 것만큼 다른 사람들이 눈치채지 못하도록 숨기는 일도 아주 중요하게 여겨졌다. 유럽에 매독이 유입된 후 여성들(그리고 남성들)의 화장은 날로 두꺼워졌다. 15세기 헝가리 혈통의 이탈리아 귀족이자 권력자였던 체사레 보르자Cesare Borgia는 한때 '이탈리아에서 가장 잘생긴 남자'로도 지칭되었으나 죽기 전 수년 동안 얼굴을 가죽으로 만든 마스크로 가리고 살았다. 부정한 행위로 얼굴에 생긴 자국을 가려야 했기 때문이다.

비도덕적 성생활과 연관된 질병은 오래전부터 피부를 극도의 부당한 잣대로 삼아 한 사람의 삶을 망가뜨리는 무기로 만들었다.

1932년 미국 공중보건국은 앨라배마주에 위치한 터스키기 연구소와 함께 매독을 치료하지 않으면 어떻게 진행되는지 관찰하는 실험을 시작했다. 이 연구를 위해 400명에 가까운 흑인들이 40년 넘게 매독에 감염된 상태로 살아갔고 정부는 그 보상으로 의학적 관리를 무료로 제공한다고 밝혔다. 하지만 거짓말이었다. 이 끔찍한 병을 치료할 수 있는 페니실린이 임상 시험을 통해 효과가 확인된 시기는 1940년대이므로 이 연구에 참가한 매독 환자들에게는 치료에 꼭 필요한 약이 제공될 수 없었다. 스물여덟 명의 환자가 매독으로 숨지고 100여 명은 합병증으로 목숨을 잃었다. 피부가 검다는 이유로 사회에서 무력한 사람들을 대상으로 했기에 가능했던 이 연구는 매독이 수치스러운 성병임을 이용하여 사람을 실험용 쥐처럼 여기는 비인간적 수준에까지 이른 것이다. 미국의 의학 연구 역사에 암흑기로 남은 이 사례를 계기로 1974년 인체 실험을 법으로 관리하는 「국가 연구법」이 마침내 제정됐다.

20세기 첫 절반이 지나기 전에 항생제가 개발되면서 매독은 저렴한 비용으로 치료할 수 있는 병이 됐다. 수치스러운 이미지도 대중의 의식 속에서 점차 사라졌다. 그러나 수십 년이 지난 후 또 다른 성병이 느닷없이 등장해 피부에 증상을 드러내고 몸을 병들게 하는 수준을 넘어 사회에서 비정상적 행위, 스캔들, 수치스러운 일로 해석되는 사건이 재연됐다. 1993년 개봉한 영화 〈필라델피아〉에서 배우 톰 행크스Tom Hanks가 연기한 앤드루 베켓Andrew Beckett은 어느 대형 법률회사의 선임 변호사였다. 영화 초반 앤드루의 동료들은 그의 이마에 보라색 점이 생겼다는 사실을 알아챈다. 별 해가 없는 것처럼 보이는 이 보라색 점은 카포시 육종으로 밝혀진다. 에이즈로 발생하는 대표적인 희귀질환이다. 이 일로 앤드루가 앓던 병이 적대적인 사회에 드러나고 그의 영혼에도 큰 구멍이 뚫린다. 당시 사회에서는 에이즈 환자가 도덕적인 죄인처럼 여겨졌기에 앤드루는 황급히 피부에 드러난 증상을 숨기려고 애를 쓴다. 에이즈가 밝혀진 것도 거의 없고 치료도 불가능한 무서운 병으로 여겨지던 시대에 에이즈 감염을 동성 간의 성행위와 연계해 역겨운 일로 생각하는 인식이 더해져 결국 앤드루는 직장에서 해고된다.

〈필라델피아〉는 피부를 프리즘으로 삼아 에이즈라는 질병을 향한 공포심을 그리면서 미국 사회에서 동성애가 어떻게 취급되는지 선명하게 보여 준 최초의 할리우드 영화였다. 인체 면역결핍 바이러스HIV 감염으로 발생하는 '후천면역결핍증AIDS'은 1980년대 초 전 세계적으로 퍼져 나갔다. 미국 캘리포니아에서는 남성 동성애자들이 폭발적으로 늘어난 것과 연관 지어 '게이면역결핍증GRID'이라는 명칭으로도 불렸다. 1년도 채 지나지 않아 병명은 다시 에이즈로 변경되었으나 당시에 에이즈가 성적으로 비정상적 행위와 관련이 있다고 보는 인식이 얼마나 폭넓게 자리했는지 알 수 있다. 그리고 그런 인식은 쉽게 사라지지 않았다. 물론 에이즈는 피부에만 문제가 생기는 병이 아니지만 HIV 감염자의 약 90퍼센트가 병이 진행되는 전 단계에서 피부 증상을 경험한다. 에이즈 환자라는 사실을 다른 사람들이 알게 되는 이유도 피부 증상 때문인 경우가 많다.

피부는 인생이다

HIV는 면역계의 중요한 구성 요소를 휩쓸어 피부 아래에서도 다양한 병과 불가사의한 문제를 일으키지만 그에 못지않게 피부 바깥에도 마치 수문을 연 것처럼 각종 기회감염을 유발한다. 전염성연속종 바이러스 감염으로 두툼하고 가운데가 들어간 돌기가 나타나기도 하고 헤르페스 바이러스에 감염되어 카포시 육종과 같은 자주색 종양이 나타나기도 한다. 이는 도저히 이겨 낼 수 없는 수준까지 악화되어 피부에 일어날 수 있는 모든 증상이 전면적으로 번지면서 습진, 대상포진, 지루피부염, 옴, 광 민감성, 사마귀, 아구창 등과 같은 문제를 줄줄이 일으킬 수 있다.

20세기 후반 싱가포르가 '황금의 삼각지대'(미얀마와 태국, 라오스 사이에 위치한 수백만 평방킬로미터 규모의 양귀비 밭)에서 헤로인 밀거래 집단을 집중 단속하자 인도와 미얀마 국경 지대에 새로운 불법 거래 경로가 형성됐다. 인도 나갈랜드주가 포함된 이 깊고 깊은 오지에 나도 방문한 적이 있다. 산으로 둘러싸인 마을에서 만난 지역 의사는 그곳 에이즈 환자들이 어떤 상황에 처했는지 내게 압축해서 전했다. "원래는 동성애의 죗값으로 여겨졌죠. 그러다 산길에 모여든 난잡한 트럭 운전수들과 매춘부들에게나 일어나는 일이 됐어요. 이제는 헤로인까지 더해진 겁니다. 당신 같은 영국인들이 말하는 '섹스와 마약, 로큰롤'이 된 거예요. 에이즈에 걸린 징후가 나타나면 이곳에서 지낼 수 없다고 생각하는 사람들이 있어서 병에 걸린 사람들은 숨어서 살아야 합니다. 이제는 에이즈를 치료할 수 있지만 환자들은 밖으로 나오지 않고 너무 늦은 시점에 또는 이미 다른 사람들까지 감염시킨 후에 병에 걸린 사실이 드러납니다."

인도에서는 지역 정부 최고 지위에 오른 사람들, 엄격한 카스트 제도에서 높은 계급이었던 사람들도 HIV에 감염되면 '불가촉천민'의 지위로 떨어진다. 피부에 두드러지는 증상이 나타나는 환자는 어쩔 수 없이 가장 먼저 에이즈에 걸린 사실이 드러난다. '불가촉'이라는 말을 있는 그대로 받아들여 정말로 만지면 안 되는 사람으로 여겨지기도 한다. 나도 HIV가 피부 접촉으로 전염된다고 믿는 의료계 전문가를 만난 적이 있다. 그는 에이즈가 어떤 병인지 별로 알고 싶어 하지도 않았고 그런 생각이 확장되어 에이즈 환자가 되면 세상에서 그냥 사라지는 편이 낫다고 여겼다.

에이즈 확산으로 도덕적 혼란이 증대되자 전 세계가 치료 방법을 찾기 위해 모든 노력을 기울이기 시작했지만 이는 역설적이게도 이 '수치스러운' 병에 걸린 사람들을 눈에 띄지 않는 곳으로 내모는 결과를 초래했고 무지가 해소되지 않은 채 병의 확산은 가속화됐다. 하지만 이제 환자들은 더 이상 숨을 필요가 없다. HIV 바이러스를 표적으로 삼는 효과적인 약을 저렴한 비용으로 이용할 수도 있다. 이 끔찍한 병을 진정으로 없애는 유일한 방법은 사회적 오명부터 없애는 것이다. 인도 나갈랜드주 지역에서는 에이즈 환자들을 보살피고 검사를 받을 수 있도록 독려하는 한편 HIV와 에이즈에 관해 공개적으로 이야기할 수 있는 분위기를 만드는 합동 프로그램이 마련되었고 실질적 효과를 거두었다. 나는 그 지역에서 에이즈에 감염된 어린이들과 만나는 특별한 기회를 얻은 적이 있다. 그리고

피부는 인생이다

HIV에 감염된 어린이들의 절반 이상이 눈에 띄는 피부 증상을 갖고 있다는 사실을 확인했다. 바이러스 치료만큼 중요한 것은 이 아이들이 피부의 병소를 비정상적인 흠으로 여기면서 살지 않도록 자신감과 희망을 심어 주는 일이다.

　인도에는 역사적으로 오래된, 전설 속에도 등장하는 한 피부질환을 앓는 전 세계 환자의 절반이 모여 있다. 나병은 인류 역사를 통틀어 피부가 사회를 장악할 수 있음을 가장 잘 보여 주는 병으로 기억된다. 나는 아프리카를 방문했을 때 나병의 신체 증상과 사회적 증상을 연구했다. 세렝게티에서 마사이족의 전통 의술을 조사한 후 마침 근처에 있다는 대형 나병 센터를 방문할 계획이었다. 센터 이름만 알고 있을 뿐 주소는 몰라서 사람들에게 정확한 위치를 물어보았지만 아는 사람이 없었다. 그러다 우연히 만난 지역 의사가 머뭇거리며 센터가 있는 마을 이름을 알려 주었다.
　인도에서 그 정도 거리를 이동할 때는 보통 악명 높은 '달라 달라dala dala'라는 교통수단을 이용해야 한다. '달러'가 변형되어 이름이 된 이 낡고 연기가 풀풀 나는 미니버스가 승객을 가득 태우고 달리는 모습은 탄자니아 어디에서나 볼 수 있다. 달라 달라는 탄자니아의 도로가 얼마나 위험한지 보여 주는 대표적인 예로 나중에 그곳에서 만난 정형외과의사에게서도 상세히 들을 수 있었다. 어쨌든 나는 쌀이 담긴 큰 자루와 내가 스와힐리어를 할 줄 안다는 사실에 뛸 듯이 기뻐하던 탄자니아인 할머니 두 분 사이에 끼어 앉아 목적지로 향했다. 세 시간이 흐른 뒤 운전수는 몸을 절반쯤 위태롭게 버스 밖으로 내고 차 지붕을 두드리며 마을 이름을 외쳤다. "마지 야 차이Maji Ya Chai!" '찻물'이라는 뜻이 담긴 이 명칭은 산에서부터 시작되어 고요한 주거지 사이로 흐르는 산간의 불그스름한 개울에서 비롯됐다. 하지만 그곳에도 탄자니아에서 규모가 최대로 알려진 나병 센터가 어디에 있는지 아는 사람은 아무도 없었다. 정육점, 빵집, '우갈리ugali'라는 죽을 파는 가게를 비롯해 마지 야 차이에서 만난 사람들은 내가 나병을 의미하는 스와힐리어 '우코마ukoma'를 언급해도 멍한 표정만 지어 보일 뿐이었다. 그러다 오토바이를 타고 지나가던 열다섯 살도 안 되어 보이는 소년이 내게 뒷자리에 타라고 손짓했다. 그렇게 나는 여기저기 움푹한 구멍과 오밀조밀 모인 닭들을 피해 먼지 자욱한 울퉁불퉁한 길을 따라 문명과 벗어난 곳, 시골 깊숙한 곳으로 내달리는 오토바이에서 떨어지지 않으려고 필사적으로 매달렸다. 그리고 마침내 하늘에서 뚝 떨어진 것 같은 곳에서 나병 센터를 정성스럽게 관리하는 사람 좋은 수녀님 네 분과 만날 수 있었다. 서른 명 남짓한 환자들을 돌보는 수녀님들은 나를 입원 병동으로 안내했다.

크리스티 수녀님의 통역 덕분에 나는 나병 센터에서 20년을 지냈다는 닉슨과 대화를 나눌 수 있었다. 가난한 집에서 자란 닉슨은 10대 후반 나병 진단을 받았다. 병에 걸린 사실을 숨기느라 치료도 받지 못했다. 얼굴 피부는 점점 두꺼워지고 발가락도 사라지기 시작한 상황이었다. 닉슨은 몸에 느껴지는 통증은 없었지만 '그렇게 수치심으로 괴로워하느니 전부 통증으로 느끼는 편이 낫겠다고 생각했다'고 이야기했다. 닉슨의 아버지는 나병 센터에서 수십 킬로미터 떨어진 곳에 그를 데려다주었다. 처음에는 가족들이 간간이 찾아왔지만 이후 완전히 발길이 끊겼다.

노르웨이 의사 G. H. 아르메우에르 한센G. H. Armauer Hansen은 1873년 나병의 원인균을 찾아냈다.[13] 인류 역사상 가장 악명 높은 병이자 극심한 분열을 일으킨 나병은 나병균Mycobacterium leprae의 만성 감염이 원인으로 밝혀졌다. 이 균에 감염되면 피부에 저색소침착증에 따른 반점이 나타나며(대부분 흰색) 감각신경이 손상된다. 나병균은 비교적 약한 균이지만 슈반세포(신경돌기를 감싸고 절연체 역할을 하는 세포)나 내부에 숨어 면역계의 공격을 피할 줄 아는 흥미로운 균이다. 심지어 면역 세포 중 하나인 대식세포 속에 숨기도 한다. 머무를 곳을 찾다가 사람의 몸이 숙주가 되면 자리 잡을 곳을 상당히 까다롭게 선정한다. 나병균이 선호하는 환경은 온도가 서늘한 곳이라서 피부 신경이 이들의 정착지가 된다. 낮은 온도를 선호하는 나병균의 특성은 '아홉 띠 아르마딜로'라는 동물 역시 나병균에 잘 감염되는 이유를 설명해 준다. 갑옷을 입은 것처럼 생긴 이 작은 동물은 체온이 사람의 피부와 동일하다.[14] 나병균이 악명을 떨치게 된 또 한 가지 이유는 증식 속도가 느리다는 점이다. 개체 수가 두 배로 늘어나는 데 소요되는 시간이 황색 포도상구균의 경우 피부에서 30분, 대장균은 장에서 18분인 데 반해 나병균은 14일가량 걸린다.

이처럼 까다롭고 느긋한 균은 실험실에서 전혀 배양이 안 되는 소수의 미생물 중 하나이기도 하다. 고대부터 이어진 이 질병은 항생제로 완치가 가능한 지금도 여전히 수수께끼와 근거 없는 이야기에 둘러싸여 있다. 나병에 걸려도 흔히 알려진 것처럼 손가락이나 팔, 다리가 떨어져 나가지는 않는다. 나병균에 감염되면 먼저 온도를 느끼는 감각이 사라지고 이어 미세한 촉감과 통각을 잃는다. 통증을 느끼지 못하니 다친지도 모르는 채로 인체 가장 바깥쪽 보호막이 절개되고 화상을 입으며 그로 인한 감염으로 손가락, 발가락, 얼굴 형태가 영구적으로 손상되는 경우가 많다. 나병은 전염성이 굉장히 높다는 것도 잘 알려진 헛소문 중 하나로 실제로는 전염성이 가장 약한 병에 속하며 전체 인구의 95퍼센트는 자연적으로 나병에 면역력을 갖고 있다.[15] 영구적 기형을 유발한다는 특징에 (어느 정도까지는) 전염성이 있다는 독특한 특성 때문에 수백 년 동안 인류가 두려워하는 병이 된 것으로 짐작할 수 있다.

『성경』의 레위기 13장 46절에는 나병 환자가 '불결하며 혼자 진영 밖에서 살아야 한다'고 언급되어 있다. 히브리어로 나병을 뜻하는 단어 'tsara'는 우리가 현재 알고 있는 나병이 아니라 건선, 백반증 등 눈에 띄는 다른 피부질환을 가리키는 말로 쓰이는 경우가 많다. 나병과 이런 질환의 공통점은 환자의 피부가 손상되는 데 그치지 않고 환자를 '부정한' 존재로 만들었다는 것이다. 즉, 환자는 불결하고 순수하지 못한 자로 여겨졌다. 또한 히브리어의 'tsara'는 더 넓은 의미에서 '신에게 창피를 당하다' '목숨을 빼앗기다'라는 뜻으로도 해석된다. 피부에 나타난 결함이 신에게 거부당한 흔적으로

피부는 인생이다

여겨졌고 물리적 격리를 넘어 영적으로도 격리되어야 할 대상이
된 것이다. 부정한 자가 된 나병 환자들은 공동체와 멀리 떨어진
곳에 최소 7일간 머물러야 했고 사제가 정기적으로 찾아가서 그가
'깨끗해졌는지', 돌아올 수 있는 상태가 되었는지 확인했다. 인도에
서는 브라만교 성전『아타르바베다』와『마누법전』을 비롯한 고대
문서에 나병 환자는 격리되었으며 과거에 환자나 그 가족들이 저
지른 죄에 대한 벌로 나병이 생긴다고 여겼다는 내용이 기록되어
있다.[16] 예수가 가장 먼저 병을 치유해 준 사람이 나병 환자인 것도
우연이 아닐 것이다.

서기 379년 콘스탄티노플의 대주교였던 나지안주스의 성 그레
고리우스는 나병 환자는 '이미 죽고 죄만 남아 있는 존재'라고 주장
했다. 중세 시대에도 보기에 흉한 몰골을 한 나병 환자들을 바라보
는 시선은 크게 나아지지 않았다. 중세 시대에 나병 환자들은 사회
에서 분리되어 나병 병원으로 보내졌다고 널리 알려져 있지만 완전
한 사실은 아니다. 하지만 오명과 이상한 소문이 횡행한 건 사실이
었다. 피부로 드러나는 증상 때문에 나병 환자들은 산송장으로 여
겨졌고 땅이나 재산을 가질 법적 권리도 주어지지 않은, 그저 세상
을 배회하는 존재로 보여졌다. 그러니 수많은 환자들이 마을을 떠
나 나병 병원으로 향한 것도 충분히 이해할 만하다. 살던 곳에 남은
환자들은 작은 종을 가지고 다니면서 주변 사람들에게 자신의 존
재가 왔음을 알렸다. 나병 환자가 오히려 숭배를 받는 경우도 있었
다. 연옥에서 과거의 죄를 갚고 고통을 통해 구제된 사람들로 여겨

진 것이다. 한편에서는 나병 환자임에도 불구하고 과감히 몸에 손을 대고 치료해 준 의사들, 성직자들이 성인으로 공경을 받았다. 서기 1119년에 예루살렘에서는 십자군이 나병 환자들이 치료받을 수 있도록 '나자로 간호수도회'를 설립했다. 나자로는 성서에서 예수의 손에 부활한 사람의 이름이다.

아르메우에르 한센을 통해 나병이 세균 감염질환이라는 사실이 밝혀진 후에는 이 병을 둘러싼 신체적, 사회적, 영적 오명도 줄어들었으리라고 생각하는 사람도 있을 것이다. 하지만 실제로는 정반대였다. 유럽의 식민지 개척자들, 탐험가들은 가난한 사람들 사이에서 나병이 확산된다고 보았다. 가난 역시 도덕적 타락이 낳은 결과라고 보는 사람들이 많았으므로 이미 각종 오명이 씌워졌던 나병은 이제 세균으로 확산될 수 있다는 점까지 더해져 도덕적 문제와 비정상적 성적 행위에 따른 결과물로 여겨졌다. 선교사 H. P. 라이트H. P. Wright가 1889년 쓴 저서 『제국을 위협하는 나병Leprosy, An Imperial Danger』에는 도덕적, 신체적 전염성을 향한 공포가 압축되어 있다.[17] 영국령 인도에서는 나병 환자들이 지역공동체와 분리되어 체계적으로 마련된 기관에서 지냈다. 이와 같은 나환자 요양소는 전 세계적으로 생겨났다. 하와이 몰로카이섬에 마련된 요양소는 중국인, 유럽인을 통해 새로 유입된 나병에 하와이 주민들이 영향을 받기 시작하자 세워진 시설이다. 1873년 로마 출신 가톨릭 신부이자 선교사인 다미앵 신부가 벨기에를 떠나 몰로카이섬의 나환자 요양소에 도착했다. 그리고 나병에 걸리지 않은 다른 유럽인들은 생각조

피부는 인생이다

차 하지 못할 결단을 내렸다. 그곳에서 나병 환자들과 함께 지내면서 상처를 소독해 주고 함께 식사를 한 것이다.[18] 다미앵 신부도 결국 나병에 걸려 1889년 마흔아홉 살의 나이로 사망했다. 가톨릭교회에서는 2009년 그를 성인으로 추대했고 가난한 사람들과 고통받는 이들을 보살핀 다미앵 신부의 희생은 수천 곳의 자선단체가 탄생하는 씨앗이 됐다.

나병은 모든 면에서 신체질환이고 눈에 훤히 보이는 증상이 따르는 병이지만 인류 역사에 길이 남은 전형적인 사회적 질병이기도 하다. 전염성이 가장 낮은 병이라는 사실이 밝혀진 지금도 전염성이 높은 병이라는 인식이 널리 퍼져 있다는 점 또한 놀랍다. 여전히 이런 오해가 깊고 인류는 그 기나긴 세월을 넘어 지금도 나병 환자들은 '진영 밖에서 살아야 하는' 존재로 여겨지는 것 같다. 긴 시간에 걸쳐 어렵게 아프리카의 나병 센터를 찾아갔던 때를 떠올려 보면 내가 센터 위치를 물었을 때의 주민들이 지었던 표정이 생생하다. 그들은 나병 센터의 위치를 모르는 것이 아니었다. 시대와 지역을 불문하고 나병은 늘 도덕적 결함과 연관성이 있다고 여겨졌다. '문둥이'라는 단어가 흔히 사용되는 것을 보면(경멸의 의미가 담기는 경우가 많다) 개개인을 정의하는 피부 기능이 언어까지 침투해 나병 환자들이 과거는 물론 현재까지도 한 개인이 아닌 병으로 정의되어 왔음을 알 수 있다. 영국에서는 의사들 앞에서 나병 이야기를 꺼내면 "이제 다 사라진 병 아닌가요?"라는 반응을 자주 접한다. 6~12개월 동안 항생제로 치료하면 나을 수 있고 지난 수십 년간 개발도상국에 이런 치료법이 도입되어 환자수 가 대폭 줄어든 것은 사실이다. 그럼에도 전 세계적으로 아직 20만 명이 넘는 나병 환자가 있다고 추정된다. 그리고 이 숫자는 실제 환자 수보다 훨씬 더 적을 가능성이 있다. 아직 수많은 사회에서 나병은 엄청난 오명을 쓰고 있고 그런 이유 때문에 자신의 병을 밝히지 않는 사람들도 있기 때문이다. 눈에 띄는 피부 증상이 없었다면 그런 오명은 처음부터 생기지도 않았을 것이다.

사회가 저주나 죄로 여기는 증상을 덮으려는 시도가 공공연히 이루어진 것과 별개로 사람들을 분열시키는 피부의 영향력은 수많은 사람들로 하여금 건강에 아무런 이상이 없어도 인체의 바깥 표면을 바꾸고 싶다는 소망을 품게 만들었다. 탄자니아에서 나병 센터를 방문한 뒤 나는 동쪽으로 이동하여 규모가 점차 커지고 있는 동아프리카의 항구도시 다르에스살람으로 향했다. 스와힐리어를 사용하는 지역 중에서 규모가 가장 큰 도시이기도 한 다르에스살람은 눈이 닿는 곳마다 새로 지은 아파트 단지와 한창 공사가 진행 중인 건물들이 흡사 이제 막 옥수수가 자라기 시작한 옥수수 밭처럼 허름한 주거지 사이에 솟아 있었다. 그곳에서 나는 전 세계적으로 늘어나기 시작한 피부 미백을 연구할 수 있는 좋은 기회를 얻었다. 유럽에서는 수 세기 전부터 돈 많은 사람들이 스스로를 들판이나 농장과 거리가 먼 사람임을 드러내기 위해 피부를 하얗게 만들고자 노력해 왔다. 피부 미백이 최초로 언급된 자료는 15세기 영국의 저

피부는 인생이다

명한 학교 교장인 윌리엄 호먼William Horman의 글에서 찾을 수 있다. 그는 여성들이 바로 그와 같은 목적을 위해 "시루스cerusse(식초가 포함된 연백)로 얼굴을 하얗게 만들었다"고 설명했다.[19] 중세에 등장한 이 방법은 현대 개발도상국에서 여전히 이어지고 있다. 사하라 남쪽에 자리한 여러 도시에서는 여성 세 명 중 한 명이 검은 피부를 하얗게 만들어 준다는 부식성 성분이 함유된 크림을 수시로 바르고 있다(남성들의 숫자도 점점 늘어나고 있다). 대부분 사용이 금지된 성분들이다. 하지만 그와 같은 조치는 더 위험한 위조 제품이 확산되는 결과를 초래했다. 수은이 함유되어 있어 신부전과 정신병을 유발할 수 있는 제품도 그런 예에 해당된다. 르완다 경찰은 2019년 나날이 늘어나는 피부 미백 제품의 불법 거래를 근절하기 위해 전국의 피부 미용실과 약국을 대상으로 일제 단속을 실시했다.[20] 지역신문과 라디오에 보도되는 뉴스를 보면 아프리카에서 피부 미백이 사회적 위기로 확산되었음을 알 수 있다.

나는 카밀이라는 학생을 만나 친구 중 절반 이상이 피부를 하얗게 만들었다는 이야기를 들었다. "왜 젊은 사람들은 자신이 흑인이라는 사실을 부끄러워할까요?" 카밀은 과장된 말투로 내게 되물었다. "어딜 가나 보이니까요. 광고에 나오는 모델들, 봉고 플라바(탄자니아의 힙합 장르를 일컫는 말) 비디오에 등장하는 가수들 모두 피부가 희잖아요. 이제는 예뻐지려면 피부색이 밝아야 해요."

카밀은 친구들이 피부색을 옅게 만드는 것은 '서양 사람들'처럼 보이기 위해서가 아니라 가난에 찌들어 살았던 과거를 털어 내려는 노력이라고 설명했다. 시골에 살다가 다르에스살람으로 넘어온 사람들 중 다수가 오랜 시간 해를 그대로 쬐면서 밭일을 했던 세월을 부끄러워하고 감추기 위해 피부를 희게 만든다. 지역 의사들도 이런 절망적인 상황을 잘 알고 있었다. "아프리카에서 살기 위해 색깔을 바꾸는 건 카멜레온만이 아닙니다."

피부는 한 사람이 여러 사람들로 구성된 집단과 접하는 지점이고 생물학이 문화와 접촉하는 지점이다. 온갖 종류의 위협에서 인체를 보호하는 방어막인 동시에 막강한 사회적 영향력을 지닌 피부는 무기로 사용되는 경우가 너무나도 많다. 피부를 프리즘으로 삼아 우리를 들여다보면 인간의 어두운 본능이 금세 드러나고 우리 모두 어느 정도까지는 '다른 존재'를 만들어 낼 수 있다는 사실을 알게 된다. 하지만 피부의 경이로운 역설은 인간을 가장 인간답게 만드는 이 기관에 관한 과학적 사실과 아름다움이 더 많이 밝혀질수록 그 이면에 존재하는 것이 더 좋지도 더 나쁘지도 않다는 사실과 직면하게 된다는 것이다.

피부는 인생이다

# 10

# 정신적 피부
## 종교, 철학, 언어와 피부

────────────

○　○　○　○　○
　●　●　●　●

[피부는] 물질이자 운반체이고 은유다.

스티븐 코너Steven Connor 교수[1]

# The Remarkable
# Life of the Skin

An intimate journey
across our surface

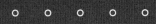

피부가 가진 종교적인 영향력을 처음으로 깨달은 것은 인도 콜카타를 방문했을 때였다. 지구상에서 사방으로 성장 중인 이 대도시만큼 새롭게 꽃피는 곳과 허물어지는 곳의 상반된 광경이 공존하는 곳도 없을 것이다. 인도 동부의 문화와 상업 중심지인 콜카타는 대표적인 절망과 빈곤의 도시인 동시에 새로이 백만장자가 된 사람들이 머무는 으리으리한 펜트하우스가 지저분한 빈민가 바로 옆에 우뚝 솟아 있다. 어느 저녁 나는 콜카타의 '진짜' 모습을 보고 싶어서 도심을 메운 빅토리아 양식의 빌딩들과 멀리 떨어진 곳을 향해 발걸음을 옮겼다. 차량들로 꽉 찬 큰 도로와 이어진 좁은 골목으로 들어가 길 끝에 이를 즈음 잠시 시선이 스쳐 간 광경이 내 주의를 잡아끌었다. 먼지가 날리는 길 한쪽에 '사두sadhu', 즉 힌두교 성자가 실오라기 하나 걸치지 않은 알몸으로 바닥에 앉아 시끌벅적한 도시 소음 속에서 명상에 빠져 있었다. 그런데 그를 바라보는 내 시선에 마침 근처를 지나던 무슬림 여성들 한 무리가 들어왔다. 모두 까만색 부르카가 제2의 피부처럼 온몸에 덮여 있었다. 양쪽 모두 자신들의 신앙을 나타내고 있는데 한쪽은 몸의 모든 피부가 드러나 있고 다른 한쪽은 피부가 전혀 드러나지 않았다. 남들이 내 피부를 얼마나 볼 수 있는가는 영적인 의미와 깊이 연관되어 있다. 인간은 모두 발가벗은 채로 태어난다. 누구나 몸의 피부가 세상에 완전히 노출된 상태로 이 땅에 태어나지만 대부분 문화적으로 또는 종교적으로 정해진 규칙에 따라 몸을 어떤 식으로든 가리고서 인생의 대부분을 살아간다. 그런 규칙을 세운 주체는 체계화된 종교일 수도 있고 비공식적인 정신성, 개개인의 도덕적 가치일 수도 있다. 진지한 믿음은 피부에 직접적으로 영향을 주고 어느 정도까지 그 믿음은 규칙이 된다. 아마도 뇌를 제외하고 인류가 피부만큼 신성함을 부여한 인체 기관은 없을 것이다. 신학자의 마음을 사로잡고 철학자들을 매혹시킨 기관, 우리의 일상적인 생각에 예기치 못한 방식으로 영향력을 행사하는 기관이 바로 피부다.

인체 모든 기관 중에서도 피부는 종교와 특별한 관계를 맺고 있다. 영성을 이루는 두 가지 핵심 요소인 물리적 공간과 감각이 모두 결합된 피부의 독특함 때문일 것이다. 나바호 인디언들은 피부가 이 세상에 존재한다는 사실을 나타낸다고 여긴다. 손가락과 발가락의 불룩 튀어나온 부분들은 땅과 하늘 사이에서 돛과 같은 기능을 한다고 본다. "발가락 끝에 보이는 지문은 우리를 땅과 연결하고 손가락 끝에 보이는 지문은 우리를 하늘과 연결한다. 그래서 우리는 다른 곳으로 이동해도 넘어지지 않는다."[2] 실제로 누구나 인체를 보호하는 피부를 통해 세상에 존재하는 다른 모든 것과 내적 자아가 분리된다. 세상'에게서' 우리를 지키는 방어막인 동시에 세상'과' 접촉하는 지점이 되는 것이다. 노트르담 대학교의 종교학 교수 토머스 A. 트위드Thomas A. Tweed는 "종교란 머물러 사는 것이자 건너가는 것이며 장소를 찾는 것이자 공간을 가로질러 이동하는 것"이라고 주장했다.[3] 특정 지역을 찾아가는 순례자들, 종교적 건물들의 독특한 배치, 이 세상이 끝나면 사후 세계로 이동한다고 믿는 추종자들의 생각에서 그 의미를 확인할 수 있다. 피부는 신성한 공간을 가린 커튼이자 사원과도 같은 우리 내면을 둘러싼 벽이다. 그러므로 이 벽을 뚫고 들어가는 행위에는 굉장히 심오한 의미가 담겨 있다. 나는 1주일 동안 다른 사람의 피부를 절개한 두 사람을 만나 대화를 나눈 적이 있다. 한 사람은 간 수술 전문 의사였고 다른 한 사람은 칼을 휘두른 범죄자로 체포된 후 응급실로 실려 온 갱단의 폭력배였다. 두 사람 모두 태어나 처음으로 피부를 갈랐을 때의 일을 생생하게 기억하고 있었다. 칼을 댄 이유는 완전히 달랐지만 둘 다 그 순간 신성한 경계를 넘어 접근이 금지된 공간에 들어선 기분이었다고 이야기했다.

피부는 몸과 세상 사이에 놓인 경계이기도 하지만 몸을 향한 욕망을 일으키는 중요한 부분이다. 감각기관에 속하는 피부는 가장 거대한 생식기관으로서 욕망과 죄, 수치심이 맹렬히 뒤엉키는 곳이다. 피부는 성적, 도덕적인 인간의 취약성과 연관되어 있다. 창세기에 나오는 아담과 이브의 이야기에서도 나타나듯이 헐벗은 피부는 타락한 영혼과 하나로 묶여 있다. 에덴동산에서 추방되기 전까지 둘은 알몸으로 지내면서도 아무런 수치심이 없었지만 추방된 후에는 몸을 덮어야만 한다고 느꼈다.

스스로 자초한 고통, 피부를 훼손하는 행위에는 종종 종교적인 금욕과 육신을 처형하는 의미가 부여된다. 가톨릭 수도사가 자기 몸을 채찍질하는 것, 타이푸삼 축제에서 힌두교 신자들이 갈고리를 자신의 등 피부에 고정하고 마차를 몸으로 직접 끄는 것도 그런 행위에 속한다. 특정 부족에서는 몸에 문신을 새길 때 느끼는 고통을 종교적 의미로 해석하여 고투 끝에 승리를 얻는 수도적 여정이 함축되었다고 여긴다. 성경에 등장하는 최악의 신체적 형벌은 사탄이 욥에게 내린 견딜 수 없는 가려움일 것이다. 가려움으로 초래되는 욕구, 가려운 부위를 긁었을 때 느끼는 강렬하지만 금세 사라지는 기쁨은 유혹을 은유한다. 『코란』의 경우 수라<sup>Surah</sup> 4장 56절에 인체의 온도 수용체가 얼마나 민감한지 그리고 피부가 얼마나 극심한 고통을 가져올 수 있는지 나타낸 구절이 나온다. "우리의 말을 믿지 않는 자는 불속에 몰아넣을 것이며, 그때마다 그들의 피부는 구워지리. 우리는 그 피부를 다시 새 피부로 바꿔 다시 고통을 느끼게 할 것이다."

인체에서 가장 눈에 잘 띄는 기관인 피부는 종교적 정체성의 중심으로 여겨지는 경우도 많다. 의복으로 이루어지는 의사소통은 자주 간과되지만 힌두교 수행자 사두가 벌거벗고 피부를 모두 드러내는 것이나 콜카타에서 본 무슬림 여성들이 온몸을 완전히 덮고 다니는 것은 독실한 신앙심과 순종, 정체성을 나타낸다. 아담과 이브가 지은 죄로 인해 헐벗음에 내포되어 있던 순수함은 사라지고 알몸이 죄책감과 수치심을 상징하게 되면서 기독교 교리 수업에서는 몸가짐을 정숙하게 해야 한다는 내용이 중요하게 다루어진다.[4] 기

피부는 인생이다

독교 신학자인 존 파이퍼John Piper는 하나님이 아담과 이브가 죄를 지은 후 동물의 가죽으로 옷을 지어 입힌 것으로 볼 때 몸을 가리는 행위에는 영적으로 부정적인 목적과 긍정적인 목적이 모두 담겨 있다고 설명했다. "하나님은 옷을 주심으로써 우리가 잃어버린 영광을 보도록 하셨다… 그러나 이는 언젠가 하나님이 우리를 마땅히 되어야 할 존재로 만드실 것임을 의미하는 증거이기도 하다."[5] 이처럼 옷이 필요에 의한 것이라고 보는 시각은 신이교주의의 이상으로 여겨지는 '하늘을 입는' 행위와 극명히 대비된다. 정기적으로 나체가 되는 이들의 의식에는 오로지 몸에 하늘만을 걸친다는 의미가 담겨 있다. 옷을 제거하는 행위를 하늘과 땅에 있는 신과 신도들 사이를 가로막는 장벽을 제거하는 행위로 보는 것이다.

일시적인 보디아트는 태곳적부터 신앙 표현이자 몸을 아름답게 꾸미는 수단으로 활용되어 왔다. 인도 아대륙에 사는 힌두교 여성들은 오래전부터 양쪽 눈썹 사이에 '빈디bindi'라 불리는 붉은색 점을 찍었다. 신성한 점, '제3의 눈'을 의미하는 빈디는 눈에 보이지 않는, 고매한 의식 상태를 나타낸다. 파푸아뉴기니에서 악어를 숭배하는 부족민들이 몸에 울퉁불퉁한 켈로이드 흉터를 일부러 만드는 것이나 동남아시아 불교 신자들이 등에 스스로를 보호하는 의미로 새기는 '얀트라yantra' 문신 같은 영구적인 문신도 종교적 목적으로 오래전부터 활용되었다. 종교적 문신은 정체성을 나타내는 동시에 정신을 보호하는 피부의 기능을 강화하고 사후에도 자신의 피부가 인식되게 하려는 목적이 있다. 예를 들어 북미 대평원 지대에 사는 라

코타족은 전통적으로 피부에 제각기 다른 문신을 새겨야 죽은 뒤에 '부엉이를 만드는 자'로 불리는 늙은 여성이 알아보고 사후 세계의 풍족한 사냥터로 데려간다고 믿는다.[6]

종교적, 문화적 의식은 시간이 흐르면 달라지고 신앙과 인생에서 이룩한 중요한 일들을 짧게 반영하므로 피부 역시 꼭 영구적으로 변형해야 할 필요는 없다. 몸에 일시적으로 변화를 주기 위해 무언가를 그려 넣는 행위 가운데 가장 인기가 많은 것은 보통 헤나로 불리는 멘디mehndi 문신일 것이다. 헤나 나무에서 딴 잎을 말린 뒤 곱게 갈아서 만든 반죽으로 피부의 가장 바깥층을 물들이면 그 부위의 표피가 전부 교체될 때까지 몇 주 동안 유지된다. 고대 이집트에서 처음 생겨나 인도로 전해진 것으로 보이는 헤나 나무를 활용한 보디아트는 결혼식을 치를 신부의 몸을 꾸미는 용도로, 특정한 의식과 축하의 의미로 수백 년 전부터 이어져 왔다. 힌두교의 가장 오래된 경전에도 멘디 문신이 광범위하게 활용되었다는 사실이 기록되어 있다.

반면 일부 종교에서는 피부에 어떤 표시도 하지 않는 것을 매우 중요하게 여긴다. 대부분의 이슬람 학자들은 문신이 신체를 훼손하고 신의 창조물을 변화시키는 행위이므로 '하람haram'(금기)에 해당된다고 믿는다. 유대교 경전도 피부를 절개하거나 문신을 새기는 행위를 금한다. 기독교의 경우 대부분의 교파가 반드시 따라야 할 법으로 여기지 않음에도 수 세기 전부터 수많은 선교사들과 교황들이 한 목소리로 피부에 표시를 남기면 안 된다고 이야기한다. 그런데

피부는 인생이다

유대교에서 피부를 변형하는 한 가지 방식은 종교적 정체성에 중요한 기능을 한다. 남성의 포피를 제거하는 할례는 세상에 태어나 8일째 되는 날 실시되며 하나님과 아브라함의 자손 간에 맺어지는 일종의 신체적 언약으로 여겨진다. 신약성서를 따르는 기독교 교회가 새로 등장하면서 이 의식에 관한 논쟁이 시작됐다. 사도 바울은 기독교를 믿는 사람들은 영적 차원에서 '마음의 할례'를 거치므로 더 이상 신체적 할례 의식을 치를 필요가 없다고 주장했다. 물리적 언약을 초월하게 된 이상 옛 의식이 필요치 않다는 의미였다.

대다수가 샤워를 하고 샴푸를 이용할 수 있는 발전된 현대사회에서는 지저분하고 청결하지 않은 피부에 부여되던 의미가 대부분 사라졌다. 먼 옛날부터 더러운 피부가 빈곤뿐만 아니라 내면의 영적 파괴와도 관련된 것으로 여겨졌다는 사실은 그리 놀랍지 않다. 수많은 종교에서 불결한 피부가 불결한 영혼을 나타낸다고 보는 시각은 정화 의식의 바탕이 됐다. 카이로와 이스탄불에서 거대한 회교 사원들을 방문했을 때 나는 광장 정중앙에 몸을 닦을 수 있도록 마련된 분수를 보고 그 중심에 있는 의미와 아름다움에 깜짝 놀란 기억이 있다. 선지자 마호메트도 "믿음의 절반은 청결"이라고 이야기했다. 이슬람교도들이 금요일 기도를 올리기 전 손과 발을 씻고 세수를 하는 '우두wudu'는 몸의 외면에 해당하는 피부를 깨끗하게 씻어 마음을 정화한다는 의미를 담고 있다. 일본의 신토 신앙에서는 신도들이 벌거벗고 폭포 아래로 가거나 바다로 들어가는 '미소기misogi'를 통해 스스로를 정화한다. 나도 경험한 세례 의식에서 물로 씻어 내는 과정에는 기독교 신앙의 핵심이 담겨 있다. 즉, 잘못을 저질렀던 이전의 삶은 죽고 예수 그리스도와 함께하는 새로운 삶을 위해 다시 태어난다는 의미다.

피부를 정화하는 의식은 몸에 묻은 더러운 것을 씻어 내는 동시에 질병과 오염, 병과 분리되기 위해 치러진다. 몇 년 전 건선을 앓던 내 친구는 팔꿈치와 복부 전체에 딱딱한 딱지가 생기자 자신감을 박살 내버린 이 증상에서 벗어나려고 시중에 판매되는 크림이며 약란 약은 모조리 다 사용했다. 피부 문제 때문에 3년 동안 해변에도, 수영장에도 갈 수가 없었다고 이야기하면서 눈물을 터뜨리던 그 친구에게 나는 피부과 전문의 한 사람을 추천했다. 몇 년 전부터 등장한 혁신적인 '생물학적 제제' 가운데 체내 면역계의 특정 분자에 작용해 건선 증상에 변화를 일으키는 약이 있는데 효과를 볼 수 있을 거라고 설명했다. 6개월 뒤 다시 만난 친구는 완치된 상태였다. 나도 선호하는 새로운 치료법이 어떤 효과를 발휘했는지 너무 궁금했는데, 친구는 피부과 대신 드루이드교인 한 사람을 만났다고 이야기했다. 그리고 어쩌다 발을 들인 신이교주의에 스스로도 당황했지만 몇 차례에 걸쳐 충분히 최면과 명상을 하고 난 뒤 피부질환이 기적처럼 나았다고 전했다. 피부는 마음, 물질과 물리적으로 연결되어 있으므로 경우에 따라 명상이나 영적 체험을 통해 스트레스가 완화되고 의식 상태가 바뀌면 피부가 '정화'되는 효과가 나타나는 것은 분명한 사실이다. 건선의 1차 치료법으로 명상을 추천하지는 않지만 마음과 피부 사이에 형성된 신기한 연결 고리는 피부가

피부는 인생이다

초월적 기관임을 더 확실히 깨닫게 한다.

피부의 종교적 힘을 가장 심오하게 나타낸 작품은 시스티나성당 제단 벽에 미켈란젤로가 그린 〈최후의 심판〉일 것이다. 이 거대한 프레스코화의 중앙쯤에 예수를 희망에 찬 표정으로 올려다보는 성 바르톨로메오가 있다. 한 손에는 스스로 자신의 피부를 벗겨 내는 순교에 사용한 칼이, 다른 한 손에는 벗겨 낸 흐물흐물한 피부가 망토처럼 들려 있다. 좀 더 자세히 들여다보면 성 바르톨로메오의 축 늘어진 피부에서 주름이 보이고 미켈란젤로가 남긴 모든 작품을 통틀어 유일하게 자신의 자화상을 남겼다는 논란이 떠오르는 수수께

**❙ 최후의 심판 ❙**

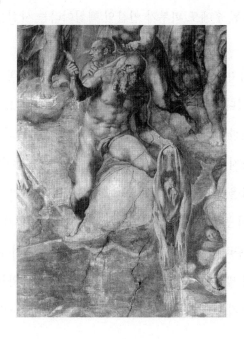

끼 같은 착시가 일어난다. 왜 위대한 예술가는 육신을 감쌌던 그토록 흉측한 껍질에 자신을 투영했을까? 〈최후의 심판〉에 담긴 불안정한 풍경 속에 미켈란젤로는 그리스도가 자신에게 은혜를 베풀어주길 바라는 희망을 담았다. 성 바르톨로메오가 들고 있는 것은 천상에서 새로운 몸을 찾을 때 미켈란젤로 자신임을 나타낼 수 있는, 몸의 유일한 부분인 셈이다. 인도 나가족의 '호랑이 전사들'도 이와 동일한 믿음을 갖고 있다. 몸에 새긴 문신만이 개개인의 유일한 소유물이며 죽은 뒤 사후 세계까지 가지고 갈 수 있는 자기 자신이라고 여긴다. 피부가 없는 몸은 이 책 첫 부분에 소개한 에코르셰 조각처럼 인간의 모습과 닮았을지언정 사람이라고는 할 수 없다. 피부는 영혼과 같다. 종교는 바로 그 사실을, 생명이 없고 몸의 다른 부분과 분리된 후에도 피부가 인간의 핵심이라는 사실을 나타낸다.

종교적 의미를 생각하지 않더라도 피부에는 철학적으로 깊은 의미가 담겨 있다. 피부로 느끼는 신성함은 몸의 바깥 표면에서 이루어지는 신비한 경험으로 누구나 느낄 수 있다. 부끄러움을 느끼면 얼굴이 붉어지는 것, 성적 접촉에서 비롯되는 형용할 수 없는 느낌, 강렬한 음악을 들을 때 자신도 모르게 온몸이 떨리는 것은 피부가 우리를 좀 더 높은 경지로 이끄는 수많은 사례 중 몇 가지에 불과하다. 피부는 우리의 존재와 깊이 연관되어 있고 우리가 몸의 외면 그리고 내면과 맺는 관계를 중개한다. 또 물리적 형태와는 매우 다른 형태를 취하기도 한다.[7] 인류는 피부의 초자연적인 의미를 숙고했

피부는 인생이다

다. 그 중대한 내용을 간략히 이해하는 데 세 명의 프랑스 철학자가
도움을 줄 것이다.

뛰어난 심리분석가인 디디에 앙지외Didier Anzieu는 일생 대부분의
시간을 바쳐 '피부 자아'라는 개념을 연구했다. 그는 인체의 표면이
마음의 기능에 중요한 부분을 차지한다고 주장했다. 앙지외는 우리
가 둘러싸여 있다고 상상하는 상징적 피부를 말로 표현하고자 노
력했다. 실제로 우리는 누구나 인체 피부가 몸을 감싸고 있는 것처
럼 일종의 정신적 막과 같은 피부가 정신적 구성 요소를 둘러싸고
있다고 생각한다. 앙지외는 지그문트 프로이트의 자아 개념을 토대
로 피부 자아란 "어린아이의 자아가 발달 초기에 만들어 내는 정신
적 이미지로, 인체 표면의 경험이 바탕이 된 심리적 구성 요소가 포
함되어 있는 자아"라고 설명했다.[8] 이와 같은 추상적 개념에는 인체
피부의 기능이 반영되어 있다. 즉, 피부 자아에는 우리의 생각과 감
정이 포함되며 다른 생각이나 자아에게서 우리를 보호하고 세상과
소통하는 동시에 성적인 감정을 일으키고 개개인을 구분한다. 아기
는 피부로 둘러싸인 자기 몸이 어디에 있는지 거의 인지하지 못하
고 어디까지가 자신의 몸인지, 어디서부터 다른 사람의 몸인지 알
지 못한다. 그래서 엄마의 피부가 자기 몸의 일부라고 느끼는 경우
도 많다. 그러다 발달이 진행되면 자기 자신의 피부에 담겨 있다는
생각이 형성되고 이를 통해 개인 특질과 개성이 생겨난다. 그러므
로 아기가 피부 자아를 획득하는 것은 피부의 신체감각으로 자신
의 심리적 구조를 이해할 수 있게 되는 것과 같다. '지금 이 접촉은

악의적인가, 호의적인가?' 같은 의미를 해석할 수 있게 되면 아이는 신체 피부와 정신적 피부를 모두 갖게 된다. 앙지외는 피부 자아는 이 같은 포괄 기능과 함께 보호하고 새기는 두 가지 추가 기능도 발휘한다고 보았다. 피부 자아는 먼저 우리를 다른 사람과 다른 개개인으로 규정한 후 이 개성을 타인에게 전하는 역할을 한다.

과학적이기보다는 추상적인 면이 강한 피부 자아 개념은 다양한 성격장애와 연관성이 있다는 점에서 특히 흥미롭다. 피부 자아에 병이 드는 것은 곧 자아가 병드는 것으로 볼 수 있다. 자기애성 성격장애의 경우 정신적 외피가 병리학적으로 두꺼워진 결과로 해석할 수 있다. 스스로에게 도취된 사람들은 이 두꺼운 벽처럼 형성된 피부 자아 탓에 누구도 자신을 이길 수 없을 만큼 우월하다고 느끼지만 동시에 다른 사람에게 공감하고 상대를 '느끼는' 기능은 감소한다. 실제로 자기애성 성격장애를 앓는 사람들은 '무감각하다'고 묘사되는 경우가 많은데 이는 피부 자아의 표피가 두툼함을 잘 나타낸다. 반대로 경계선 성격장애로도 알려진 정서가 불안정한 성격장애의 경우 피부 자아가 약해지고 부서지고 파괴되어 혼란스러운 정체성과 버려질 수 있다는 두려움, 불안정한 정서 반응이 나타난다. 앙지외는 경계선 성격장애의 피부 자아를 '껍질이 깨져 흰자가 다 빠져나간 달걀'에 비유했다. 가상의 표면이 망가지면 몸의 피부에도 그 영향이 나타날 수 있고 실제로 경계선 성격장애는 자해와 신체 훼손으로 이어지는 경우가 많다.

공간을 나누는 피부의 기능은 현대 철학에도 영향을 주었다. 피부는 우리의 신체와 정신적 자아가 모두 담긴 집과 같다. 따라서 피부는 바깥세상을 차단하는 벽인 동시에 외부 세계를 안으로 들이는 창문이 된다. 가스통 바슐라르Gaston Bachelard의 중요한 저서『공간의 시학The Poetics of Space』에 이런 이원적 기능이 멋지게 묘사되어 있다.

존재의 표면, 드러나기를 원하면서도 숨기고 싶어 하는 그곳에서는 열리고 닫히는 움직임이 수도 없이 일어나고 그 흐름이 정반대가 되는 경우도 너무나 빈번하며 망설임도 가득하다. 그래서 우리는 이렇게 정리할 수 있다. 인간은 반쯤 열린 존재라고.[9]

세 번째로 소개할 프랑스 철학자는 철학적인 피부의 개념에서 한 걸음 더 깊이 들어가 사회적 영향력이 인체와 정체성에 어떤 영향을 주는지 설명한 미셸 푸코Michel Foucault다. 푸코는 우리 인체의 피부가 개인적 수준에서 그리고 사회적 수준에서 모두 우리 존재와 깊이 연관되어 있다는 사실을 깨달았다. 그리고 보톡스나 보디아트 등 피부의 겉모습을 의도적으로 바꾸는 것은 '자기 기술'이라고 주장했다.[10] 우리는 '행복과 순수성, 완벽성, 불변성을 특정한 상태로 만들기 위해' 몸을 변화시킨다. 피부가 바뀌면 우리 자체가 바뀌는 것이다.

이와 같은 철학적인 생각을 감안하면 피부가 신체의 한 부분일 뿐만 아니라 상상과 환상적인 개념이기도 하다는 사실을 부정하기 힘들다. 피부를 책에 비유하여 한 사람의 인생이 연대기처럼 담겨 있다고 보는 것도 자주 접할 수 있는 은유 중 하나다. 피부색과 흉터, 주름이 우리 역사가 기록된 양피지 같다는 느낌은 우리 모두가 어느 정도 받는다. 하지만 모든 역사가 지워지지 않는 잉크로 기록되는 것은 아니다. 피부는 팔림프세스트, 즉 기록자인 우리가 예전에 쓴 것을 직접 지우고 다시 쓰고 또 새롭게 고쳐 쓸 수 있는 양피지와 같다. 피부라는 표면에 적힌 이야기는 혈통과 나이, 건강, 질병이 그대로 드러나므로 부분적으로는 전기 같기도 하다. 얼굴이 붉어지고 땀을 흘리면서 감추어 둔 비밀이 흘러나오기도 한다. 인간은 이에 아랑곳하지 않고 이야기를 바꾸려고 노력한다. 서구 사회에서 비교적 최근에 이상적인 피부로 인식되기 시작한 '건강해 보이는 가무잡잡한 피부'부터 세계 다른 지역에서 피부 미백의 인기가 기하급수적으로 늘어나는 현상에서도 나타나듯이 피부색을 바꾸려는 시도도 이어진다. 피부에 '나이가 드러난다'는 사실에는 피부가 숨기고 싶은 비밀을 간직할 수 있는 곳이라는 의미가 담겨 있다. '노화 방지'라는 문구를 보고 가장 먼저 떠올리는 것도 피부다. 또한 인류는 피부를 무언가로 감싸고 피부에 그림을 그리고 영구적인 흔적을 남기는 등 피부를 자서전으로 활용한다. 자신이 어떤 존재이고 어떤 존재가 되고 싶은지 나타내는 가장 친숙한 방법도 피부를 활용하는 것이다. 피부가 우리의 과거와 현재를 알려 준다는 개념이 손 피부에 생긴 금이며 이것이 그 사람의 미래를 내다보는 손금 읽기로 이어진 것도 당연한 결과인지 모른다. 손금은 미래를 예상하기 위한 방법으로 오래전부터 어디에서나 인기를 끌었

피부는 인생이다

다(전적으로 비과학적 방법임에도 불구하고). 모든 종류의 소통 방식이 박해의 수단이 된 것처럼 인류는 피부로 전달되는 타인의 이야기 역시 통제를 시도해 왔다.

지난 역사를 되돌아 보면 피부가 '책'이라는 개념이 은유의 경계를 넘어 끔찍한 현실이 된 사례를 놀라울 정도로 빈번하게 찾을 수 있다. 에든버러의 왕립 외과대학을 찾아가 거대한 본관 건물인 '외과 박물관'에 들렀을 때 진열장 뒤에 놓인 멋진 수첩 하나가 내 눈을 사로잡았다. 어느 저명한 외과의사의 물건이겠거니 생각하면서 몸을 가까이 기울여 진한 갈색의 가죽 수첩을 살펴보니 표지에 적힌 흐릿한 글자가 보였다. '버크의 피부 수첩'이라고 적혀 있었다.

1828년 에든버러에는 시체가 부족했다. 현대 수술법이 등장하면서 알렉산더 몬로Alexander Monro 교수와 유명한 스코틀랜드 출신 해부학자 로버트 녹스Robert Knox 박사를 중심으로 세계적인 해부학 강의의 중심지가 된 것이다. 묘지 도굴범을 잡기 위한 국가 차원의 대대적인 단속이 시행된 후 이제 막 외과의사가 된 사람들이 꼭 필요한 기술을 배우려면 확보해야 하는 시신의 수요가 공급 가능한 수준을 훌쩍 뛰어넘었다. 윌리엄 헤어William Hare는 하숙생 중 한 명이 수종증으로 세상을 떠나자 친구 윌리엄 버크William Burke의 도움으로 시신을 녹스에게 넘기고 망인에게 받지 못한 방값을 채우기로 결심했다. 녹스가 시신을 가져가는 대가로 7파운드나 내겠다고 한 데다(현재 가치로 700파운드가 넘는 돈이었다) 녹스의 조수 중 한 사람이 '혹시 시신이 더 생기면 꼭 연락을 달라'고 이야기하자 버크와

헤어는 뭔가 굉장한 일에 발을 들였음을 깨닫는다.[11] 이후 수개월에 걸쳐 두 사람은 열여섯 명을 살해해 녹스 박사에게 제공했다. 버크는 1829년에 붙잡혀 2만 5,000명이 보는 앞에서 교수형에 처해졌다. 그리고 몬로 교수는 에든버러 의과대학의 해부학 강의실을 가득 메운 사람들 앞에서 버크의 시신을 해부했다. 인피 제본이라는 절차에 따라 벗겨진 버크의 피부는 무두질을 거쳐 오늘날까지도 볼 수 있는 그 수첩으로 만들어졌다.[12] 현재까지 사람의 피부로 만들어진 책은 전 세계에 열일곱 권이 있다고 알려지며 검사를 기다리는 후보도 많다. 인체의 경계에 해당하는 피부는 안쪽과 바깥쪽이 모두 존재한다. 피부를 우리 삶의 이야기가 담긴 책에 비유하는데, 어떤 의미에서는 피부가 그 책의 표지가 되기도 한다.

마지막으로 살펴볼 주제는 피부가 신체의 일부분을 초월하는 의미로 가장 흔히 비유되는 영역인 일상적인 언어다. 영어에서 'thick skinned(피부가 두껍다, 무신경하다)'나 'get under your skin(신경을 긁다)'는 표현에는 인체의 경계를 이루는 피부의 특성이 반영되어 있다. 'I'm touched(감동받았어)' 'You've hurt my feelings(기분 나쁘네)'와 같은 표현은 피부로 느끼는 감각이 기분까지 미치는 영향력을 보여준다. 또 'callous(무감각하다)'(피부에 굳은살이 생겼다는 의미도 있다―옮긴이) 'tactless(요령이 없다)'(tact에는 감촉, 촉감이라는 뜻도 있다―옮긴이)는 타인의 기분을 '느끼지 못하는' 사람을 묘사할 때 사용된다. 피부로 전해지는 이야기를 일시적으로 바꿀 수 있는 '화장make up' 역시 놀라

피부는 인생이다

울 정도로 심오한 의미가 담겨 있다. 가장 바깥에 드러나는 겉모습은 우리가 변화시킬 수 있는 부분이고 이 영역을 바꾸는 것으로 자기 자신을 만들어 낼 수 있기 때문이다. 대부분의 언어에서 흔히 활용되는 피부와 관련된 표현들은 피부라는 인체 기관에 내포된 아주 독특하고 지극히 인간적인 특징을 담고 있다. 'skin deep(얄팍한, 피상적인)'처럼 피부를 겉을 감싼 포장의 의미로 반영한 관용어에서는 반대로 피부가 피상적이고 시시하다는 의미로 쓰인다. 그러나 피부에 관한 대부분의 표현은 우리 자신의 존재 중심에 자리한 피부의 의미가 그대로 담겨 있다. 'saving one's skin(위기를 모면하다)' 'comfortable in one's own skin(스스로에게 만족하다)' 'get into/under/ jumping out of one's skin(~의 입장이 되다/괴롭히다/좋은 의미로 놀라서 펄쩍 뛰다)' 모두 그런 예에 해당된다. 프랑스어의 'vouloir la peau(직역하면 '피부를 원하다'라는 뜻이며 목숨을 빼앗는다는 의미)', 이탈리아어 표현인 'salvare la pelle(원뜻은 피부를 구한다는 의미로 위기를 피했다는 뜻)' 역시 피부가 존재의 중심이 된다고 보는 인식이 보편적임을 보여 준다. 이런 표현에서 '피부'라는 단어는 곧 한 사람의 자아를 의미한다. 피부가 별것 아닌 시시한 것인 동시에 모든 것을 의미하는 역설적인 활용에는 우리가 몸 가장 바깥쪽을 이루는 이 기관과 맺는 팽팽한 관계와 인간의 특성이 모두 담겨 있다.

피부는 신체의 한 부분에 그치지 않고 하나의 개념이 되기도 한다. 우리가 피부를 우리 일부분에 포함시키려고 애쓰는 것과 마찬가지로 피부가 나타내는 의미는 인류 역사에서 늘 우리 삶에 깊은 영향을 발휘해 왔다. 오랫동안 인체의 외피로만 여겨지며 주목받지 못한 채 '주요' 의학에서는 아예 제거되어 에코르세 조각이 등장하기도 했지만 피부를 더 깊이 들여다볼수록 부수적 기관 정도로 여겨지던 피부야말로 우리를 인간답게 만드는 핵심임을 깨닫게 된다. 피부는 바로 우리 자신이다.

피부는 인생이다

**여드름** 공식적인 용어는 보통 여드름$^{acne\ vulgaris}$('보통'을 의미하는 라틴어 'vulgaris'에서 유래)이다. 다양한 종류의 발진(뾰루지, 농포, 결절)과 피부 염증이 특징적으로 나타나는 피부 상태를 가리킨다. 유전적 특징, 호르몬, 환경 요인 등이 복합적으로 작용하여 발생한다. 눈에 잘 띄고 인격이 형성되는 청소년기에 급증하는 경우가 많으며 이로 인해 쉽게 간과되는 심리적, 사회적 영향을 동반한다.

**무지문증** 거의 사라진 아주 희귀한 유전질환. 전 세계적으로 총 다섯 가족에게서만 나타난다. 지문이 완전히 사라지는 병이다. 스위스 여성이 미국 입국을 거부당한 후 피부과 전문의가 무지문증이라는 사실을 확인한 사례가 있어 '입국 지연병'으로도 불렸다.

**지방세포** 지방이 포함된 세포. 진피 바로 아래에서 다량 발견된다. 인체의 귀중한 에너지 저장고다.

**최종 당화산물**$^{AGEs}$ 당 분자와 결합되어 변형된 단백질과 지질. 영어 두문자어 AGE는 제2형 당뇨, 심장질환 등 노화$^{age}$와 관련된 여러 질환과 관련된 물질이라는 점과 절묘하게 어울린다.

**알파하이드록시산** 피부 각질 제거에 많이 사용되는 여러 물질을 통칭한다(젖산, 구연산 등). 표피 가장 바깥층의 세포 결합을 약화해 쉽게 벗겨지도록 한다.

**이질통** 통증 역치가 낮아진 인체 조직의 부위에서 느끼는 감각. 조직이 손상되거나 염증이 발생하여 나타나는 경우가 많다. 햇볕에 등 피부가 심하게 탄 상태에서 셔츠를 입을 때 느껴지는 통증을 떠올려 보라.

**인피 제본** 사람의 피부로 책을 만드는 끔찍한 과정을 고상하게 나타낸 표현.

**항산화 물질** 화학적 반응성이 높고 조직을 손상하는 자유라디칼이 생성되는 화학반응인 산화작용을 억제하는 분자. 과학계에서는 항산화 물질이 실제로 질병을 예방할 수 있는지에 관한 논쟁이 뜨겁게 이어지고 있다.

**아포크린샘** 겨드랑이, 사타구니, 유두에 위치한 땀샘. 단백질과 지방, 페로몬 함량이 높은 기름이 분비된다. 에크린샘과 달리 아드레날린의 작용에 의해 땀이 짧은 시간 동안 다량 분비된다. 겁이 날 때, 성적으로 흥분될 때 등 정서적인 이유로 흘리는 땀이 만들어지는 곳이다.

**고세균** 알려진 정보가 거의 없으나 어디에나 편재하는 미생물. 형태는 세균과 흡사하나 유전학적으로 완전히 다르다. 지구와 인체에서 이루어지는 질소와 탄소의 순환에 기여한다. 인체에 질병을 유발하지는 않는 것으로 알려진다.

**입모근** 모낭에 붙어 있는 아주 작은 근육. 수축하면 털끝이 선다.

**아토피피부염** '습진' 참고.

**자율신경계** 장의 움직임, 투쟁-도피 반응의 촉진 등 무의식중에 인체 내부 장기에 영향을 주는 신경계.

**B세포** 외인성 분자에 맞설 항체를 만들어 내는 면역 세포. 림프절에 머물다가 인체에 침입한 병원균을 삼키고 삼킨 병원균의 에피토프(일종의 세균 바코드)를 표면에 드러낸다. 림프절의 T세포가 B세포 표면에 나타난 에피토프를 인식하고 B세포에 신호를 보내면 '형질세포'로 그 신호가 다시 전달된다. 항체 공장이라 할 수 있는 형질세포에서는 해당 병원균을 표적으로 삼는 항체가 만들어진다.

**기저세포암** 가장 흔하지만 위험성은 가장 낮은 피부암의 한 종류. 일반적으로 햇볕에 노출된 피부 부위에 반질반질한 돌기가 나타난다.

피부는 인생이다

**바실루스 올레로니우스** 모낭충을 비롯해 진드기나 흰개미 내부에 서식하는 세균. 사람의 피부에서 진드기나 흰개미가 죽을 경우 바실루스 올레로니우스가 방출되고 피부에 면역반응을 유발하여 주사성 여드름<sup>acne rosacea</sup>으로 나타난다.

**베타 엔도르핀** 체내에서 분비되어 아편과 동일한 수용체에 결합하는 분자. 기쁨, 보상 행동, 중독과 밀접한 관련이 있다.

**빌리루빈** 적혈구가 분해될 때 생성되는 노란색 분자. 황달에 걸리면 피부색이 노랗게 변하는 원인으로 많이 알려져 있으나 피부에 멍이 들었을 때 며칠 후 노르스름해지는 것으로 빌리루빈의 존재를 흔히 확인할 수 있다.

**B형 나트륨 이뇨펩타이드** 명칭과 달리 기능이 대부분 혈액에서 발휘되는 호르몬. 말초혈관을 확장해 혈압을 떨어뜨리는 기능이 가장 많이 연구됐다.

**카로티노이드** 식물, 조류, 세균에서 발견되는 색소. 빨간색과 주황색, 노란색을 낸다. 건강에 여러 가지 좋은 영향을 준다. 건강하고 균형 잡힌 식생활을 위해서는 형형색색의 과일과 채소가 반드시 식단에 포함되어야 한다.

**카테킨** 식물에서 발견되는 화학물질. 특히 녹차와 코코아에 가장 많이 함유되어 있다. 실험 환경에서 항산화, 항염증, 항암 작용이 있는 것으로 나타났으나 인체 질병 예방에 효과가 있는지에 관한 증거는 아직 엇갈린다.

**소뇌** 뇌 아랫부분에 자리하며 자발적인 운동과 균형 감각, 협응 등 인체의 운동 기능에 중요한 역할을 한다.

**클로스트리듐 디피실리 감염** 위장관에 발생하는 감염. 복부 통증, 묽은 설사 증상이 나타나며 장의 극심한 팽창, 천공을 유발할 수 있고 치명적인 패혈증으로 이어질 가능성도 있다. 감염 시 반드시 병원 치료를 받아야 한다. 감염자의 대변을 통해 클로스트리듐 디피실리 세균 포자가 방출되어 병이 확산될 수 있다. 의료 보건 시설에서 손 씻기와 청결한 환경, 항생제 관리 캠페인이 실시되는 주된 동력이기도 하다.

**셀리악병(만성 소화 장애증)** 인체 면역계가 글루텐에 반응하여 장 점막이 손상되고 그로 인해 음식물 흡수 장애, 설사가 발생하는 자가면역질환. 현시점에서는 글루텐을 섭취하지 않는 것이 유일한 치료법이다.

**콜라겐** 인체에 가장 많은 단백질. 대부분의 조직에서 구조적인 틀을 형성한다. 콜라겐 중에서도 가장 흔한 1형 콜라겐은 진피에서 밧줄 같은 형태의 거대한 섬유질을 형성하여 인체 피부의 구조를 이룬다.

**편리공생** 생물학적인 관계 중 한쪽은 이익을 얻지만 다른 한쪽은 얻는 것, 해를 입는 것도 없는 관계.

**선천성 무통각증** 신체 통증을 느끼지 못하는 희귀 유전질환. 감각 기능 자체는 온전해서 거칠거나 매끄러운 느낌, 뜨거운 것과 차가운 것은 느낄 수 있다. 통증을 감지하는 신경의 나트륨 이온 통로에 돌연변이가 발생하여 말초 부위에서 시작된 통증 신호가 뇌까지 전달되지 않는 것이 한 가지 원인이다.

**딱지성 옴(노르웨이 옴)** 옴진드기가 노인 등 면역 기능이 약화된 사람의 피부에서 대폭 늘어나 옴이 극심한 상태에 이른 것. 이 상태에 이른 환자는 옴진드기가 수천 마리 존재할 수 있고 감염성도 굉장히 높다.

**사이토카인** 체내 세포 간 메신저 역할을 하는 작은 단백질. 인체 면역계에서 특히 중요한 기능을 한다. 자가면역질환의 치료법으로 염증성 사이토카인을 표적으로 하는 놀라운 새 치료법들이 등장하면서 건선과 크론병, 류머티즘성관절염, 다발성경화증의 치료 기술이 혁신적으로 발전하고 있다.

**피부 분절** 동일한 하나의 신경을 통해 감각이 척추로 전달되는 피부 부위. 머리끝부터 발끝까지 총 서른 개의 피부 분절이 존재한다.

**진피** 표피 아래, 피하조직(피부밑 조직) 위에 자리한 피부층. 피부와 인체에 필요한 무수한 기능을 수행한다. chapter 1에 진피의 놀라운 기능들이 나와 있다.

피부는 인생이다

**에크린샘** 피부 표면 전체에서 발견되는 가장 일반적인 형태의 땀샘. 체온이 상승하면 땀이 분비된다. 단, 손바닥과 발바닥의 땀샘에서는 정서적으로 고조될 때 땀이 예외적으로 분비된다.

**에코르셰** 피부 없이 인체를 묘사한 것.

**습진** 아토피피부염 대신 많이 사용되는 용어로 피부에 만성적 가려움증이 나타나는 질병이다. 다양하고 복잡한 원인으로 발생하며 크게 피부 방어막 기능 저하와 면역 기능 조절 이상으로 요약할 수 있다. 두 가지 문제 모두 가려움증을 유발하고 그로 인해 피부를 긁다가 고통을 느끼는 악순환으로 이어진다.

**표피** 피부의 가장 바깥쪽에 자리한 층. 인체 방어막으로서 피부의 기능 대부분을 수행한다.

**수포성 표피박리증** 여러 가지 유전적 이상으로 피부에 물집이 쉽게 잡히는 질환. 현재까지 알려진 치료법은 없으나 2017년 유전학적으로 변형된 피부를 이식하는 치료가 성공적으로 완료되어 앞으로 변화가 예상된다.

**후생유전학** 유전암호는 바뀌지 않고 유전자의 발현에만 발생하는 변화를 연구하는 학문. 기본적으로 유전자가 어떻게 발현되는지 또는 발현되지 않는지를 연구한다.

**에피토프** 면역계가 인식하는 항원의 일부분(항체와 결합할 수 있는 모든 구조적 요소). 체내로 유입된 미생물의 특이적 바코드로 면역계가 이를 통해 외인성 병원균의 존재를 알게 된다.

**엘라스틴** 신축성이 있어서 피부가 눌리거나 늘어난 후 다시 원래 형태로 되돌아가도록 하는 단백질.

**장독소 B** 황색 포도상구균에서 생성되는 강력한 독소. 인체에 염증 반응을 유발하여 피부염, 식중독으로 이어질 수 있다. 경우에 따라 치명적인 독성 쇼크 증후군의 원인이 된다.

**엑스폴리아틴** 황색 포도상구균에서 만들어지는 또 다른 독소. 피부의 특정한 결합 단백질을 분해하여 피부를 손상하므로 그 틈으로 세균이 유입되는 원인이 된다.

**세포외 기질** 인체 세포를 구조적으로, 생화학적으로 연결시키는 다양한 분자들로 구성된 그물 구조.

**외인성 노화** 햇빛, 식생활, 흡연, 공기 오염 등 외적인 요인으로 인한 피부 노화.

**섬유모세포** 진피에서 필수 구조단백질인 콜라겐과 엘라스틴, 기타 세포외 기질의 기능에 중요한 역할을 하는 분자를 만드는 세포.

**섬유증** 연결 조직이 과도하게 형성되는 것. 상처가 원인인 경우 흉터가 된다.

**필라그린** 표피의 방어막 기능이 제대로 발휘되려면 반드시 필요한 단백질. 습진 환자의 최소 절반은 필라그린이 암호화된 유전자에 돌연변이가 발생했다는 사실이 최근 밝혀졌다.

**푸로쿠마린** 야생 셀러리(나사말), 전호 등 특정 식물에서 자연적으로 생성되는 분자. 피부 세포가 자외선에 노출되면 DNA를 손상한다. 즉, 피부가 푸로쿠마린에 닿은 후 햇볕에 노출되면 극심한 염증이 발생하고 물집이 잡힌다. 식물이 동물로부터 스스로를 방어하기 위해 생겨난 기능일 가능성이 높다.

**평활 피부** 털이 없는 피부. 대부분 손바닥과 발바닥을 가리킨다.

**글루타민** 여러 단백질의 필수적인 구성단위가 되는 아미노산. 그 밖에도 세포 에너지 생산, 인체 질소와 암모니아 주기 조절 등 다양한 기능에 활용된다.

**혈당지수** 탄수화물이 함유된 식품이 혈당 농도에 얼마나 빨리 영향을 줄 수 있는지

피부는 인생이다

나타내는 시스템. 예를 들어 가당 음료와 흰 빵은 혈당지수가 높고 채소와 곡류는 혈당지수가 낮다. 음식이 조리와 가공을 거치면 혈당지수가 높아지는 경우가 많다.

**글리코사미노글리칸** 세포와 기질의 바닥 부분에 자리한 기질. 세포와 기질의 형태를 유지하고 여러 세포와 분자가 주변을 이동할 수 있도록 한다. 단순한 기질에 그치지 않고 피부의 치유와 염증, 상처 회복에 능동적으로 활용된다.

**뱀비늘증** 치명적인 희귀 유전질환으로 피부가 딱딱해지고 갈라진다. 이 질환을 통해 피부의 인체 방어막 기능이 생존에 얼마나 중요한지 정확히 이해할 수 있다.

**HEV** 고에너지 가시광선. 가시스펙트럼 내에서 에너지 파장이 가장 큰 광선. 주로 청색과 보라색이 해당된다.

**HIFs** 저산소증 유도인자. 산소 농도가 줄면 DNA 발현 속도를 변화시키는 단백질.

**히스타민** 크기는 매우 작지만 큰 한 방과도 같은 영향력을 발휘하는 물질. 비만세포에서 히스타민이 분비되면 가려움증, 혈관 확장과 그로 인해 피부가 붉어지는 변화, 열감, 피부 붓기 등 염증과 알레르기로 나타나는 여러 증상이 발생한다. 경우에 따라 전신 혈압이 감소한다. 재채기와 코 분비물 증가도 유발한다.

**위생 가설** 현대에 접어들어 환경이 깨끗해지면서 아동기의 미생물과 감염성 질환 노출이 감소하여 면역 체계의 정상 발달이 저해된다고 보는 이론. 충분한 근거로 뒷받침되는 이론으로 전 세계적으로, 특히 선진국에서 알레르기가 증가 추세인 이유가 될 수 있다.

**과각화증** 표피 바깥층에 케라틴이 과도하게 형성되는 질환.

**피하조직** 피부밑 조직으로도 불린다. 진피 바로 아래에 위치하며 대부분 지방세포와 콜라겐으로 구성된 섬유성 띠로 이루어진다. 보통 피부층의 한 부분으로는 보지 않는다.

**시상하부** 아몬드 한 알 크기 정도 되는 뇌의 한 부분으로 여러 가지 복합적인 기능을 수행한다. 뇌와 인체 호르몬계를 잇는 주된 연결 고리이며 피부와의 관련성은 인체 체온조절기와 생체 주기를 조절하는 중심 시계 기능에서 확인할 수 있다. 마음의 두려움과 스트레스가 인체에 나타나는 영향으로 이어지는 과정에서 핵심적인 다리 역할을 한다.

**면역관용** 면역계가 특정 조직이나 물질에 반응하지 않는 기전. 면역계가 '자기 몸'의 조직은 공격하지 않도록 한다는 점에서 매우 중요하다. 면역관용이 제대로 나타나지 않으면 자가면역질환이 발생하는 경우가 많다.

**선천성 림프구** 최근에 발견된 면역 세포의 한 계통. 감염성 유기체에 신속하게 반응하고 피부, 장, 기도에서 이루어지는 가장 1차적인 면역반응을 조절한다.

**내인성 노화** 시간의 흐름에 따라 진행되는 노화. 시간이 지나면서 피부에서 자연적으로 이루어지는 노화를 의미한다. 스무 살 이후부터 진피의 콜라겐이 점진적으로 줄어드는 것으로 가장 두드러지게 나타난다.

**체외**in vitro, 시험관 '유리 안에서'라는 의미가 담겨 있다. 시험관과 접시 등 실험실에서 살아 있는 생물체의 외부에 실시되는 과학 실험을 가리킨다.

**생체 내부**in vivo '생물 내부'를 의미한다. 살아 있는 생물 전체를 활용한 과학 실험을 가리킨다.

**캥거루 케어** 신생아와 엄마(또는 다른 양육자)가 서로 피부를 접촉하는 것.

**케라틴** 사람의 피부를 비롯해 털, 손톱, 발톱, 뿔 등 몸 바깥층을 구성하는 강한 섬유성 단백질.

**각질형성 세포** 표피를 구성하는 주된 세포. 케라틴 단백질을 만들어 낸다.

피부는 인생이다

**랑게르한스 세포** 표피 내부에 자리한 면역 세포. 미생물의 일부를 삼키고 처리하여 면역계의 주효 세포가 인식할 수 있도록 드러낸다.

**리슈만편모충증** 기생충인 리슈마니아가 원인인 질병. 모래파리를 통해 확산된다. 피부에 리슈만편모충증이 발생하면 넓적하고 얕은 궤양이 발생한다.

**대식세포** '대식가'라는 뜻의 고대 그리스어에서 유래했다. 면역 세포의 일종으로 몸 전체에서 발견되며 미생물이나 미생물 잔해의 일부를 집어삼켜 소화한 뒤 해당 미생물에 관한 정보를 면역 세포에게 전달한다. 침입체를 직접 파괴하기도 한다.

**주 조직적합성 복합체** 세포 표면에 존재하는 단백질 그룹. 외인성 미생물의 일부분을 다른 면역 세포가 인식하도록 한다. 사람마다 MHC의 구성이 제각기 다르므로 장기 이식 등 특정인의 조직이 다른 사람과 얼마나 일치하는지(적합성, 고대 그리스어로는 'histo') 알 수 있는 기준이 된다.

**말라세지아** 균류의 일종으로 포유류 피부에서 흔히 발견된다.

**세포외 기질 금속 함유 단백질가수분해효소** 세포외 기질에 포함된 단백질을 분해하는 효소.

**기계적 감각 수용체** 피부에 발생한 기계적 변형이나 압력 정보를 뇌에 제공하는 감각 수용체.

**흑색종** 표피의 멜라닌세포에서 발생하는 피부암. 피부암 가운데 가장 위험한 종류에 해당한다. 일반적으로 'ABCDE'로 요약되는 외양적 특징이 나타나지만 '무색소성 흑색종'처럼 분홍색과 붉은색이 나타나는 비정형적인 경우도 있다.

**미생물군** 인체 내부와 표면에 존재하는 수조 마리의 미생물 집단. 피부 미생물군, 장 미생물군처럼 인체 표면과 장기에 따라 구분할 수 있다.

**공생** 종이 다른 두 생물이 서로에게 득이 되는 방식으로 상호작용을 하는 것.

**심근염** 심근에 염증이 생기는 것. 거의 대부분 바이러스 감염이 원인이나 세균 감염, 자가면역질환으로도 발생할 수 있다. 흉통, 두근거림, 발열 증상이 나타나는 경우가 많다. 주로 증상을 치료하는 방식의 치료법이 적용된다.

**나바호족** 미국 애리조나주와 뉴멕시코주, 콜로라도주, 유타주 네 지역에 주로 살고 있는 북미 원주민.

**신경병증 통증** 신경이 손상되어 비정상적인 신경 활성과 통증 신호가 뇌에 전달되면서 발생하는 통증. 중추신경계 내에 신경병증 통증이 발생하면 척추나 뇌에서 세포 또는 분자 수준의 변화가 나타날 수 있다.

**NHS** 영국국민건강서비스. 공공 기금으로 운영되는 영국의 의료 보건 시스템이나 네 지역에서 각각 따로 운영된다. 1948년 '서비스가 필요한 시점에 무료로 이용할 수 있도록' 마련되었다. 현재도 대부분의 서비스가 그와 같은 목표에 맞게 제공된다.

**이산화질소** 화석연료를 태우거나 담배를 피울 때 발생하는 물질(도시에서는 이산화질소가 발생하는 가장 주된 원인이 자동차다). 건강한 사람의 기도에 염증을 일으키고 호흡기 질환을 악화한다.

**통각 수용체** 통증으로 조직이 실제로 손상되었거나 손상될 가능성이 있음을 알려 주는 데 특화된 감각 수용체.

**영양유전학** 영양과 유전학의 상호작용, 특히 음식과 영양소에 따라 특정 유전자가 어떻게 반응하는지 연구하는 학문.

**회선 사상충증(강변 실명증)** 회선 사상충Onchocerca volvulus 감염으로 발생하는 질환. 특징 증상으로 극심한 가려움증과 시력 상실이 나타난다. 거의 대부분의 환자가 먹파리의 서식지인 사하라사막 이남의 아프리카 강변 지역에서 발생한다. 먹파리가 인체 피부를 물면 회선 사상충 유충이 진피와 피하조직에 유입된다. 그곳에서 성숙한 수 컷과 암컷 유충이 짝짓기 후 낳은 자충이 피부 위쪽으로 올라오면 먹파리가 발견하 고 집어삼킨다. 이렇게 먹파리에게 먹히는 것이 회선 사상충의 생애 주기 중 일부분 이나 먹파리에게 먹히지 못한 자충은 피부에서 그대로 목숨을 잃는다. 이때 회선 사 상충 내에 포함되어 있던 세균들이 피부로 방출된다. 그중 하나인 볼바키아<sup>Wolbachia</sup> 는 인체 피부에 극심한 염증 반응을 일으킨다.

**옥시토신** 출산 시 자궁 수축, 모유 수유 시 젖 분출 반사와 관련된 신경전달물질. 포 옹, 키스, 섹스로 분비가 촉진되고 그 결과 결합 행동에 영향을 준다는 점에서 사랑 호르몬으로도 잘 알려져 있다.

**병원균** 숙주에 병을 일으킬 수 있는 감염원.

**인지질분해효소** 인지질을 지방산과 다른 지질로 분해하는 효소. 최근 연구에서 면역 체계가 이런 효소 중 일부를 인식하고 그로 인해 염증 반응이 나타날 수 있는 것으로 밝혀졌다.

**광민감제** 조직을 손상하지 않지만 광원에 노출되면(산소가 있는 조건에서) 미생물, 암 성 조직 등 특정 구조를 손상할 수 있다.

**식물광선피부염** 자외선과 식물 유래 물질의 상호작용으로 발생하는 피부 염증.

**팔미토일펜타펩타이드** 화장품 연구와 생산에 사용되는 화학물질(특히 팔미토일펜타펩타 이드-4가 많이 사용된다). 피부의 지질층에 침투하여 진피에서 콜라겐과 같은 분자의 재생을 촉진한다.

**건선** 만성 염증성 피부질환. 붉고 건조하면서 경계가 뚜렷하고 가려운 플라크가 특 징적으로 발생한다. 피부 어느 부위든 영향을 받을 수 있으나 일반적으로 두피와 팔 꿈치, 무릎에 많이 나타난다.

**프로스타글란딘** 몸 전체에서 발견되는 지질. 다양한 기능을 수행하며 특히 혈관 팽창, 염증 반응과 관련이 있다.

**대상포진 후 신경통** 대상포진 후 수두 대상포진 바이러스에 의해 신경이 손상되어 발생하는 통증. '신경병증 통증' 참고.

**파이롤로부스 퓨마리** 해저 2,000미터 깊이의 섭씨 113도 환경에서 살아가는 고세균.

**조절 T세포** 체내 분자에 대한 면역반응을 억제하는 면역 세포. 자가면역질환을 방지한다.

**재귀열** 재귀열 보렐리아가 몸니로 인해 확산되어 발열, 두통, 피부 발진이 나타나는 질환.

**백선(버짐)** 다양한 균류로 인해 발생하는 피부감염. 붉고 가려운 둥근 형태의 발진이 나타난다. 의학 용어인 '백선'에 증상이 나타난 인체 부위가 합쳐져 병명이 된다. 예를 들어 두부 백선은 두피, 족부 백선(무좀)은 발에 증상이 나타났음을 의미한다. 영어 명칭은 'ringworm'이나 벌레worm와는 아무런 관련이 없다.

**장미증** 뾰루지가 동반된 붉은 발진이 나타나는 만성질환. 주로 코와 볼, 이마에 증상이 나타난다. 30세부터 50세 사이 백인에게서 많이 발생한다. 원인은 확실하게 밝혀지지 않았으나 면역 기능 이상과 모낭충, 햇볕 노출, 혈관 팽창, 유전적인 요소가 영향을 줄 가능성이 높다.

**옴** 속으로 파고드는 옴진드기로 인해 발생하는 발진. 극심한 가려움증이 동반된다. 살충제 성분이 함유된 크림을 피부 전체에 발라서 치료한다.

**조현병** 생각과 행동, 현실 지각 방식을 왜곡하는 만성 정신질환. 망상(잘못된 사실을 굳게 믿는 것)과 환각(목소리가 들린다고 하는 경우가 많다), 사회적 상호작용을 피하는 행동, 정서적 표현의 감소와 같은 증상이 나타난다. 영어로 조현병을 의미하는

피부는 인생이다

'schizophrenia'는 '생각이 분열되다'라는 뜻으로, 널리 오인되는 것과 같이 성격이 분리되는 것과는 상당히 다른 특성이다.

**지루피부염** 피지샘 밀도가 높은 얼굴, 두피 같은 피부 부위가 가렵고 얇게 벗겨지면서 붉게 변하는 질환. 말라세지아라는 효모가 과잉 증식하여 면역반응을 일으키고 그로 인해 염증 반응이 시작되는 것이 원인이다. 신생아의 머리에 지루피부염이 발생하면 '유아 지방관'으로도 불린다. 염증 없이 성인의 두피에 발생한 지루피부염은 비듬으로 불린다.

**피지** 여러 종류의 지방 분자가 포함된 기름진 물질로 옅은 노란색을 띤다. 피부에 윤활 작용을 하고 산성 환경과 방수 특성을 부여한다.

**셀레늄** 인체 기능과 생존에 소량이 반드시 필요한 필수 미세 영양소. 다양한 질병에 대비하기 위한 건강 보충제에 포함된 경우가 많지만 현시점에서는 질병 감소나 사망률 개선에 효과가 있다는 근거가 거의 확인되지 않았다.

**SIK 억제제** SIK(염 유도성 키나아제)는 멜라닌의 생성을 조절하는 단백질이다. SIK 억제제로 불리는 작은 분자는 이 단백질의 기능을 차단하여 피부 전체에 멜라닌 생성량을 높인다.

**거미 모반** 거미 혈관종으로도 알려진 거미 모반은 피부 아래쪽에서 여러 혈관이 한꺼번에 부풀어 오르는 질환이다. 정중앙에 붉은색 점이 있고 사방으로 가지가 뻗은 형태가 나타나므로 거미 자체보다는 거미줄과 흡사하다. 임신, 호르몬을 조절하는 피임, 간질환 등으로 인해 혈중 에스트로겐 농도가 높아지는 것이 원인이다.

**편평세포암** 기저세포암, 흑색종과 함께 가장 많이 발생하는 피부암 3종에 포함된다. 햇볕에 노출된 표면에 단단하고 껍질이 벗겨지는 궤양성 덩어리가 나타나는 경우가 많지만 형태는 굉장히 다양하다. 일광 노출이 주된 위험 요소이나 면역 기능이 억제된 경우 위험성이 크게 높아진다(실질 기관의 이식수술 후 면역억제제를 복용하는 사람들에게서 가장 두드러지게 나타난다).

**스타필로코쿠스 호미니스** 피부 표면에 서식하는 대체로 무해한 세균(체취에 악영향을 준다는 점을 제외하면). 면역 기능이 약화된 사람의 경우 일부 종류로 인한 감염증이 발생할 수 있다.

**포도구균성 열상 피부 증후군** 황색 포도상구균의 외독소로 인해 피부가 화상을 입은 것처럼 빨개지고 물집이 잡히는 질환. 해당 외독소는 피부 세포를 서로 연결하는 단백질인 데스모솜을 손상해 피부가 분리되고 벗겨지는 증상이 발생한다. 문제의 외독소에 대한 항체가 막 만들어지기 시작하는 5세 이하 어린이들 사이에서 가장 많이 나타난다. 항생제로 단시간에 효과적으로 치료할 수 있다.

**시냅스** 뉴런(신경세포)과 다른 뉴런을 잇는 연결 지점. 시냅스에서 신경전달물질로 불리는 분자를 통해 신호가 전달된다.

**T세포** 후천성 면역계를 구성하는 면역 세포. 특정 병원균을 표적으로 삼아서 반응한다. 병원균에 감염된 세포를 직접 사멸시키는 기능과 함께 다른 면역 세포에 화학적 신호를 보내서 공격에 동참하도록 하는 기능을 모두 수행한다.

**참호열** 발열, 두통, 피부 발진, 다리 통증이 단기간 지속되는 질환. 몸니로 전파되는 바르토넬라 퀸타나라는 세균 감염이 원인이다.

**트리메틸아민뇨증** 장 내부에서 음식이 분해되면서 생성되는 트리메틸아민이 분해되지 않는 희귀 유전질환. 이로 인해 체내 트리메틸아민 농도가 높아지고 땀과 호흡을 통해 방출되면서 극심한 생선 비린내를 유발한다.

**발진티푸스(특히 '유행성 발진티푸스')** 열, 두통, 피부 발진, 빛 민감 반응을 일으키고 경우에 따라 사망으로 이어질 수 있는 질환. 몸니로 확산되는 발진티푸스 리케차 감염이 원인이다.

**자외선** 파장이 가시광선보다 짧고 X선보다 긴 전자기 방사선. 태양에서 나오는 방사선의 약 10퍼센트가 자외선에 해당된다.

피부는 인생이다

**우루시올** 특정 식물에서 발견되는 기름진 분자. 덩굴옻나무가 가장 많이 알려져 있다. 인체 피부에 알레르기 반응을 유발한다.

**질액 바르기** 출산 후 산모의 질액을 제왕절개로 태어난 신생아의 피부 전체에 바르는 것. 갓 태어난 아기가 '자연적인' 미생물 집단에 노출되면 향후 발생할 수 있는 질병 위험을 줄일 수 있다는 아이디어에서 비롯됐다. 논리적인 개념으로 여겨지지만 2019년 초를 기준으로 질액 바르기가 장기적으로 건강에 영향을 준다는 명확한 근거는 확인된 것이 없다. B군 연쇄상구균이나 임질균, 트라코마 클라미디아Chlamydia trachomatis와 같은 성병 원인균, 단순 포진 바이러스와 같은 위험한 질 내 미생물이 신생아에 감염될 수 있다는 점도 고려해야 한다.

**매개체(벡터)** 질병 매개체란 감염성 병원균을 살아 있는 숙주에 전파시키는 것(살아 있거나 불활성 상태)을 가리킨다.

**비타민 D** 인체의 혈중 칼슘과 인의 균형을 유지하여 뼈를 튼튼하고 건강하게 지키는 데 중요한 기능을 하는 화학물질(비타민으로 불리지만 엄밀히 말하면 호르몬이다).

**백반증** 피부에 색소가 사라지고 뚜렷한 경계가 나타나는 질환. 정확한 원인은 밝혀지지 않았으나 면역 기능에 이상이 생겨 피부의 멜라닌세포(색소세포)가 파괴되는 것과 관련 가능성이 가장 높을 것으로 추정된다. 치료는 어려운 상황이다. 변색된 부위를 감추는 크림이나 국소 스테로이드, UV 광선치료, 피부 이식 등이 치료법으로 활용되고 있다.

**비트레오스실라 필리포르미스** 온천수에서 발견되는 무색 세균(vitreus는 '투명하다'는 뜻의 라틴어다). 얇은 실과 같은 형태를 띠며 표면 위를 미끄러지듯 이동한다.

**볼바키아** 곤충과 기생충에 감염되는 세균의 일종. 회선 사상충증(강변 실명증)과 림프 사상충증을 일으키는 원인균 내부에 서식한다. 과학계에서는 모기를 볼바키아에 감염시켜 열대질환인 뎅기열을 일으키는 뎅기 바이러스가 모기 내부에서 증식하지 못하도록 하는 방안을 연구 중이다. 볼바키아에 감염된 모기가 짝짓기를 하면 모기 개

체군 사이에 확산되어 열대 모기 전체가 뎅기열을 확산시키지 못하도록 하는 것이
연구의 목적이다.

이 책은 피부로 고통받거나 피부 문제가 고민인 전 세계 수백만 명에게 바친다. 그런 분들이 내게 자신의 이야기를 기꺼이 들려주었고 인간으로 살아가면서 느끼는 절망과 기쁨을 가르쳐 주었다. 그분들이 없었다면 이 책은 건강 정보가 담긴 엉성한 안내 책자에 그쳤을 것이다.

나는 아주 어릴 때부터 과학과 의학에 관한 책을 쓰고 싶었다. 그래서 이 꿈이 이루어질 수 있게 해 준 모든 분들께 감사하고 싶다. 먼저 트랜스월드 출판사의 지칠 줄 모르는 편집자 안드레아 헨리Andrea Henry, 날 이끌어 주고 열심히 애써 준 그로브 애틀랜틱 출판사의 조지 깁슨Geroge Gibson에게 큰 빚을 졌다. 훌륭한 일을 해낸 트랜스월드 출판 팀 필 로드Phil Lord, 톰 힐Tom Hill, 케이트 사마노Kate Samano, 리처드 셰일러Richard Shailer, 알렉스 뉴비Alex Newby, 더그 영Doug Young에게도 감사드린다.

나의 뛰어난 에이전트 찰리 비니Charlie Viney는 제안서를 쓰던 가장 첫 단계부터 지혜와 믿음으로 나를 도와주었다.

훌륭한 자선단체와 기관에서 여행과 연구 지원금을 제공해 주지 않았다면 이 책은 아예 시작도 하지 못했을 것이다. 영국피부과학회, 세이저 상Thesiger Award 위원회, 리처드 사이크스Richard Sykes와 월섬 세인트 로렌스Waltham St Lawrence의 자선단체, 세인트 프랜시스 나병 조합St Francis Leprosy Guild, EMMS 인터내셔널EMMS International, 코히마 교육재단Kohima Educational Trust에 감사드린다.

알렉사 쉽먼Alexa Shipman, 사자드 라파Sajjad Rajpar, 제임스 할펀James Halpern, 설링 추아Ser-Ling Chua, 톰 툴Tom Tull, 메리 글로버Mary Glover, 크리스 벙커Chris Bunker, 테렌스 라이언Terence Ryan 등 버밍엄과 옥스퍼드, 런던에서 활동 중인 여러 피부과 전문의, 의사들은 끈기 있게 나를 가르쳐 주고 조언해 주고 영감을 주었다. 영국피부과학회 산하단체인 덤소크DermSoc, 덤스쿨DermSchool과 세계 곳곳에서 활약 중인 의사들, 특히 탄자니아 지역 피부과학 교육 센터와 인도 나가 병원의 의사들께도 감사 인사를 전한다.

옥스퍼드에서 피부면역학을 연구 중인 분들, 특히 그레이엄 오그Graham Ogg는 자상한 가르침과 함께 내게 큰 용기를 심어 주었고 클레어 하드먼Clare Hardman과 재니나 나흘러Janina Nahler는 어설픈 내 실험 솜씨를 잘 참고 견뎌 주었다.

영국피부과학회의 덤소크 팀은 내가 미처 몰랐던 피부의 경이로움에 처음으로 눈을 뜨게 해 주었다. 시우 창Siu Tsang, 케타키 바테Ketaki Bhate, 버나드 호Bernard Ho, 케이티 파쿼Katie Farquhar, 애나 애스콧Anna Ascott, 나타샤 리Natasha Lee, 소피아 헤이우드Sophia Haywood에게 특히 감사드린다.

콜린 더브런Colin Thubron, 마르그레타 드 그라지아Margreta de Grazia는 몇 년 전 이 책의 원고가 1,000~2,000단어 정도 완성됐을 때 읽고 '책으로 만들면 되겠다'고 말해 주었다.

그 외에도 늘 지지해 주고 나의 롤 모델이 되어 준 조너선 빌Jonathan Beale, 제이미 밀스Jamie Mills, 조지 푸시George Fussey, 글린 해리슨Glynn Harrison, 케이트 토머스Kate Thomas에게도 고맙다는 인사를 전하고 싶다.

처음 만났을 때부터 책 이야기를 꺼내고 이후로도 쉼 없이 이야기한 한나에게는 정말 미안했다고 사과하고 싶다. 한나의 편집자 못지않은 눈과 인내심 깊은 마음이 없었다면 내가 뭘 할 수 있었을지 상상도 할 수가 없다.

비공식적인 내 담당 편집자들(무자비하다는 점에서도 결코 뒤지지 않는다), 우리 가족도 빼놓을 수 없다. 큰 힘이 되어 준 것은 물론이고 내게는 가장 훌륭한 글쓰기 롤 모델이었던 롭, 귀중한 평론과 조언을 제공해 준 한나('사상충증'이라는 단어를 발음할 수 있게 된 것도 다 한나 덕분이다), 형제이기에 가능한 직감으로 내게 용기를 북돋아 준 핀, 모두에게 감사를 전한다.

마지막으로 참고 문헌에 밝힌 과학자, 작가, 역사가 들에게 감사드린다. 이 책에서 참고한 내용들은 인간을 좀 더 이해하고 진실을 찾기 위해 평생을 바친 전 세계 무수한 연구자들의 업적 중에서 아주 작은 부분에 지나지 않는다. 이 위대한 업적이 있었기에 이 책도 탄생할 수 있었다.

피부의 사전적 정의를 찾아본 이들은 많지 않을 것입니다. 피부가 하는 역할이나 기능에 대해서도 마찬가지고요. 하지만 아이러니하게도 우리가 우리 몸을 이루고 있는 그 어떤 장기보다 관심을 많이 갖는 곳 역시 피부일지 모릅니다.

이 책을 본 독자 중에서도 피부의 사전적 정의를 알기 위해 사전을 펼쳐볼 이가 많진 않을 것 같아 제가 알려 드리겠습니다.

피부: 「명사」 『수의』 척추동물의 몸을 싸고 있는 조직. 신체 보호, 체온조절, 배설, 피부 호흡 따위의 기능을 한다.”

생각보다 많은 역할을 하고 있죠? 사실 피부는 인체에서 가장 큰 장기입니다. 하지만 대부분의 사람들은 피부를 심장, 위, 장과 같은 주요 장기로 생각하지 못합니다. 타 장기와 달리 피부는 눈으로 바로 볼 수 있기 때문일까요? 그리고 어쩌면 '우리 눈으로 바로 볼 수 있다'는 이 점 때문에 피부 속에 감추어진 어떤 장기보다 우리의 관심을 독차지하고 있는지도 모르겠습니다.

현미경으로 피부를 보면, 피부는 크게 세 개의 층으로 이루어져 있습니다. 표피, 진피, 피하지방층이 그것인데 보통 임상적 중요도는 표피와 진피에 집중됩니다. 아시다시피 피부질환으로 인해 생사를 오가는 경우는 매우 적습니다. 다만 문제가 생겼을 때 눈에 바로 띄기 때문에 바로 알아챌 수 있고 바로 반응을 하게 되죠. 때로 무증상일 때도 있지만 색이 변하거나 주름이 지고, 가려움이나 따가움 혹은 극심한 통증을 동반하는 등 다양한 병변들로 피부의 변화를 감지할 수 있습니다. 또한 피부 속 어떤 장기의 문제가 피부로 드러나기도 하니, '피부'를 본다는 것은 그 속의 장기들을 들여다보는 것과 크게 다르지 않을 것입니다.

'좋은 피부'와 '건강한 피부'는 현대사회를 사는 우리에겐 조금은 다른 의미일지도 모릅니다.

'건강한 피부'는 피부가 가진 사전적 의미에서 크게 벗어나지 않을 것입니다. 기능적으로 잘 기능하는 피부가 건강한 피부겠지요. 하지만 현대 기술의 발달과 타자와의 관계, '이미지'가 중요해지면서 '좋은 피부'란 탄력 있고 매끈하며 잡티가 없는 얼굴의 피부만을 뜻하게 되었습니다. 좀 더 사회적인 의미를 갖게 되었다고나 할까요?

저자인 몬티 라이먼은 이 책에서 피부와 관련된 질병은 물론 피부의 사회적, 역사적 의미까지 아주 깊고 상세하게 다루고 있습니다. 피부과 의사라면 흔하게 볼 수 있는 질병부터 희귀한 케이스까지 폭넓게 보여 주고 그 연결의 의미를 색다르게 해석하고 있죠. 피부를 주제로 한 내용들은 꽤나 흥미로운데, 특히나 피부 표면의 미생물군에 대한 내용은 앞으로 더욱 중요하게 두각될 요소라고 생각됩니다.

이 책은 또한 피부의 기능적인 부분부터 사회적인 의미까지 폭넓게 바라보고 있습니다. 아토피피부염이나 건선, 백반 등 난치성 피부질환 환자부터, 노화와 싸우는 수많은 현대인들의 안티에이징 이론과 실제를 접할 수 있습니다. 마치 피부를 현미경과 망원경으로 바라보고 있는 듯 말이죠. 놀라운 기술 발전으로 피부의 탄력과 주름 문제를 해결하고 인공피부까지 합성하는 현시점에 육체적, 정신적 건강과 비례하는 피부의 의미가 어떠한 중요도를 갖는지 다시 한 번 돌아보게 되는 의미 있는 책이었습니다.

많은 사람들이 피부는 흔히 '유전'이라고 말합니다. 그만큼 타고나는 게 중요하다는 의미겠지요. 하지만 우리가 타고나는 것이 어디 유전자뿐일까요? '피부는 유전이다'라는 명제 안에는 단순히 유전자 외에 지역, 종교, 유전자, 미생물, 면역 등 다양한 환경적인 요인이 포함되어 있을 것입니다.

그저 우리 몸을 덮고 있는 피부 조직에 불과하다고 생각했던 피부에 대해 이토록 다양한 해석과 시각을 갖게 해 주는 책이 또 있을까요? 이렇게 훌륭한 책을 감수할 기회가 생긴 데 감사합니다. 피부질환 환자, 안티에이징에 투자하는 사람들, 피부에 개성을 주기 위해 문신을 하는 사람들, 더 폭넓게는 '피부'를 갖고 태어난 우리 모든 인류에게 매우 가치 있는 책을 만나게 되어 굉장히 기쁩니다.

피부과 전문의 오가나

## 일러두기

1    Edelstein, L., 'The Hippocratic Oath: text, translation and interpretation', Ancient Medicine: Selected Papers of Ludwig Edelstein, 1943, pp. 3–63

## chapter 1. 만능 기관

1    Waring, J. I., 'Early mention of a harlequin fetus in America', American Journal of Diseases of Children, 43(2), 1932, p.442

2    Hovnanian, A., 'Harlequin ichthyosis unmasked: a defect of lipid transport', The Journal of Clinical Investigation, 115(7), 2005, pp. 1708–10

3    Rajpopat, S., Moss, C., Mellerio, J., Vahlquist, A., Gånemo, A., Hellstrom-Pigg, M., Ilchyshyn, A., Burrows, N., Lestringant, G., Taylor, A. and Kennedy, C., 'Harlequin ichthyosis: a review of clinical and molecular findings in 45 cases', Archives of Dermatology, 147(6), 2011, pp. 681–6

4    Griffiths, C., Barker, J., Bleiker, T., Chalmers, R. and Creamer, D. (eds), Rook's Textbook of Dermatology, Vols 1–4, 2016, John Wiley & Sons

5    Layton, D. W. and Beamer, P. I., 'Migration of contaminated soil and airborne particulates to indoor dust', Environmental Science & Technology, 43(21), 2009, pp. 8199–205

6    Weaire, D., 'Kelvin's foam structure: a commentary', Philosophical Magazine Letters, 88(2), 2008, pp. 91–102

7    Yokouchi, M., Atsugi, T., Van Logtestijn, M., Tanaka, R. J., Kajimura, M., Suematsu, M., Furuse, M., Amagai, M. and Kubo, A., 'Epidermal cell turnover across tight junctions based on Kelvin's tetrakaidecahedron cell shape', Elife, 5, 2016

피부는 인생이다

8    Hwang, S. and Schwartz, R. A., 'Keratosis pilaris: a common follicular hyperkeratosis', Cutis, 82(3), 2008, pp.177–80

9    Hanifin, J. M., Reed, M. L. and Eczema Prevalence and Impact Working Group, 'A population-based survey of eczema prevalence in the United States', Dermatitis, 18(2), 2007, pp. 82–91

10   Maintz, L. and Novak, N., 'Getting more and more complex: the pathophysiology of atopic eczema', European Journal of Dermatology, 17(4), 2007, pp. 267–83

11   Palmer, C. N., Irvine, A. D., Terron-Kwiatkowski, A., Zhao, Y., Liao, H., Lee, S. P., Goudie, D. R., Sandilands, A., Campbell, L. E., Smith, F. J. and O'Regan, G. M., 'Common loss-of-function variants of the epidermal barrier protein filaggrin are a major predisposing factor for atopic dermatitis', Nature Genetics, 38(4), 2006

12   Engebretsen, K. A., Kezic, S., Riethmüller, C., Franz, J., Jakasa, I., Hedengran, A., Linneberg, A., Johansen, J. D. and Thyssen, J. P., 'Changes in filaggrin degradation products and corneocyte surface texture by season', British Journal of Dermatology, 178(5), 2018, pp. 1143–50

13   Janich, P., Toufighi, K., Solanas, G., Luis, N. M., Minkwitz, S., Serrano, L., Lehner, B. and Benitah, S. A., 'Human epidermal stem cell function is regulated by circadian oscillations', Cell Stem Cell, 13(6), 2013, pp. 745–53

14   Wang, H., van Spyk, E., Liu, Q., Geyfman, M., Salmans, M. L., Kumar, V., Ihler, A., Li, N., Takahashi, J. S. and Andersen, B., 'Time- restricted feeding shifts the skin circadian clock and alters UVB-induced DNA damage', Cell Reports, 20(5), 2017, pp. 1061–72

15   Hofer, M. K., Collins, H. K., Whillans, A. V. and Chen, F. S., 'Olfactory cues from romantic partners and strangers influence women's responses to stress', Journal of Personality and Social Psychology, 114(1), 2018, p.1

16   Miller, S. L. and Maner, J. K., 'Scent of a woman: Men's testosterone responses to olfactory ovulation cues', Psychological Science, 21(2), 2010,

pp. 276–83

17  Wedekind, C., Seebeck, T., Bettens, F. and Paepke, A. J., 'MHC-dependent mate preferences in humans', Proceedings of the Royal Society of London, Series B, Biological Sciences, 260(1359), 1995, pp. 245–9

18  Kromer, J., Hummel, T., Pietrowski, D., Giani, A. S., Sauter, J., Ehninger, G., Schmidt, A. H. and Croy, I., 'Influence of HLA on human partnership and sexual satisfaction', Scientific Reports, 6, 2016, p.32550

19  Cowburn, A. S., Macias, D., Summers, C., Chilvers, E. R. and Johnson, R. S., 'Cardiovascular adaptation to hypoxia and the role of peripheral resistance', eLife, 6, 2017

20  Carretero, O. A. and Oparil, S., 'Essential hypertension: part I: definition and etiology', Circulation, 101(3), 2000, pp. 329–35

21  Langerhans P., 'Über die Nerven der menschlichen Haut', Archiv für pathologische Anatomie und Physiologie und für klinische Medicin, 44(2– 3), 1868, pp. 325–37

22  Pasparakis, M., Haase, I. and Nestle, F. O., 'Mechanisms regulating skin immunity and inflammation', Nature Reviews Immunology, 14(5), 2014, pp. 289–301

23  Mlynek, A., Vieira dos Santos, R., Ardelean, E., Weller, K., Magerl, M., Church, M. K. and Maurer, M., 'A novel, simple, validated and reproducible instrument for assessing provocation threshold levels in patients with symptomatic dermographism', Clinical and Experimental Dermatology, 38(4), 2013, pp. 60–6

24  Salimi, M., Barlow, J. L., Saunders, S. P., Xue, L., Gutowska-Owsiak, D., Wang, X., Huang, L. C., Johnson, D., Scanlon, S. T., McKenzie, A. N. and Fallon, P. G., and Ogg, G., 'A role for IL-25 and IL-33–driven type-2 innate lymphoid cells in atopic dermatitis', Journal of Experimental Medicine, 210(13), 2013, pp. 2939–50

25  Jabbar-Lopez, Z. K., Yiu, Z. Z., Ward, V., Exton, L. S., Mustapa, M. F. M., Samarasekera, E., Burden, A. D., Murphy, R., Owen, C. M., Parslew, R.

피부는 인생이다

and Venning, V., 'Quantitative evaluation of biologic therapy options for psoriasis: a systematic review and network meta-analysis', Journal of Investigative Dermatology, 137(8), 2017, pp.1646–54

26  Warman, P. H. and Ennos, A. R., 'Fingerprints are unlikely to increase the friction of primate fingerpads', Journal of Experimental Biology, 212(13), 2009, pp. 2016–22

27  Hirsch, T., Rothoeft, T., Teig, N., Bauer, J. W., Pellegrini, G., De Rosa, L., Scaglione, D., Reichelt, J., Klausegger, A., Kneisz, D. and Romano, O., 'Regeneration of the entire human epidermis using transgenic stem cells', Nature, 551(7680), 2017, pp. 327–32

## chapter 2. 진드기와 미생물의 천국

1  Grice, E. A., Kong, H. H., Conlan, S., Deming, C. B., Davis, J., Young, A. C., Bouffard, G. G., Blakesley, R. W., Murray, P. R., Green, E. D. and Turner, M. L., 'Topographical and temporal diversity of the human skin microbiome', Science, 324(5931), 2009, pp. 1190–92

2  Human Microbiome Project Consortium, 'Structure, function and diversity of the healthy human microbiome', Nature, 486(7402), 2012, pp. 207–14

3  Sender, R., Fuchs, S. and Milo, R., 'Are we really vastly outnumbered? Revisiting the ratio of bacterial to host cells in humans', Cell, 164(3), 2016, pp. 337–40

4  Sender, R., Fuchs, S. and Milo, R., 'Revised estimates for the number of human and bacteria cells in the body', Public Library of Science, Biology, 14(8), 2016, p.e1002533

5  Arsenijevic, V. S. A., Milobratovic, D., Barac, A. M., Vekic, B., Marinkovic, J. and Kostic, V. S., 'A laboratory-based study on patients with Parkinson's disease and seborrheic dermatitis: the presence and density of Malassezia yeasts, their different species and enzymes production', BMC Dermatology, 14(1), 2014, p.5

6    Beylot, C., Auffret, N., Poli, F., Claudel, J. P., Leccia, M. T., Del Giudice, P. and Dreno, B., 'Propionibacterium acnes: an update on its role in the pathogenesis of acne', Journal of the European Academy of Dermatology and Venereology, 28(3), 2014, pp. 271–8

7    Campisano, A., Ometto, L., Compant, S., Pancher, M., Antonielli, L., Yousaf, S., Varotto, C., Anfora, G., Pertot, I., Sessitsch, A. and Rota-Stabelli, O., 'Interkingdom transfer of the acne-causing agent, Propionibacterium acnes, from human to grapevine', Molecular Biology and Evolution, 31(5), 2014, pp. 1059–65

8    Kobayashi, T., Glatz, M., Horiuchi, K., Kawasaki, H., Akiyama, H., Kaplan, D. H., Kong, H. H., Amagai, M. and Nagao, K., 'Dysbiosis and Staphylococcus aureus colonization drives inflammation in atopic dermatitis', Immunity, 42(4), 2015, pp. 756–66

9    Surdel, M. C., Horvath, D. J., Lojek, L. J., Fullen, A. R., Simpson, J., Dutter, B. F., Salleng, K. J., Ford, J. B., Jenkins, J. L., Nagarajan, R. and Teixeira, P. L., 'Antibacterial photosensitization through activation of coproporphyrinogen oxidase', Proceedings of the National Academy of Sciences of the United States of America, 114(32), 2017. pp. e6652–59

10   Nakatsuji, T., Chen, T. H., Butcher, A. M., Trzoss, L. L., Nam, S. J., Shirakawa, K. T., Zhou, W., Oh, J., Otto, M., Fenical, W. and Gallo, R. L., 'A commensal strain of Staphylococcus epidermidis protects against skin neoplasia', Science Advances, 4(2), 2018, p.eaao4502

11   Doroshenko, N., Tseng, B. S., Howlin, R. P., Deacon, J., Wharton, J. A., Thurner, P. J., Gilmore, B. F., Parsek, M. R. and Stoodley, P., 'Extracellular DNA impedes the transport of vancomycin in Staphylococcus epidermidis biofilms preexposed to subinhibitory concentrations of vancomycin', Antimicrobial Agents and Chemotherapy, 58(12), 2014, pp. 7273–82

12   Murdoch, D. R., Corey, G. R., Hoen, B., Miró, J. M., Fowler, V. G., Bayer, A. S., Karchmer, A. W., Olaison, L., Pappas, P. A., Moreillon, P. and Chambers, S. T., 'Clinical presentation, etiology, and outcome of infective

피부는 인생이다

endocarditis in the 21st century: the International Collaboration on Endocarditis–Prospective Cohort Study', Archives of internal medicine, 69(5), 2009, pp. 463–73

13   Silver, B., Behrouz, R. and Silliman, S., 'Bacterial endocarditis and cerebrovascular disease', Current Neurology and Neuroscience Reports, 16(12), 2016, p.104

14   Blöchl, E., Rachel, R., Burggraf, S., Hafenbradl, D., Jannasch, H. W. and Stetter, K. O., 'Pyrolobus fumarii, gen. and sp. nov., represents a novel group of archaea, extending the upper temperature limit for life to 113 degrees C', Extremophiles, 1(1), 1997, pp. 14–21

15   Moissl-Eichinger, C., Probst, A. J., Birarda, G., Auerbach, A., Koskinen, K., Wolf, P. and Holman, H. Y. N., 'Human age and skin physiology shape diversity and abundance of Archaea on skin', Scientific Reports, 7(1), 2017, article 4039

16   Turgut Erdemir, A., Gurel, M. S., Koku Aksu, A. E., Falay, T., Inan Yuksel, E. and Sarikaya, E., 'Demodex mites in acne rosacea: reflectance confocal microscopic study', Australasian Journal of Dermatology, 58(2), 2017

17   Palopoli, M. F., Fergus, D. J., Minot, S., Pei, D.T., Simison, W. B., Fernandez-Silva, I., Thoemmes, M. S., Dunn, R. R. and Trautwein, M., 'Global divergence of the human follicle mite Demodex folliculorum: Persistent associations between host ancestry and mite lineages', Proceedings of the National Academy of Sciences of the United States of America, 112(52), 2015, pp. 15958–63

18   Roberts, R. J., 'Head lice', New England Journal of Medicine, 346(21), 2002, pp.1645–50

19   Gellatly, K. J., Krim, S., Palenchar, D. J., Shepherd, K., Yoon, K. S., Rhodes, C. J., Lee, S. H. and Marshall Clark, J., 'Expansion of the knockdown resistance frequency map for human head lice (Phthiraptera: Pediculidae) in the United States using quantitative sequencing', Journal of Medical Entomology, 53(3), 2016, pp. 653–9

20    Rozsa, L. and Apari, P., 'Why infest the loved ones – inherent human behaviour indicates former mutualism with head lice', Parasitology, 139(6), 2012, pp. 696–700

21    Olds, B. P., Coates, B. S., Steele, L. D., Sun, W., Agunbiade, T. A., Yoon, K. S., Strycharz, J. P., Lee, S. H., Paige, K. N., Clark, J. M. and Pittendrigh, B. R., 'Comparison of the transcriptional profiles of head and body lice', Insect Molecular Biology, 21(2), 2012, pp. 257–68

22    Welford, M. and Bossak, B., 'Body lice, yersinia pestis orientalis, and black death', Emerging Infectious Diseases, 16(10), 2010, p.1649

23    Armstrong, N. R. and Wilson, J. D., 'Did the "Brazilian" kill the pubic louse?', Sexually Transmitted Infections, 82(3), 2006, pp. 265–6

24    Baldo, L., Desjardins, C. A., Russell, J. A., Stahlhut, J. K. and Werren, J. H., 'Accelerated microevolution in an outer membrane protein (OMP) of the intracellular bacteria Wolbachia', BMC Evolutionary Biology, 10(1), 2010, p.48

25    Savioli, L., Daumerie, D. and World Health Organization, 'First WHO report on neglected tropical diseases: working to overcome the global impact of neglected tropical diseases', Geneva: World Health Organization, 2010, pp. 1–184

26    Jarrett, R., Salio, M., Lloyd-Lavery, A., Subramaniam, S., Bourgeois, E., Archer, C., Cheung, K. L., Hardman, C., Chandler, D., Salimi, M., Gutowska-Owsiak, D., Bernadino de la Serna, J., Fallon, P. G., Jolin, H., Mckenzie, A,. Dziembowski, A., Podobas, E. I., Bal, W., Johnson, J., Moody, D. B., Cerundolo, V., and Ogg, G., 'Filaggrin inhibits generation of CD1a neolipid antigens by house dust mite-derived phospholipase', Science Translational Medicine, 8(325), 2016, p. 325ra18

27    Singh, K., Davies, G., Alenazi, Y., Eaton, J. R., Kawamura, A. and Bhattacharya, S., 'Yeast surface display identifies a family of evasins from ticks with novel polyvalent CC chemokine-binding activities', Scientific Reports, 7(1), 2017, article 4267

28  Szabó, K., Erdei, L., Bolla, B. S., Tax, G., Bíró, T. and Kemény, L., 'Factors shaping the composition of the cutaneous microbiota', British Journal of Dermatology, 176(2), 2017, pp. 344–51

29  Haahr, T., Glavind, J., Axelsson, P., Bistrup Fischer, M., Bjurström, J., Andrésdóttir, G., Teilmann-Jørgensen, D., Bonde, U., Olsén Sørensen, N., Møller, M. and Fuglsang, J., 'Vaginal seeding or vaginal microbial transfer from the mother to the caesarean-born neonate: a commentary regarding clinical management', BJOG: An International Journal of Obstetrics and Gynaecology, 125(5), 2018, pp. 533–6

30  Cunnington, A. J., Sim, K.., Deierl, A., Kroll, J. S., Brannigan, E. and Darby, J., 'Vaginal seeding of infants born by caesarean section', British Medical Journal, 2016, p.i227

31  Mueller, N. T., Bakacs, E., Combellick, J., Grigoryan, Z. and Dominguez-Bello, M. G., 'The infant microbiome development: mom matters', Trends in molecular medicine, 21(2), 2015, pp.109–117

32  Oh, J., Freeman, A. F., Park, M., Sokolic, R., Candotti, F., Holland, S. M., Segre, J. A., Kong, H. H. and NISC Comparative Sequencing Program, 'The altered landscape of the human skin microbiome in patients with primary immunodeficiencies', Genome Research, 23(12), 2013, pp. 2103–14

33  Oh, J., Byrd, A. L., Park, M., Kong, H. H., Segre, J. A. and NISC Comparative Sequencing Program, 'Temporal stability of the human skin microbiome', Cell, 165(4), 2016, pp. 854–66

34  Meadow, J. F., Bateman, A. C., Herkert, K. M., O'Connor, T. K. and Green, J. L., 'Significant changes in the skin microbiome mediated by the sport of roller derby', PeerJ – Life and Environment, 1, 2013. p.e53

35  Abeles, S. R., Jones, M. B., Santiago-Rodriguez, T. M., Ly, M., Klitgord, N., Yooseph, S., Nelson, K. E. and Pride, D. T., 'Microbial diversity in individuals and their household contacts following typical antibiotic courses', Microbiome, 4(1), 2016, p.39

36  Ross, A. A., Doxey, A. C. and Neufeld, J. D., 'The skin microbiome of

cohabiting couples', MSystems, 2(4), 2017, pp. e00043-17

37    Chase, J., Fouquier, J., Zare, M., Sonderegger, D. L., Knight, R., Kelley, S. T., Siegel, J. and Caporaso, J. G., 'Geography and location are the primary drivers of office microbiome composition', MSystems, 1(2), 2016, pp. e00022-16

38    Gimblet, C., Meisel, J. S., Loesche, M. A., Cole, S. D., Horwinski, J., Novais, F. O., Misic, A. M., Bradley, C. W., Beiting, D. P., Rankin, S. C. and Carvalho, L. P., 'Cutaneous Leishmaniasis induces a transmissible dysbiotic skin microbiota that promotes skin inflammation', Cell Host & Microbe, 22(1), 2017, pp. 13–24

39    Scharschmidt, T. C., Vasquez, K. S., Truong, H. A., Gearty, S. V., Pauli, M. L., Nosbaum, A., Gratz, I. K., Otto, M., Moon, J. J., Liese, J. and Abbas, A. K., 'A wave of regulatory T cells into neonatal skin mediates tolerance to commensal microbes', Immunity, 43(5), 2015, pp. 1011–21

40    Lambrecht, B. N. and Hammad, H., 'The immunology of the allergy epidemic and the hygiene hypothesis', Nature Immunology, 18(10), 2017, pp. 1076–83

41    Volz, T., Skabytska, Y., Guenova, E., Chen, K. M., Frick, J. S., Kirschning, C. J., Kaesler, S., Röcken, M. and Biedermann, T., 'Nonpathogenic bacteria alleviating atopic dermatitis inflammation induce IL-10-producing dendritic cells and regulatory Tr1 cells', Journal of Investigative Dermatology, 134(1), 2014, pp. 96–104

42    Kassam, Z., Lee, C. H., Yuan, Y. and Hunt, R. H., 'Fecal microbiota transplantation for Clostridium difficile infection: systematic review and meta-analysis', The American Journal of Gastroenterology, 108(4), 2013, p.500

43    Jeong, J. H., Lee, C. Y. and Chung, D. K., 2016. 'Probiotic lactic acid bacteria and skin health', Critical Reviews in Food Science and Nutrition, 56(14), pp. 2331–7

44    Holz, C., Benning, J., Schaudt, M., Heilmann, A., Schultchen, J., Goelling,

D. and Lang, C., 'Novel bioactive from Lactobacillus brevis DSM17250 to stimulate the growth of Staphylococcus epidermidis: a pilot study', Beneficial Microbes, 8(1), 2017, pp. 121–31

45  Coughlin, C. C., Swink, S. M., Horwinski, J., Sfyroera, G., Bugayev, J., Grice, E. A. and Yan, A. C., 'The preadolescent acne microbiome: A prospective, randomized, pilot study investigating characterization and effects of acne therapy', Pediatric Dermatology, 34(6), 2017, pp. 661–4

46  Callewaert, C., Kerckhof, F. M., Granitsiotis, M. S., Van Gele, M., Van de Wiele, T. and Boon, N., 'Characterization of Staphylococcus and Corynebacterium clusters in the human axillary region', PLOS ONE, 8(8), 2013, p.e70538

47  Callewaert, C., Lambert, J. and Van de Wiele, T., 'Towards a bacterial treatment for armpit malodour', Experimental Dermatology, 26(5), 2017, pp. 388–91

## chapter 3. 직감

1  Çerman, A. A., Aktas, E., Altunay, I'. K., Arıcı, J. E., Tulunay, A. and Ozturk, F. Y., 'Dietary glycemic factors, insulin resistance, and adiponectin levels in acne vulgaris', Journal of the American Academy of Dermatology, 75(1), 2016, pp. 155–62

2  Smith, R. N., Mann, N. J., Braue, A., Mäkeläinen, H. and Varigos, G. A., 'A low-glycemic-load diet improves symptoms in acne vulgaris patients: a randomized controlled trial', The American Journal of Clinical Nutrition, 86(1), 2007, p. 107–15

3  Williams, S. in 'How the derms do it: 4 expert dermatologists on their daily skincare routines', Get the Gloss, 10 November 2017

4  Fulton, J. E., Plewig, G., Kligman, A. M., 'Effect of Chocolate on Acne Vulgaris', JAMA Network, 210(11), 1969, pp. 2071–4

5  Davidovici, B. B. and Wolf, R., 'The role of diet in acne: facts and

controversies', Clinics in Dermatology, 28(1), 2010, pp. 12–16

6    Caperton, C., Block, S., Viera, M., Keri, J. and Berman, B., 'Double- blind, placebo- controlled study assessing the effect of chocolate consumption in subjects with a history of acne vulgaris', The Journal of Clinical and Aesthetic Dermatology, 7(5), 2014, p.19

7    Fialová, J., Roberts, S. C. and Havlíc̆ek, J., 'Consumption of garlic positively affects hedonic perception of axillary body odour', Appetite, 97, 2016, pp. 8–15

8    Havlicek, J. and Lenochova, P., 'The effect of meat consumption on body odor attractiveness', Chemical senses, 31(8), 2006, pp.747–52

9    Bronsnick, T., Murzaku, E. C. and Rao, B. K., 'Diet in dermatology: Part I. Atopic dermatitis, acne, and nonmelanoma skin cancer', Journal of the American Academy of Dermatology, 71(6), 2014, p.1039

10    Clarke, K. A., Dew, T. P., Watson, R. E., Farrar, M. D., Osman, J. E., Nicolaou, A., Rhodes, L. E. and Williamson, G., 'Green tea catechins and their metabolites in human skin before and after exposure to ultraviolet radiation', The Journal of Nutritional Biochemistry, 27, 2016, pp. 203–10

11    Moon, T. E., Levine, N., Cartmel, B., Bangert, J. L., Rodney, S., Dong, Q., Peng, Y. M. and Alberts, D. S., 'Effect of retinol in preventing squamous cell skin cancer in moderate-risk subjects: a randomized, double-blind, controlled trial. Southwest Skin Cancer Prevention Study Group', Cancer Epidemiology and Prevention Biomarkers, 6(11), 1997, pp.949–56

12    Cooperstone, J. L., Tober, K. L., Riedl, K. M., Teegarden, M. D., Cichon, M. J., Francis, D. M., Schwartz, S. J. and Oberyszyn, T. M., 'Tomatoes protect against development of UV-induced keratinocyte carcinoma via metabolomic alterations', Scientific Reports, 7(1), 2017, article 5106

13    Foo, Y. Z., Rhodes, G. and Simmons, L. W., 'The carotenoid beta-carotene enhances facial color, attractiveness and perceived health, but not actual health, in humans', Behavioral Ecology, 28(2), 2017, pp. 570–78

14    Lefevre, C. E. and Perrett, D. I., 'Fruit over sunbed: carotenoid skin

피부는 인생이다

colouration is found more attractive than melanin colouration', The Quarterly Journal of Experimental Psychology, 68(2), 2015, pp. 284–93

15    Stephen, I. D., Coetzee, V. and Perrett, D. I., 'Carotenoid and melanin pigment coloration affect perceived human health', Evolution and Human Behavior, 32(3), 2011, pp. 216–27

16    Watson, J., 2013. 'Oxidants, antioxidants and the current incurability of metastatic cancers', Open Biology, 3(1), p.120144

17    Sidbury, R., Tom, W. L., Bergman, J. N., Cooper, K. D., Silverman, R. A., Berger, T. G., Chamlin, S. L., Cohen, D. E., Cordoro, K. M., Davis, D. M. and Feldman, S. R., 'Guidelines of care for the management of atopic dermatitis: Section 4. Prevention of disease flares and use of adjunctive therapies and approaches', Journal of the American Academy of Dermatology, 71(6), 2014, pp. 1218–33

18    Hata, T. R., Audish, D., Kotol, P., Coda, A., Kabigting, F., Miller, J., Alexandrescu, D., Boguniewicz, M., Taylor, P., Aertker, L. and Kesler, K., 'A randomized controlled double-blind investigation of the effects of vitamin D dietary supplementation in subjects with atopic dermatitis', Journal of The European Academy of Dermatology and Venereology, 28(6), 2014, pp. 781–9

19    Amestejani, M., Salehi, B. S., Vasigh, M., Sobhkhiz, A., Karami, M., Alinia, H., Kamrava, S. K., Shamspour, N., Ghalehbaghi, B. and Behzadi, A. H., Vitamin D supplementation in the treatment of atopic dermatitis: a clinical trial study', Journal of Drugs in Dermatology, 11(3), 2012, pp. 327–30

20    Ma, C. A., Stinson, J. R., Zhang, Y., Abbott, J. K., Weinreich, M. A., Hauk, P. J., Reynolds, P. R., Lyons, J. J., Nelson, C. G., Ruffo, E. and Dorjbal, B., 'Germline hypomorphic CARD11 mutations in severe atopic disease', Nature Genetics, 49(8), 2017, p.1192

21    Jensen, P., Zachariae, C., Christensen, R., Geiker, N. R., Schaadt, B. K., Stender, S., Hansen, P. R., Astrup, A. and Skov, L., 'Effect of weight

loss on the severity of psoriasis: a randomized clinical study', JAMA Dermatology, 149(7), 2013, pp.795–801

22    Singh, S., Sonkar, G. K. and Singh, S., 'Celiac disease-associated antibodies in patients with psoriasis and correlation with HLA Cw6', Journal of Clinical Laboratory Analysis, 24(4), 2010, pp. 269–72

23    Wolf, R., Wolf, D., Rudikoff, D. and Parish, L. C., 'Nutrition and water: drinking eight glasses of water a day ensures proper skin hydration – myth or reality?', Clinics in Dermatology, 28(4), 2010, pp. 380–83

24    Negoianu, D. and Goldfarb, S., 'Just add water', Journal of the American Society of Nephrology, 19(6), 2008, pp. 1041–3

25    Rota, M., Pasquali, E., Bellocco, R., Bagnardi, V., Scotti, L., Islami, F., Negri, E., Boffetta, P., Pelucchi, C., Corrao, G. and La Vecchia, C., 'Alcohol drinking and cutaneous melanoma risk: a systematic review and dose–risk meta-analysis', British Journal of Dermatology, 170(5), 2014, pp.1021–28

26    Transparency Market Research, 'Nutricosmetics Market – Global Industry Analysis, Size, Share, Growth, Trends and Forecast 2014–2020', 2015

27    Borumand, M. and Sibilla, S., 'Effects of a nutritional supplement containing collagen peptides on skin elasticity, hydration and wrinkles', Journal of Medical Nutrition and Nutraceuticals, 4(1), 2015, pp. 47–53

28    Borumand, M. and Sibilla, S., 'Daily consumption of the collagen supplement Pure Gold Collagen® reduces visible signs of aging', Clinical Interventions in Aging, 9, 2014, p.1747

29    Etheridge, E. W., The Butterfly Caste: A Social History of Pellagra in the South, Greenwood, 1972

30    Clay, K., Schmick, E. and Troesken, W., 'The Rise and Fall of Pellagra in the American South', National Bureau of Economic Research, 2017, p.w23730

31    Werfel, T., Heratizadeh, A., Aberer, W., Ahrens, F., Augustin, M., Biedermann, T., Diepgen, T., Fölster-Holst, R., Gieler, U., Kahle, J. and

Kapp, A., 'S2k guideline on diagnosis and treatment of atopic dermatitis – short version', Allergo Journal International, 25(3), 2016, pp.82–95

32 Zuberbier, T., Aberer, W., Asero, R., Bindslev-Jensen, C., Brzoza, Z., Canonica, G. W., Church, M. K., Ensina, L. F., Giménez-Arnau, A., Godse, K. and Gonçalo, M., 'The EAACI/GA(2) LEN/EDF/WAO Guideline for the definition, classification, diagnosis, and management of urticaria: the 2013 revision and update', Allergy, 69(7), 2014, pp. 868–87

33 Zuberbier, T., Chantraine-Hess, S., Hartmann, K. and Czarnetzki, B. M., 'Pseudoallergen- free diet in the treatment of chronic urticaria. A prospective study', Acta Dermato-venereologica, 75(6), 1995, pp. 484–7

34 Parodi, A., Paolino, S., Greco, A., Drago, F., Mansi, C., Rebora, A., Parodi, A. and Savarino, V., 'Small intestinal bacterial overgrowth in rosacea: clinical effectiveness of its eradication', Clinical Gastroenterology and Hepatology, 6(7), 2008, pp. 759–64

35 Jeong, J. H., Lee, C. Y. and Chung, D. K., 'Probiotic lactic acid bacteria and skin health', Critical Reviews in Food Science and Nutrition, 56(14), 2016, pp. 2331–7

36 Meneghin, F., Fabiano, V., Mameli, C. and Zuccotti, G. V., 'Probiotics and atopic dermatitis in children', Pharmaceuticals, 5(7), 2012, pp. 727–44

37 Chang, Y. S., Trivedi, M. K., Jha, A., Lin, Y. F., Dimaano, L. and García-Romero, M. T., 'Synbiotics for prevention and treatment of atopic dermatitis: a meta-analysis of randomized clinical trials', JAMA Pediatrics, 170(3), 2016, pp. 236–42

38 Smits, H. H., Engering, A., van der Kleij, D., de Jong, E. C., Schipper, K., van Capel, T. M., Zaat, B. A., Yazdanbakhsh, M., Wierenga, E. A., van Kooyk, Y. and Kapsenberg, M. L., 'Selective probiotic bacteria induce L-10-producing regulatory T cells in vitro by modulating dendritic cell function through dendritic cell-specific intercellular adhesion molecule 3-grabbing nonintegrin', Journal of Allergy and Clinical Immunology, 115(6), 2005, pp. 1260–7

39   O'Neill, C.A., Monteleone, G., McLaughlin, J. T. and Paus, R., 'The gut–skin axis in health and disease: A paradigm with therapeutic implications', BioEssays, 38(11), 2016, pp. 1167–76

40   Zákostelská, Z., Málková, J., Klimešová, K., Rossmann, P., Hornová, M., Novosádová, I., Stehlíková, Z., Kostovcˇík, M., Hudcovic, T., Štepánková, R. and Juˇ zlová, K., 'Intestinal microbiota promotes psoriasis-like skin inflammation by enhancing Th17 response', PLOS ONE, 11(7), 2016, p.e0159539

41   Zanvit, P., Konkel, J. E., Jiao, X., Kasagi, S., Zhang, D., Wu, R., Chia, C., Ajami, N. J., Smith, D. P., Petrosino, J. F. and Abbatiello, B., 'Antibiotics in neonatal life increase murine susceptibility to experimental psoriasis', Nature Communications, 6, 2015

42   Plantamura, E., Dzutsev, A., Chamaillard, M., Djebali, S., Moudombi, L., Boucinha, L., Grau, M., Macari, C., Bauché, D., Dumitrescu, O. and Rasigade, J. P., 'MAVS deficiency induces gut dysbiotic microbiota conferring a proallergic phenotype', Proceedings of the National Academy of Sciences of the United States of America, 115(41), 2018, pp. 10404–9

43   Stokes, J. H. and Pillsbury, D. M., 'The effect on the skin of emotional and nervous states. III: Theoretical and practical consideration of a gastro-intestinal mechanism', Archives of Dermatology and Syphilology, 22(6), 1930, pp. 962–93

44   Kelly, J. R., Kennedy, P. J., Cryan, J. F., Dinan, T. G., Clarke, G. and Hyland, N. P., 'Breaking down the barriers: the gut microbiome, intestinal permeability and stress-related psychiatric disorders', Frontiers in Cellular Neuroscience, 9, 2015, p.392

45   Bailey, M. T., Dowd, S. E., Galley, J. D., Hufnagle, A. R., Allen, R. G. and Lyte, M., 'Exposure to a social stressor alters the structure of the intestinal microbiota: implications for stressor-induced immunomodulation', Brain, Behavior, and Immunity, 25(3), 2011, pp. 397–407

46  Savignac, H. M., Kiely, B., Dinan, T. G. and Cryan, J. F., 'Bifidobacteria exert strain-specific effects on stress-related behavior and physiology in BALB/c mice', Neurogastroenterology & Motility, 26(11), 2014, pp. 1615–27

47  Kelly, J. R., Kennedy, P. J., Cryan, J. F., Dinan, T. G., Clarke, G. and Hyland, N. P., 'Breaking down the barriers: the gut microbiome, intestinal permeability and stress-related psychiatric disorders', Frontiers in Cellular Neuroscience, 9, 2015

48  Du Toit, G., Roberts, G., Sayre, P. H., Plaut, M., Bahnson, H. T., Mitchell, H., Radulovic, S., Chan, S., Fox, A., Turcanu, V. and Lack, G., 'Identifying infants at high risk of peanut allergy: the Learning Early About Peanut Allergy (LEAP) screening study,' The Journal of Allergy and Clinical Immunology, 131(1), 2013, pp. 135–43

49  Kelleher, M. M., Dunn-Galvin, A., Gray, C., Murray, D. M., Kiely, M., Kenny, L., McLean, W. I., Irvine, A. D. and Hourihane, J. O. B., 'Skin barrier impairment at birth predicts food allergy at 2 years of age', The Journal of Allergy and Clinical Immunology, 137(4), 2016, pp. 1111–6

50  Flohr, C., Perkin, M., Logan, K., Marrs, T., Radulovic, S., Campbell, L. E., MacCallum, S. F., McLean, W. I. and Lack, G., 'Atopic dermatitis and disease severity are the main risk factors for food sensitization in exclusively breastfed infants', Journal of Investigative Dermatology, 134(2), 2014, pp. 345–50

51  Walker, M. T., Green, J. E., Ferrie, R. P., Queener, A. M., Kaplan, M. H. and Cook-Mills, J. M., 'Mechanism for initiation of food allergy: dependence on skin barrier mutations and environmental allergen costimulation', Journal of Allergy and Clinical Immunology, 141(5), 2018, pp. 1711–25

chapter 4. 빛을 향해

1  Driver, S. P., Andrews, S. K., Davies, L. J., Robotham, A. S., Wright, A.

H., Windhorst, R. A., Cohen, S., Emig, K., Jansen, R. A. and Dunne, L., 'Measurements of extragalactic background light from the far UV to the Far IR from deep ground-and space-based galaxy counts', The Astrophysical Journal, 827(2), 2016, p.108

2    Corani, A., Huijser, A., Gustavsson, T., Markovitsi, D., Malmqvist, P. Å., Pezzella, A., d'Ischia, M. and Sundström, V., 'Superior photoprotective motifs and mechanisms in eumelanins uncovered', Journal of the American Chemical Society, 136(33), 2014, pp. 11626–35

3    Dennis, L. K., Vanbeek, M. J., Freeman. L. E. B., Smith, B. J., Dawson, D. V. and Coughlin, J. A., 'Sunburns and risk of cutaneous melanoma: does age matter? A comprehensive meta-analysis', Annals of Epidemiology, 18(8), 2008, pp. 614–27

4    Wu, S., Han, J., Laden, F. and Qureshi, A. A., ' Long-term ultraviolet flux, other potential risk factors, and skin cancer risk: a cohort study', Cancer Epidemiology and Prevention Biomarkers, 23(6), 2014, pp. 1080–9

5    Guy, G. P. Jnr, Machlin, S. R., Ekwueme, D. U. and Yabroff, K. R., 'Prevalence and costs of skin cancer treatment in the US, 2002–2006 and 2007–2011', American Journal of Preventive Medicine, 48(2), 2015, pp. 183–7

6    Australian Institute of Health and Welfare & Australasian Association of Cancer, 'Cancer in Australia: in brief 2017', Cancer series no. 102. Cat. no. CAN 101.

7    Muzic, J. G., Schmitt, A. R., Wright, A. C., Alniemi, D. T., Zubair, A. S., Lourido, J. M. O., Seda, I. M. S., Weaver, A. L. and Baum, C. L., 'Incidence and trends of basal cell carcinoma and cutaneous squamous cell carcinoma: a population-based study in Olmsted County, Minnesota, 2000 to 2010', Mayo Clinic Proceedings, 92(6), 2017, pp. 890–8

8    Karimkhani, C., Green, A. C., Nijsten, T., Weinstock, M. A., Dellavalle, R. P., Naghavi, M. and Fitzmaurice, C., 'The global burden of melanoma: results from the Global Burden of Disease Study 2015', British Journal of

Dermatology, 177(1), 2017, pp. 134–40

9　Smittenaar, C. R., Petersen, K. A., Stewart, K., Moitt, N., 'Cancer incidence and mortality projections in the UK until 2035', British Journal of Cancer, 115, 2016, pp. 1147–55

10　Conic, R. Z., Cabrera, C. I., Khorana, A. A. and Gastman, B. R., 'Determination of the impact of melanoma surgical timing on survival using the National Cancer Database', Journal of the American Academy of Dermatology, 78(1), 2018, pp. 40–46

11　Cymerman, R. M., Wang, K., Murzaku, E. C., Penn, L. A., Osman, I., Shao, Y. and Polsky, D., 'De novo versus nevus-associated melanomas: differences in associations with prognostic indicators and survival', American Society of Clinical Oncology, 2015

12　Dinnes, J., Deeks, J. J., Grainge, M. J., Chuchu, N., di Ruffano, L. F., Matin, R. N., Thomson, D. R., Wong, K. Y., Aldridge, R. B., Abbott, R. and Fawzy, M., 'Visual inspection for diagnosing cutaneous melanoma in adults', Cochrane Database of Systematic Reviews, 12, 2018

13　Pathak, M. A., Jimbow, K., Szabo, G. and Fitzpatrick, T. B., 'Sunlight and melanin pigmentation', Photochemical and Photobiological Reviews, 1, 1976, pp. 211–39

14　Ljubešic, N. and Fišer, D., 'A global analysis of emoji usage', Proceedings of the 10th Web As Corpus Workshop, Association for Computational Linguistics, 2016, p.82

15　Lyman, M., Mills, J. O. and Shipman, A. R., 'A dermatological questionnaire for general practitioners in England with a focus on melanoma; misdiagnosis in black patients compared to white patients', Journal of The European Academy of Dermatology and Venereology, 31(4), 2017, pp. 625–8

16　Royal Pharmaceutical Society press release, 'RPS calls for clearer labelling on sunscreens after survey reveals confusion', 2015

17　Corbyn, Z., 'Prevention: lessons from a sunburnt country', Nature, 515,

2014, pp. S114–6

18    British Association of Dermatologists, 'Brits burying their heads in the sand over UK's most common cancer, survey finds', BAD Press Releases, 4/5/15.

19    Seité, S., Del Marmol, V., Moyal, D. and Friedman, A. J., 'Public primary and secondary skin cancer prevention, perceptions and knowledge: an international cross-sectional survey', Journal of the European Academy of Dermatology and Venereology, 31(5), 2017, pp.815–20

20    Fell, G. L., Robinson, K. C., Mao, J., Woolf, C. J. and Fisher, D. E., 'Skin β-endorphin mediates addiction to UV light', Cell, 157(7), 2014, pp. 1527–34

21    Pezdirc, K., Hutchesson, M. J., Whitehead, R., Ozakinci, G., Perrett, D. and Collins, C. E., 'Fruit, vegetable and dietary carotenoid intakes explain variation in skin- color in young Caucasian women: a cross-sectional study',Nutrients, 7(7), 2015, pp. 5800–15

22    Mujahid, N., Liang, Y., Murakami, R., Choi, H. G., Dobry, A. S., Wang, J., Suita, Y., Weng, Q. Y., Allouche, J., Kemeny, L. V. and Hermann, A. L., 'A UV-independent topical small-molecule approach for melanin production in human skin', Cell Reports, 19(11), 2017, pp. 2177–84

23    Cleaver, J. E., 'Common pathways for ultraviolet skin carcinogenesis in the repair and replication defective groups of xeroderma pigmentosum', Journal of Dermatological Science, 23(1), 2000, pp. 1–11

24    Cleaver, J. E., 'Defective repair replication of DNA in xeroderma pigmentosum', Nature, 218, 1968, pp. 652–6

25    Bailey, L. R., The Long Walk: A History of the Navajo Wars, 1846–68, Westernlore Press, 1964

26    Rashighi, M. and Harris, J. E., 'Vitiligo pathogenesis and emerging treatments', Dermatologic Clinics, 35(2), 2017, pp. 257–65

27    Grzybowski, A. and Pietrzak, K., 'From patient to discoverer – Niels Ryberg Finsen (1860– 1904) – the founder of phototherapy in

피부는 인생이다

dermatology', Clinics in Dermatology, 30(4), 2012, pp. 451–5

28    Watts, G., 'Richard John Cremer', The Lancet, 383(9931), 2014, p.1800

29    Lucey, J. F., 'Neonatal jaundice and phototherapy', Pediatric Clinics of North America, 19(4), 1972, pp. 827–39

30    Quandt, B. M., Pfister, M. S., Lübben, J. F., Spano, F., Rossi, R. M., Bona, G. L. and Boesel, L. F., 'POF- yarn weaves: controlling the light out-coupling of wearable phototherapy devices', Biomedical Optics Express, 8(10), 2017, pp. 4316–30

31    Car, J., Car, M., Hamilton, F., Layton, A., Lyons, Ç. and Majeed, A., 'Light therapies for acne', Cochrane Library, 2009

32    Ondrusova, K., Fatehi, M., Barr, A., Czarnecka, Z., Long, W., Suzuki, K., Campbell, S., Philippaert, K., Hubert, M., Tredget, E. and Kwan, P., 'Subcutaneous white adipocytes express a light sensitive signaling pathway mediated via a melanopsin/TRPC channel axis', Scientific Reports, 7, 2017, article 16332

33    Mohammad, K. I., Kassab, M., Shaban, I., Creedy, D. K. and Gamble, J., 'Postpartum evaluation of vitamin D among a sample of Jordanian women', Journal of Obstetrics and Gynaecology, 37(2), 2017, pp.200–4

34    Wolpowitz, D. and Gilchrest, B. A., 'The vitamin D questions: how much do you need and how should you get it?', Journal of the American Academy of Dermatology, 54(2), 2006, pp. 301–17

35    Petersen, B., Wulf, H. C., Triguero-Mas, M., Philipsen, P. A., Thieden, E., Olsen, P., Heydenreich, J., Dadvand, P., Basagana, X., Liljendahl, T. S. and Harrison, G. I., 'Sun and ski holidays improve vitamin D status, but are associated with high levels of DNA damage', Journal of Investigative Dermatology, 134(11), 2014, pp. 2806–13

36    American Academy of Dermatology 2010 Position Statement: https://www.aad.org/Forms/Policies/Uploads/PS/PS-Vitamin%20D%20Position%20Statement.pdf

chapter 5. 피부 노화

1    Dealey, C., Posnett, J. and Walker, A., 'The cost of pressure ulcers in the United Kingdom', Journal of Wound Care, 21(6), 2012

2    Huxley, A., Brave New World, Vintage Classics, 2007

3    Kaidbey, K. H., Agin, P. P., Sayre, R. M. and Kligman, A. M., 'Photoprotection by melanin – a comparison of black and Caucasian skin', Journal of the American Academy of Dermatology, 1(3), 1979, pp. 249–60

4    Zhang, L., Xiang Chen, S., Guerrero-Juarez, G. F., Li, F., Tong, Y., Liang, Y., Liggins, M., Chen, X., Chen, H., Li, M., Hata, T., Zheng, Y., Plikus, M. V., Gallo, R. L., 'Age- related loss of innate immune antimicrobial function of dermal fat is mediated by transforming growth factor beta', Immunity, 2018; DOI: 10.1016/j.immuni.2018.11.003

5    Brennan, M., Bhatti, H., Nerusu, K. C., Bhagavathula, N., Kang, S., Fisher, G. J., Varani, J. and Voorhees, J. J., 'Matrix metalloproteinase-1 is the major collagenolytic enzyme responsible for collagen damage in UV-irradiated human skin', Photochemistry and Photobiology, 78(1), 2003, pp. 43–8

6    Liebel, F., Kaur, S., Ruvolo, E., Kollias, N. and Southall, M. D., 'Irradiation of skin with visible light induces reactive oxygen species and matrix-degrading enzymes', Journal of Investigative Dermatology, 132(7), 2012, pp. 1901–7

7    Lee, E. J., Kim, J. Y. and Oh, S. H., 'Advanced glycation end products(AGEs) promote melanogenesis through receptor for AGEs', Scientific Reports, 6, 2016, article 27848

8    Morita, A., 'Tobacco smoke causes premature skin aging', Journal of Dermatological Science, 48(3), 2007, pp. 169–5

9    Buffet. J., 'Barefoot Children', Barometer Soup, Universal Music Catalogue, 2000

10   Vierkötter, A., Schikowski, T., Ranft, U., Sugiri, D., Matsui, M., Krämer, U. and Krutmann, J., 'Airborne particle exposure and extrinsic skin aging',

Journal of Investigative Dermatology, 130(12), 2010, pp. 2719–26

11    London Air Quality Network (LAQN), 'London air data from the first week of 2017', King's College London Environmental Research Group, 2017

12    Jaliman, D., Skin Rules, St Martin's Press, 2013

13    Axelsson, J., Sundelin, T., Ingre, M., Van Someren, E. J., Olsson, A. and Lekander, M., 'Beauty sleep: experimental study on the perceived health and attractiveness of sleep deprived people', BMJ, 341, 2010, p.c6614

14    Sundelin, T., Lekander, M., Kecklund, G., Van Someren, E. J., Olsson, A. and Axelsson, J., 'Cues of fatigue: effects of sleep deprivation on facial appearance', Sleep, 36(9), 2013, pp. 1355–60

15    Oyetakin-White, P., Suggs, A., Koo, B., Matsui, M. S., Yarosh, D., Cooper, K. D. and Baron, E. D., 'Does poor sleep quality affect skin ageing?', Clinical and Experimental Dermatology, 2015, 40(1), pp. 17–22

16    Danby, S., Study at the University of Sheffield on BBC's The Truth About . . . Looking Good, 2018

17    Kligman, A. M., Mills, O. H., Leyden, J. J., Gross, P. R., Allen, H. B. and Rudolph, R. I., 'Oral vitamin A in acne vulgaris Preliminary report', International Journal of Dermatology, 20(4), 1981, pp. 278–85

18    Hornblum, A. M., Acres of skin: Human Experiments at Holmesburg Prison, Routledge, 2013

19    Boudreau, M. D., Beland, F. A., Felton, R. P., Fu, P. P., Howard, P. C., Mellick, P. W., Thorn, B. T. and Olson, G. R., 'Photo-co-carcinogenesis of Topically Applied Retinyl Palmitate in SKH-1 Hairless Mice', Photochemistry and Photobiology, 94(4), 2017, pp. 1096–114

20    Wang, S. Q., Dusza, S. W. and Lim, H. W., 'Safety of retinyl palmitate in sunscreens: a critical analysis', Journal of the American Academy of Dermatology, 63(5), 2010, pp. 903–90

21    Leslie Baumann in 'Skincare: The Vitamin A Controversy', youbeauty, 2011

22    Jones, R. R., Castelletto, V., Connon, C. J. and Hamley, I. W., 'Collagen stimulating effect of peptide amphiphile C16–KTTKS on human

fibroblasts', Molecular Pharmaceutics, 10(3), 2013, pp.1063–69

23    Watson, R. E. B., Ogden, S., Cotterell, L. F., Bowden, J. J., Bastrilles, J.
Y., Long, S. P. and Griffiths, C. E. M., 'A cosmetic "anti- ageing" product
improves photoaged skin: a double-blind, randomized controlled trial',
British Journal of Dermatology, 161(2), 2009, pp. 419–26

24    Van Ermengem, É., 'A new anaerobic bacillus and its relation to
botulism', Reviews of Infectious Diseases, 1(4), 1979, pp. 701–19

25    Carruthers, J. D. and Carruthers, J. A., 'Treatment of glabellar frown lines
with C. botulinum-A exotoxin', Journal of Dermatologic Surgery and
Oncology, 18(1), 1992, pp. 17–21

26    Yu, B., Kang, S. Y., Akthakul, A., Ramadurai, N., Pilkenton, M., Patel,
A., Nashat, A., Anderson, D. G., Sakamoto, F. H., Gilchrest, B. A. and
Anderson, R. R., 'An elastic second skin', Nature Materials, 15(8), 2016.
pp. 911–18


## chapter 6. 첫 번째 감각

1    Abraira, V. E. and Ginty, D. D., 'The sensory neurons of touch', Neuron,
79(4), 2013. pp. 618–39

2    Woo, S. H., Ranade, S., Weyer, A. D., Dubin, A. E., Baba, Y., Qiu, Z.,
Petrus, M., Miyamoto, T., Reddy, K., Lumpkin, E. A. and Stucky, C. L.,
'Piezo2 is required for Merkel-cell mechanotransduction', Nature, 509,
2014, pp. 622–6

3    Thought experiment inspired by Linden, D. J., Touch: The Science of
Hand, Heart and Mind, Penguin, 2016

4    Penfield, W., and Jasper, H., Epilepsy and the Functional Anatomy of the
Human Brain, Little, Brown, 1954

5    Cohen, L. G., Celnik, P., Pascual-Leone, A., Corwell, B., Faiz, L.,
Dambrosia, J., Honda, M., Sadato, N., Gerloff, C., Catalá, M. D. and
Hallett, M., 'Functional relevance of cross-modal plasticity in blind

피부는 인생이다

humans', Nature, 389, 1997, pp. 180–83

6    Ro, T., Farnè, A., Johnson, R. M., Wedeen, V., Chu, Z., Wang, Z. J.,
     Hunter, J. V. and Beauchamp, M. S., 'Feeling sounds after a thalamic
     lesion', Annals of Neurology, 62(5), 2007, pp. 433–41

7    Changizi, M., Weber, R., Kotecha, R. and Palazzo, J., 'Are wet-induced
     wrinkled fingers primate rain treads?' Brain, Behavior and Evolution,
     77(4), 2011, pp. 286–90

8    Kareklas, K., Nettle, D. and Smulders, T. V., 'Water- induced finger
     wrinkles improve handling of wet objects', Biology Letters, 9(2), 2013,
     p.20120999

9    Haseleu, J., Omerbašic´, D., Frenzel, H., Gross, M. and Lewin, G. R.,
     'Water-induced finger wrinkles do not affect touch acuity or dexterity in
     handling wet objects', PLOS ONE, 9(1), 2014, p.e84949

10   Hertenstein, M. J., Holmes, R., McCullough, M. and Keltner, D., 'The
     communication of emotion via touch', Emotion, 9(4), 2009, p.566

11   Liljencrantz, J. and Olausson, H., 'Tactile C fibers and their contributions
     to pleasant sensations and to tactile allodynia', Frontiers in Behavioral
     Neuroscience, 8, 2014

12   Brauer, J., Xiao, Y., Poulain, T., Friederici, A. D. and Schirmer, A.,
     'Frequency of maternal touch predicts resting activity and connectivity of
     the developing social brain', Cerebral Cortex, 26(8), 2016, pp. 3544–52

13   Walker, S. C., Trotter, P. D., Woods, A. and McGlone, F., 'Vicarious
     ratings of social touch reflect the anatomical distribution & velocity
     tuning of C-tactile afferents: a hedonic homunculus?', Behavioural Brain
     Research, 320, 2017, pp. 91–6

14   Suvilehto, J. T., Glerean, E., Dunbar, R. I., Hari, R. and Nummenmaa, L.,
     'Topography of social touching depends on emotional bonds between
     humans', Proceedings of the National Academy of Sciences, 112(45),
     2015, pp. 13811–6

15   van Stralen, H. E., van Zandvoort, M. J., Hoppenbrouwers, S. S., Vissers, L.

M., Kappelle, L. J. and Dijkerman, H. C., 'Affective touch modulates the rubber hand illusion', Cognition, 131(1), 2014, pp. 147–58

16  Blakemore, S. J., Wolpert, D. M. and Frith, C. D., 'Central cancellation of self-produced tickle sensation', Nature Neuroscience, 1(7), 1998, pp. 635–40

17  Linden, D. J., Touch: The Science of Hand, Heart and Mind, Penguin, 2016

18  Cox, J. J., Reimann, F., Nicholas, A. K., Thornton, G., Roberts, E., Springell, K., Karbani, G., Jafri, H., Mannan, J., Raashid, Y. and Al-Gazali, L., 'An SCN9A channelopathy causes congenital inability to experience pain', Nature, 444, 2006, pp. 894–8

19  Andresen, T., Lunden, D., Drewes, A. M. and Arendt-Nielsen, L., 'Pain sensitivity and experimentally induced sensitisation in red haired females', Scandinavian Journal of Pain, 2(1), 2011, pp.3–6

20  'Paget, Henry William, first Marquis of Anglesey (1768– 1854)', Oxford Dictionary of National Biography, Oxford University Press, 2004 (online edition)

21  Titus Lucretius Carus, Lucretius: The Nature of Things, trans. Stallings, A. E., Penguin Classics, 2007

22  Denk, F., Crow, M., Didangelos, A., Lopes, D. M. and McMahon, S. B., 'Persistent alterations in microglial enhancers in a model of chronic pain', Cell Reports, 15(8), 2016, pp. 1771–81

23  de Montaigne, Michel, The Complete Essays, trans. Screech, M. A., Penguin Classics, 1993, Book 3, Chapter 13

24  Handwerker, H. O., Magerl, W., Klemm, F., Lang, E. and Westerman, R. A., 'Quantitative evaluation of itch sensation', Fine Afferent Nerve Fibers and Pain, eds. Schmidt, R.F., Schaible, H.-G., Vahle-Hinz, C., VCH Verlagsgesellschaft, Weinheim, 1987, pp. 462–73

25  Pitake, S., DeBrecht, J. and Mishra, S. K., 'Brain natriuretic peptide-expressing sensory neurons are not involved in acute, inflammatory, or neuropathic pain', Molecular Pain, 13, 2017

피부는 인생이다

26    Holle, H., Warne, K., Seth, A. K., Critchley, H. D. and Ward, J., 'Neural basis of contagious itch and why some people are more prone to it', Proceedings of the National Academy of Sciences, 109(48), 2012, pp. 19816–21

27    Lloyd, D. M., Hall, E., Hall, S. and McGlone, F. P., 'Can itch-related visual stimuli alone provoke a scratch response in healthy individuals?', British Journal of Dermatology, 168(1), 2013, pp. 106–11

28    Yu, Y. Q., Barry, D. M., Hao, Y., Liu, X. T. and Chen, Z. F., 'Molecular and neural basis of contagious itch behavior in mice', Science, 355(6329), 2017, pp. 1072–6

29    Jourard, S. M., 'An exploratory study of body-accessibility', British Journal of Clinical Psychology, 5(3), 1966, pp. 221–31

30    Ackerman, J. M., Nocera, C. C. and Bargh, J. A., 'Incidental haptic sensations influence social judgments and decisions', Science, 328(5986), 2010, pp. 1712–5

31    Levav, J. and Argo, J. J., 'Physical contact and financial risk taking', Psychological Science, 21(6), 2010, pp. 804–10

32    Ackerman, J. M., Nocera, C. C. and Bargh, J. A., 'Incidental haptic sensations influence social judgments and decisions', Science, 328(5986), 2010, pp.1712–15

33    Kraus, M. W., Huang, C. and Keltner, D., 'Tactile communication, cooperation, and performance: an ethological study of the NBA', Emotion, 10(5), 2010, p.745

34    Hertenstein, M. J., Holmes, R., McCullough, M. and Keltner, D., 'The communication of emotion via touch', Emotion, 9(4), 2009, p.566

35    Brentano, R. 'Reviewed Work: The Chronicle of Salimbene de Adam by Salimbene de Adam, Joseph L. Baird, Giuseppe Baglivi, John Robert Kane', The Catholic Historical Review, 74(3), 1988, pp. 466–7

36    Field, T. M., Touch in Early Development, Psychology Press, 2014

37    Pollak, S. D., Nelson, C. A., Schlaak, M. F., Roeber, B. J., Wewerka,

S. S., Wiik, K. L., Frenn, K. A., Loman, M. M. and Gunnar, M. R., 'Neurodevelopmental effects of early deprivation in postinstitutionalized children', Child Development, 81(1), 2010, pp. 224–36

38  Rey Sanabria, E. and Gómez, H. M., 'Manejo Racional del Niño Prematuro [Rational management of the premature child]', Fundación Vivir, Bogotá, Colombia, 1983, pp.137–51

39  Lawn, J. E., Mwansa-Kambafwile, J., Horta, B. L., Barros, F. C. and Cousens, S., ' "Kangaroo mother care" to prevent neonatal deaths due to preterm birth complications', International Journal of Epidemiology, 39(Supplement 1), 2010, pp. i144–54

40  Charpak, N., Tessier, R., Ruiz, J. G., Hernandez, J. T., Uriza, F., Villegas, J., Nadeau, L., Mercier, C., Maheu, F., Marin, J. and Cortes, D., 'Twenty-year follow-up of kangaroo mother care versus traditional care', Pediatrics, 2016, p.e20162063

41  Sloan, N. L., Ahmed, S., Mitra, S. N., Choudhury, N., Chowdhury, M., Rob, U. and Winikoff, B., 'Community-based kangaroo mother care to prevent neonatal and infant mortality: a randomized, controlled cluster trial', Pediatrics, 121(5), 2008, pp. e1047–59

42  Coan, J. A., Schaefer, H. S. and Davidson, R. J., 'Lending a hand: social regulation of the neural response to threat', Psychological Science, 17(12), 2006, pp. 1032–9

43  Holt-Lunstad, J., Birmingham, W. A. and Light, K. C., 'Influence of a "warm touch" support enhancement intervention among married couples on ambulatory blood pressure, oxytocin, alpha amylase, and cortisol', Psychosomatic Medicine, 70(9), 2008, pp. 976–85

44  Field, T. M., 'Massage therapy research review', Complementary Therapies in Clinical Practice, 20(4), 2014, pp. 224–9

45  Kim, H. K., Lee, S. and Yun, K. S., 'Capacitive tactile sensor array for touch screen application', Sensors and Actuators A: Physical, 165(1), 2011, pp. 2–7

46 Jiménez, J., Olea, J., Torres, J., Alonso, I., Harder, D. and Fischer, K., 'Biography of Louis Braille and invention of the Braille alphabet', Survey of Ophthalmology, 54(1), 2009, pp. 142–9

47 Choi, S. and Kuchenbecker, K. J., 'Vibrotactile display: Perception, technology, and applications', Proceedings of the IEEE, 101(9), 2013, pp. 2093–104

48 Culbertson, H. and Kuchenbecker, K. J., 'Importance of Matching Physical Friction, Hardness, and Texture in Creating Realistic Haptic Virtual Surfaces', IEEE Transactions on Haptics, 10(1), 2017, pp. 63–74

49 Saal, H. P., Delhaye, B. P., Rayhaun, B. C. and Bensmaia, S. J., 'Simulating tactile signals from the whole hand with millisecond precision', Proceedings of the National Academy of Sciences, 114(28), 2017, pp. E5693–E5702

50 Wu, W., Wen, X. and Wang, Z. L., 'Taxel- addressable matrix of vertical-nanowire piezotronic transistors for active and adaptive tactile imaging', Science, 340(6135), 2013, pp. 952–7

51 Yin, J., Santos, V. J. and Posner, J. D., 'Bioinspired flexible microfluidic shear force sensor skin', Sensors and Actuators A: Physical, 264, 2017, pp. 289–97

## chapter 7. 심리적 피부

1 Koblenzer, C. S., 'Dermatitis artefacta: clinical features and approaches to treatment', American Journal of Clinical Dermatology, 1(1), 2000, pp. 47–55

2 Deweerdt, S., 'Psychodermatology: an emotional response', Nature, 492(7429), 2012, pp. S62–3

3 Evers, A. W. M., Verhoeven, E. W. M., Kraaimaat, F. W., De Jong, E. M. G. J., De Brouwer, S. J. M., Schalkwijk, J., Sweep, F. C. G. J. and Van De Kerkhof, P. C. M., 'How stress gets under the skin: cortisol and stress

reactivity in psoriasis', British Journal of Dermatology, 163(5), 2010, pp. 986–91

4    Pavlovic, S., Daniltchenko, M., Tobin, D. J., Hagen, E., Hunt, S. P., Klapp, B. F., Arck, P. C. and Peters, E. M., 'Further exploring the brain–skin connection: stress worsens dermatitis via substance P-dependent neurogenic inflammation in mice', Journal of Investigative Dermatology, 128(2), 2008, pp. 434–46

5    Peters, E. M., 'Stressed skin? – a molecular psychosomatic update on stress–causes and effects in dermatologic diseases', Journal der Deutschen Dermatologischen Gesellschaft, 14(3), 2016, pp. 233–52

6    Naik, S., Larsen, S. B., Gomez, N. C., Alaverdyan, K., Sendoel, A., Yuan, S., Polak, L., Kulukian, A., Chai, S. and Fuchs, E., 'Inflammatory memory sensitizes skin epithelial stem cells to tissue damage', Nature, 550(7677), 2017, p.475

7    Felice, C., Here Are the Young Men (photography series), 2009–2010

8    Schwartz, J., Evers, A. W., Bundy, C. and Kimball, A. B., 'Getting under the skin: report from the International Psoriasis Council Workshop on the role of stress in psoriasis', Frontiers in Psychology, 7, 2016, p.87

9    Bewley, A. P., 'Snapshot survey of dermatologists' reports of skin disease following the financial crisis of 2007–2008', British Skin Foundation, 2012

10   Dhabhar, F. S., 'Acute stress enhances while chronic stress suppresses skin immunity: the role of stress hormones and leukocyte trafficking', Annals of the New York Academy of Sciences, 917(1), 2000, pp.876–93

11   Kabat-Zinn, J., Wheeler, E., Light, T., Skillings, A., Scharf, M. J., Cropley, T. G., Hosmer, D. and Bernhard, J. D., 'Influence of a mindfulness meditation-based stress reduction intervention on rates of skin clearing in patients with moderate to severe psoriasis undergoing photo therapy(UVB) and photochemotherapy (PUVA)', Psychosomatic Medicine, 60(5), 1998, pp. 625–32

12   Dijk, C., Voncken, M. J. and de Jong, P. J., 'I blush, therefore I will be

피부는 인생이다

judged negatively: influence of false blush feedback on anticipated others' judgments and facial coloration in high and low blushing-fearfuls', Behaviour Research and Therapy, 47(7), 2009, pp. 541–7

13   Dijk, C., de Jong, P. J. and Peters, M. L., 'The remedial value of blushing in the context of transgressions and mishaps', Emotion, 9(2), 2009, p.287

14   Dijk, C. and de Jong, P. J., 'Blushing-fearful individuals overestimate the costs and probability of their blushing', Behaviour Research and Therapy, 50(2), 2012, pp. 158–62

15   Mirick, D. K., Davis, S. and Thomas, D. B., 'Antiperspirant use and the risk of breast cancer', Journal of the National Cancer Institute, 94(20), 2002, pp. 1578–80

16   Willhite, C. C., Karyakina, N. A., Yokel, R. A., Yenugadhati, N., Wisniewski, T. M., Arnold, I. M., Momoli, F. and Krewski, D., 'Systematic review of potential health risks posed by pharmaceutical, occupational and consumer exposures to metallic and nanoscale aluminum, aluminum oxides, aluminum hydroxide and its soluble salts', Critical Reviews in Toxicology, 44(sup4), 2014, pp. 1–80

17   Hermann, L. and Luchsinger, B., 'Über die Secretionsströme der Haut bei der Katze [On the sweat currents on the skin of cats]', Pflügers Archiv European Journal of Physiology, 17(1), 1878, pp. 310–19

18   Idaho State Journal, 9 November 1977, p.32

19   Larson, J. A., Haney, G. W. and Keeler, L., Lying and its detection: A study of deception and deception tests, University of Chicago Press, 1932, p.99

20   Inbau, F. E., 'Detection of deception technique admitted as evidence', Journal of Criminal Law and Criminology (1931-51), 26(2), 1935, pp. 262–70

21   Santos, F., 'DNA evidence frees a man imprisoned for half his life', New York Times, 1 September 2006

22   Goldstein, A., 'Thrills in response to music and other stimuli', Physiological Psychology, 8(1), 1980, pp. 126–9

23   Timmers, R., and Loui, P., 'Music and Emotion', Foundations in Music

Psychology, eds. Rentfrow, P. J, and Levitin, D. J., MIT Press, 2019, pp. 783–826

24  Blood, A. J. and Zatorre, R. J., 'Intensely pleasurable responses to music correlate with activity in brain regions implicated in reward and emotion', Proceedings of the National Academy of Sciences, 98(20), 2001, pp. 11818–23

25  Hongbo, Y., Thomas, C. L., Harrison, M. A., Salek, M. S. and Finlay, A. Y., 'Translating the science of quality of life into practice: what do dermatology life quality index scores mean?', Journal of Investigative Dermatology, 125(4), 2005, pp. 659–64

26  Ramrakha, S., Fergusson, D. M., Horwood, L. J., Dalgard, F., Ambler, A., Kokaua, J., Milne, B. J. and Poulton, R., 'Cumulative mental health consequences of acne: 23-year follow-up in a general population birth cohort study', The British Journal of Dermatology, 2015

27  British Skin Foundation Teenage Acne Survey 2014–2017 press release, '3 in 5 teenagers say acne affects self confidence', 2017

28  Chiu, A., Chon, S. Y. and Kimball, A. B., 'The response of skin disease to stress: changes in the severity of acne vulgaris as affected by examination stress', Archives of Dermatology, 139(7), 2003, pp. 897–900

29  Böhm, D., Schwanitz, P., Stock Gissendanner, S., Schmid-Ott, G. and Schulz, W., 'Symptom severity and psychological sequelae in rosacea: results of a survey', Psychology, Health & Medicine, 19(5), 2014, pp.586–91

30  Sharma, N., Koranne, R. V. and Singh, R. K., 'Psychiatric morbidity in psoriasis and vitiligo: a comparative study', The Journal of Dermatology, 28(8), 2001, pp.419–23

31  Tsakiris, M. and Haggard, P., 'The rubber hand illusion revisited: visuotactile integration and self-attribution', Journal of Experimental Psychology: Human Perception and Performance, 31(1), 2005, p.80

32  Lovato, L., Ferrão, Y. A., Stein, D. J., Shavitt, R. G., Fontenelle, L. F., Vivan, A., Miguel, E. C. and Cordioli, A. V., 'Skin picking and

피부는 인생이다

trichotillomania in adults with obsessive-compulsive disorder',
Comprehensive Psychiatry, 53(5), 2012, pp.562–68

33    Bjornsson, A. S., Didie, E. R. and Phillips, K. A., 'Body dysmorphic
disorder', Dialogues in Clinical Neuroscience, 12(2), 2010, p.221

34    Kim, D. I., Garrison, R. C. and Thompson, G., 'A near fatal case of
pathological skin picking', The American Journal of Case Reports, 14,
2013, pp. 284–7


## chapter 8. 사회적 피부

1    Orange, C., The Treaty of Waitangi, Bridget Williams Books, 2015

2    Cook, J., Captain Cook's Journal During His First Voyage Round the
World, Made in HM Bark Endeavour, 1768–71, Cambridge University
Press, 2014

3    News stories from the universities of Birmingham and Oxford regarding
the return of Maori heads: www.birmingham.ac.uk/news/latest/2013/10/
Maori-remains-make-the-long-journey-to-their-ancestral-home; www.
glam.ox.ac.uk/article/ repatriation-maori-ancestral-remains

4    Samuel O'Reilly's patent for a tattoo machine: S. F. O'Reilly, Tattooing
Machine, No. 464,801, Patented Dec. 8, 1891

5    Othman, J., Robbins, E., Lau, E. M., Mak, C. and Bryant, C., 'Tattoo
pigment-induced granulomatous lymphadenopathy mimicking
lymphoma', Annals of Internal Medicine, 2017

5    Huq, R., Samuel, E. L., Sikkema, W. K., Nilewski, L. G., Lee, T., Tanner,
M. R., Khan, F. S., Porter, P. C., Tajhya, R. B., Patel, R. S. and Inoue, T.,
'Preferential uptake of antioxidant carbon nanoparticles by T lymphocytes
for immunomodulation', Scientific Reports, 6, 2016, article 33808

7    Brady, B. G., Gold, H., Leger, E. A. and Leger, M. C., 'Self-reported
adverse tattoo reactions: a New York City Central Park study', Contact
Dermatitis, 73(2), 2015, pp.91–9

8   Kreidstein, M. L., Giguere, D. and Freiberg, A., 'MRI interaction with tattoo pigments: case report, pathophysiology, and management', Plastic and Reconstructive Surgery, 99(6), 1997, pp. 1717–20

9   Schreiver, I., Hesse, B., Seim, C., Castillo-Michel, H., Villanova, J., Laux, P., Dreiack, N., Penning, R., Tucoulou, R., Cotte, M. and Luch, A., 'Synchrotron-based v-XRF mapping and μ-FTIR microscopy enable to look into the fate and effects of tattoo pigments in human skin', Scientific Reports, 7(1), 2017, article 11395

10  Laux, P., Tralau, T., Tentschert, J., Blume, A., Al Dahouk, S., Bäumler, W., Bernstein, E., Bocca, B., Alimonti, A., Colebrook, H. and de Cuyper, C., 'A medical-toxicological view of tattooing', The Lancet, 387(10016), 2016, pp. 95–402

11  Brady, B. G., Gold, H., Leger, E. A. and Leger, M. C., 'Self-reported adverse tattoo reactions: a New York City Central Park study', Contact Dermatitis, 73(2), 2015, pp. 91–9

12  Liszewski, W., Kream, E., Helland, S., Cavigli, A., Lavin, B. C. and Murina, A., 'The demographics and rates of tattoo complications, regret, and unsafe tattooing practices: a cross-sectional study', Dermatologic Surgery, 41(11), 2015, pp.1283–89

13  Ephemeral Tattoos: www.ephemeraltattoos.com

14  Kim, J., Jeerapan, I., Imani, S., Cho, T. N., Bandodkar, A., Cinti, S., Mercier, P. P. and Wang, J., 'Noninvasive alcohol monitoring using a wearable tattoo-based iontophoretic-biosensing system', ACS Sensors, 1(8), 2016, pp. 1011–19

15  Bareket, L., Inzelberg, L., Rand, D., David-Pur, M., Rabinovich, D., Brandes, B. and Hanein, Y., 'Temporary-tattoo for long-term high fidelity biopotential recordings', Scientific Reports, 6, 2016, article 25727

16  Garcia, S. O., Ulyanova, Y. V., Figueroa-Teran, R., Bhatt, K. H., Singhal, S. and Atanassov, P., 'Wearable sensor system powered by a biofuel cell for detection of lactate levels in sweat', ECS Journal of Solid State Science

and Technology, 5(8), 2016, pp. M3075–81

17 Liu, X., Yuk, H., Lin, S., Parada, G. A., Tang, T. C., Tham, E., de la Fuente-Nunez, C., Lu, T. K. and Zhao, X., '3D printing of living responsive materials and devices', Advanced Materials, 30(4), 2018

18 Samadelli, M., Melis, M., Miccoli, M., Vigl, E. E. and Zink, A. R., 'Complete mapping of the tattoos of the 5300-year-old Tyrolean Iceman', Journal of Cultural Heritage, 16(5), 2015, pp. 753–8

19 Krutak, L. F., Spiritual Skin–Magical Tattoos and Scarification: Wisdom. Healing. Shamanic power. Protection. Edition Reuss, 2012

20 Krutak, L., 'The cultural heritage of tattooing: a brief history', Tattooed Skin and Health, 48, 2015, pp. 1–5

21 Krutak, L., 'The cultural heritage of tattooing: a brief history', Tattooed Skin and Health, (48), 2015, pp.1–5

22 Lynn, C. D., Dominguez, J. T. and DeCaro, J. A., 'Tattooing to "toughen up": tattoo experience and secretory immunoglobulin A', American Journal of Human Biology, 28(5), 2016, pp. 603–9

23 Chiu, Y. N., Sampson, J. M., Jiang, X., Zolla-Pazner, S. B. and Kong, X. P., 'Skin tattooing as a novel approach for DNA vaccine delivery', Journal of Visualized Experiments, 68, 2012

24 Landeg, S. J., Kirby, A. M., Lee, S. F., Bartlett, F., Titmarsh, K., Donovan, E., Griffin, C. L., Gothard, L., Locke, I. and McNair, H. A., 'A randomized control trial evaluating fluorescent ink versus dark ink tattoos for breast radiotherapy', British Journal of Radiology, 89(1068), 2016, p.20160288

25 Wolf, E. K. and Laumann, A. E., 'The use of blood-type tattoos during the Cold War', Journal of the American Academy of Dermatology, 58(3), 2008, pp. 472–6

26 Holt, G. E., Sarmento, B., Kett, D. and Goodman, K. W., 'An unconscious patient with a DNR tattoo', New England Journal of Medicine, 377(22), 2017, pp. 2192–3

27 Banks, J., Journal of the Right Hon. Sir Joseph Banks: During Captain

Cook's First Voyage in H.M.S. Endeavour in 1768–71, Cambridge University Press, 2011

## chapter 9. 피부가 일으킨 분열

1   International Federation of Red Cross and Red Crescent Societies, 'Through albino eyes: the plight of albino people in Africa's Great Lakes region and a Red Cross response', 2009

2   Jablonski, N. G. and Chaplin, G., 'Human skin pigmentation as an adaptation to UV radiation', Proceedings of the National Academy of Sciences, 107 (Supplement 2), 2010, pp. 8962–8

3   Bauman, Z., 'Modernity and ambivalence', Theory, Culture & Society, 7(2–3), 1990. pp.143–69

4   Yudell, M., Roberts, D., DeSalle, R. and Tishkoff, S., 'Taking race out of human genetics', Science, 351(6273), 2016, pp. 564–5

5   Crawford, N. G., Kelly, D. E., Hansen, M. E., Beltrame, M. H., Fan, S., Bowman, S. L., Jewett, E., Ranciaro, A., Thompson, S., Lo, Y. and Pfeifer, S. P., 'Loci associated with skin pigmentation identified in African populations', Science, 358(6365), 2017. p.eaan8433

6   Roncalli, R. A., 'The history of scabies in veterinary and human medicine from biblical to modern times', Veterinary Parasitology, 25(2), 1987, pp. 193–8

7   Jenner, E., An Inquiry into The Causes and Effects of the Variolae Vaccinae, A Disease Discovered in Some of the Western Counties Of England, Particularly Gloucestershire, and Known By The Name of The Cow Pox, 1800

8   Riedel, S., 'Edward Jenner and the history of smallpox and vaccination', Baylor University Medical Center Proceedings, 18(1), 2005, p.21

9   Kricker, A., Armstrong, B. K., English, D. R. and Heenan, P. J., 'A doseresponse curve for sun exposure and basal cell carcinoma',

피부는 인생이다

International Journal of Cancer, 60(4), 1995, pp.482–8

10    Loewenthal, L. J. A., 'Daniel Turner and "De Morbis Cutaneis"', Archives of Dermatology, 85(4), 1962, pp. 517–23

11    Flotte, T. J. and Bell, D. A., 'Role of skin lesions in the Salem witchcraft trials', The American Journal of Dermatopathology, 11(6), 1989, pp. 582–7

12    Karen Hearn, 'Why do so many people want their moles removed?', BBC News, 11 November 2015

13    King, D. F. and Rabson, S. M., 'The discovery of Mycobacterium leprae: A medical achievement in the light of evolving scientific methods', The American Journal of Dermatopathology, 6(4), 1984, pp. 337–44

14    Monot, M., Honoré, N., Garnier, T., Araoz, R., Coppée, J. Y., Lacroix, C., Sow, S., Spencer, J. S., Truman, R. W., Williams, D. L. and Gelber, R., 'On the origin of leprosy', Science, 308(5724), 2005, pp. 104–42

15    Fine, P. E., Sterne, J. A., Pönnighaus, J. M. and Rees, R. J., 'Delayed-type hypersensitivity, mycobacterial vaccines and protective immunity', The Lancet, 344(8932), 1994, pp. 1245–9

16    Doniger, W., The Laws of Manu, Penguin, 1991

17    Wright, H. P., Leprosy – An Imperial Danger, Churchill, 1889

18    Herman, R. D. K., 'Out of sight, out of mind, out of power: leprosy, race and colonization in Hawaii', Journal of Historical Geography, 27(3), 2001, pp. 319–37

19    Horman, W. Vulgaria Puerorum, 1519

20    Blomfield, A., 'Rwandan police crack down on harmful skin bleaching products', Daily Telegraph, 10 January 2019

## chapter 10. 정신적 피부

1    Connor, S., The Book of Skin, Cornell University Press, 2004

2    McNeley, J. K., Holy Wind in Navajo Philosophy, University of Arizona

Press, 1981

3    Tweed, T. A., Crossing and Dwelling: A Theory of Religion, Harvard University Press, 2009

4    Allen, P. L., The Wages of Sin: Sex and Disease, Past and Present, University of Chicago Press, 2000

5    Piper, J., Stripped in Shame, Clothed in Grace, 2007

6    Lynch, P. A. and Roberts, J., Native American Mythology A to Z, Infobase Publishing, 2004

7    Benthien, C., Skin: On the Cultural Border Between Self and the World, Columbia University Press, 2002

8    Anzieu, D., The Skin-Ego, Karnac Books, 2016

9    Bachelard, G., The Poetics of Space, vol. 330, Beacon Press, 1994

10   Foucault, M., 'Technologies of the Self', Technologies of the Self: A seminar with Michel Foucault, University of Massachusetts Press, 1988, pp.16–49

11   Dudley-Edwards, O., Burke and Hare, Birlinn, 2014

12   Bailey, B., Burke and Hare: The Year of the Ghouls, Mainstream, 2002